AF389534

La force
du système immunitaire

JACQUES THÈZE

La force du système immunitaire

Vers de nouveaux traitements
des plus grandes maladies

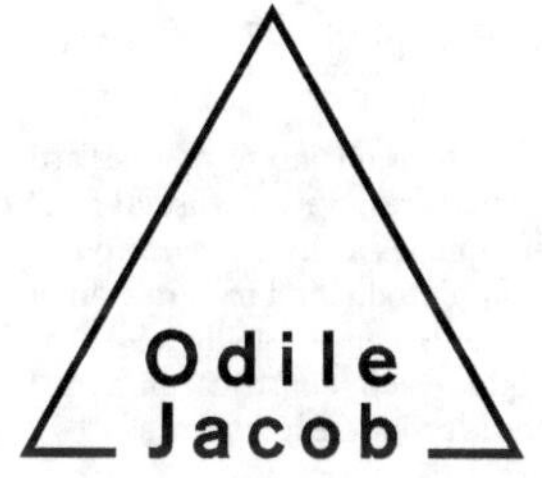

© ODILE JACOB, JANVIER 2015
15, RUE SOUFFLOT, 75005 PARIS

www.odilejacob.fr

ISBN : 978-2-7381-3216-1

*À Baruj Benacerraf,
pour son amitié, son enseignement,
son soutien durant toutes mes recherches.*

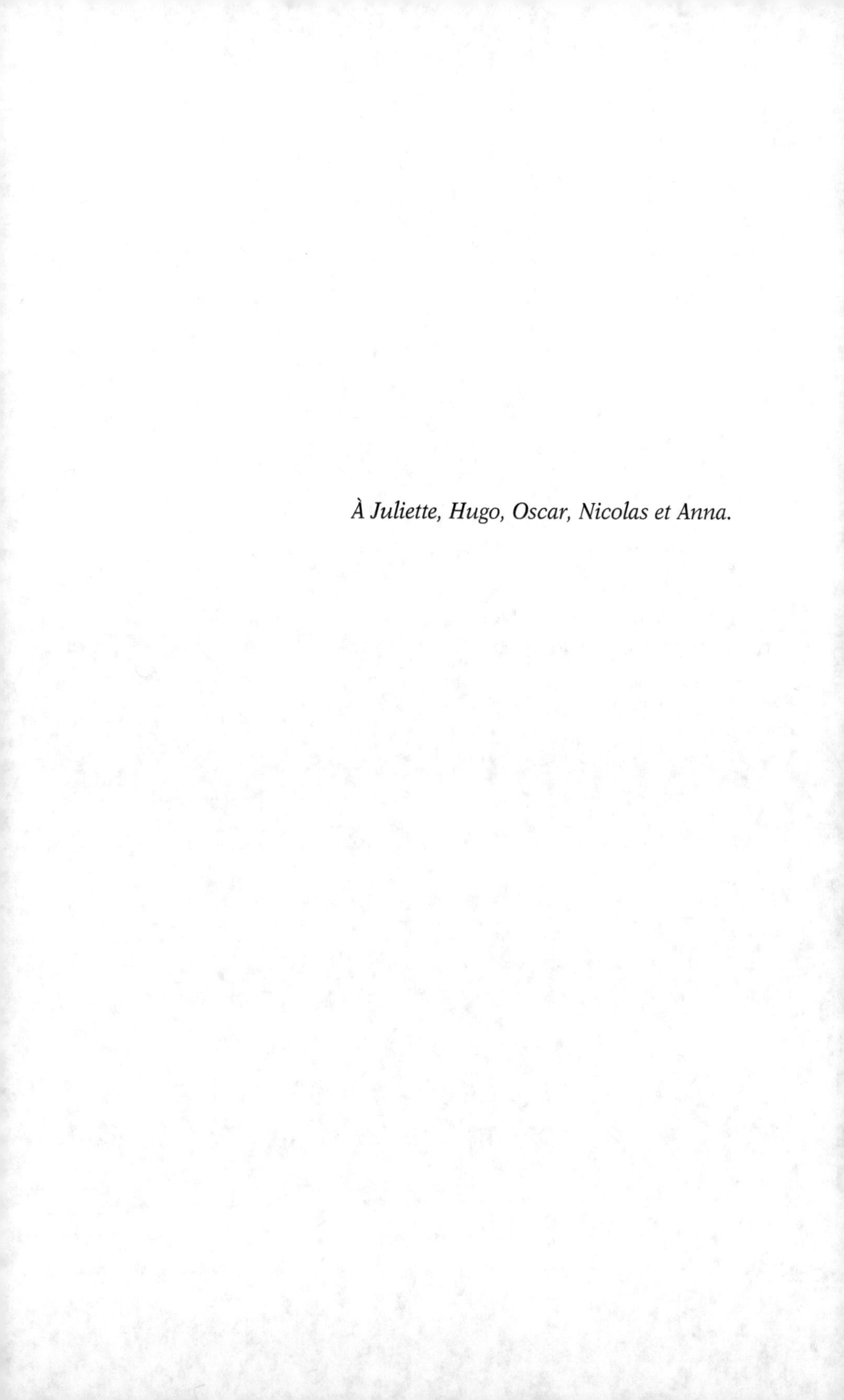

À Juliette, Hugo, Oscar, Nicolas et Anna.

Présentation générale

Chapitre I

LES STRATÉGIES
DE NOS DÉFENSES IMMUNITAIRES

Comprendre les stratégies de nos défenses immunitaires consiste tout d'abord à bien identifier leurs objectifs et leurs cibles. D'un côté, nos défenses doivent affronter les ennemis extérieurs à notre corps, l'ensemble des micro-organismes, bactéries, virus, parasites qui, nocifs, mettent en danger la vie des êtres humains. Plus récemment nos défenses immunitaires ont été confrontées à la toxicité des produits chimiques et aux nombreuses particules qui polluent notre environnement. Les systèmes de défense doivent également lutter contre des ennemis intérieurs menaçant l'intégrité de notre corps. Dans chacun de nos organes apparaissent régulièrement des cellules cancéreuses que le système immunitaire s'empresse de détruire. À chaque instant, des cellules meurent et le système immunitaire se débarrasse des débris et des particules qui en résultent tout en contribuant à la réparation des lésions correspondantes. Au-delà de son rôle de défense on voit donc que le système immunitaire participe à l'homéostasie, c'est-à-dire à la régulation des équilibres du milieu intérieur de notre organisme tels qu'ils furent définis par Claude Bernard à la fin du XIXe siècle. Bien que nous soyons beaucoup plus vulnérables à toutes les attaques d'éléments déjà présents dans notre corps, les mécanismes moléculaires et cellulaires utilisés pour s'en défendre restent très proches de ceux mis en jeu contre les ennemis extérieurs.

Pour faire face à ces objectifs, le système immunitaire est le premier concerné. Son intervention n'aboutit pas à un état de protection unique. Bien au contraire, différents niveaux d'immunité sont identifiables. Pour simplifier on peut décrire trois niveaux de protection, c'est-à-dire trois états de l'immunité. Le niveau de base correspond à la protection conférée par des mécanismes de *défense innée* qui se manifestent en permanence. Non spécifiques, spontanément actifs contre tous les agresseurs rencontrés dans notre vie courante, ils maintiennent un niveau de protection commun à tous les individus en bonne santé. Ses effets sont généraux mais modérément efficaces.

Le deuxième état est atteint après une agression susceptible de mettre rapidement en cause la santé d'un individu. Dans ce cas, certaines cellules envoient des signaux de danger qui déclenchent une réaction inflammatoire suivie par une mise en jeu des mécanismes de l'*immunité adaptative*. Au cours de la première rencontre avec un agresseur, celui-ci se présentant souvent comme un corps étranger dénommé antigène*, le système immunitaire déploie des modes de défense qui sont acquis, spécifiques c'est-à-dire restreints à un seul ennemi.

Lent à se mettre en route, cet état n'est que transitoire et verse rapidement vers le troisième état de l'immunité. Celui-ci dépend également des mécanismes de l'immunité adaptative et met en jeu les réactions de la *mémoire immunitaire*. Apparues lors de la première rencontre avec l'agresseur, les réponses liées à l'expression de la mémoire immunitaire sont toujours extrêmement rapides et redoutablement efficaces. Ce troisième état de l'immunité est donc volontairement recherché et artificiellement induit par la vaccination. Il faut aussi souligner que ces différents états de l'immunité ne sont pas exclusifs entre eux. Les défenses innées restent présentes tout le long de la vie et chez tous les individus. En fonction des rencontres avec des agresseurs variés, les deux derniers états varient d'un individu à l'autre constituant son histoire immunologique. Dans tous les cas, leurs effets ne peuvent que s'ajouter à ceux du niveau de base.

Pour chacun des trois états de l'immunité, des mécanismes variés sont mis en jeu. Les premiers chapitres de cet ouvrage seront consacrés au système immunitaire « normal », c'est-à-dire celui qu'on retrouve chez les individus en bonne santé. Dispersé, fluide, cet appareil utilise des cellules immunitaires, parfois dénommées immunocytes* ou leucocytes*, parmi lesquelles les lymphocytes* spécifiques* et des cellules non spécifiques comme les monocytes*, les macrophages* ou les cellules dendritiques*, jouent un rôle capital. Il utilise également des molécules appartenant le plus souvent à la vaste famille des immunoglobulines*. Lorsqu'elles sont spécifiques,

---

* Les mots marqués d'un astérisque sont expliqués dans le glossaire en fin d'ouvrage.

ces immunoglobulines sont nommées anticorps* et reconnaissent sélectivement les antigènes correspondants. Pour son bon fonctionnement, le système immunitaire met parallèlement en jeu des médiateurs chimiques, les cytokines*, qui en fonction de leurs rôles précis sont appelées interleukines* ou chimiokines*. Toutes ces cellules et molécules circulent dans le sang et engendrent des activités de protection susceptibles de contrer tout agresseur potentiel. La liste des principaux acteurs impliqués dans les défenses immunitaires est reprise dans deux tableaux présentés en fin d'ouvrage (pages 303 et 305). Nous verrons également que les activités de ces acteurs de l'immunité s'organisent suivant des programmes flexibles qui se combinent et se prolongent ensuite vers des stratégies de défense efficaces. De plus, pour rester organisé, le système immunitaire est verrouillé par une hiérarchie de cellules et de molécules qui agissent pour finement réguler la réalisation des objectifs précis de défense. Afin d'intégrer l'ensemble de ces actions, et toutes les réactions mises en jeu, le système immunitaire utilise plusieurs modes de communication. Le langage utilisé est double. D'une part les cellules immunitaires peuvent entrer en contact les unes avec les autres et se « parler » pour coordonner et moduler leurs réponses. D'autre part, certaines cytokines circulant dans le sang assurent la communication à distance. Cette communication et cette « sociologie » cellulaire et moléculaire conditionnent la mobilité, la rapidité et globalement la réactivité des réponses, tout en assurant une stricte coordination garantissant l'efficacité de nos défenses. Nous pourrons donc conclure qu'à chacun des états décrits ci-dessus correspondent des mécanismes qui à court terme assurent la résistance des individus, et à long terme augmentent cette résistance en gardant en mémoire des programmes et des stratégies de défense déjà éprouvées, conférant ainsi aux personnes déjà exposées un état d'immunité maximal.

À quelles étapes de la vie peut-on voir se déployer les stratégies de notre système immunitaire ? Dans quelles circonstances joue-t-il un rôle déterminant ? Tout d'abord, lorsque nous sommes en bonne santé, les défenses immunitaires fonctionnent à leur niveau de base, ce qui permet de contrer les microbes et les particules contenus dans l'air ainsi que la plupart des bactéries et des virus présents dans notre alimentation et potentiellement pathogènes. Primordial, ce fonctionnement de base met principalement en jeu l'immunité innée, et son fonctionnement passe le plus souvent inaperçu. Ce n'est qu'au cours de certaines maladies que nous pouvons objectivement percevoir l'efficacité du système immunitaire. Les maladies infantiles sont toutes des infections qui franchissent les défenses innées et prennent de vitesse l'immunité adaptative. La plupart guérissent spontanément car, même avec un certain retard, le système immunitaire réussit à les contrôler. De plus, elles ne se manifestent qu'une fois, car elles induisent une mémoire immunitaire efficace. De la même manière, chez l'adulte, de nombreuses infections saisonnières comme les rhumes, les grippes ou les gastro-entérites sont contrôlées par nos systèmes de défense, et la plupart du temps disparaissent sans difficultés. Enfin, chez l'individu en bonne santé, on peut considérer que le système immunitaire veille et élimine la grande majorité des cellules cancéreuses et des tumeurs naissantes.

Mais il existe d'autres états de l'immunité retrouvés chez les individus malades. Ces états sont très nombreux et bien différents les uns des autres. La deuxième partie de cet ouvrage décrira les pathologies où les mécanismes de défense sont impliqués. Le système immunitaire est parfois lui-même directement en cause dans le déclenchement de certaines pathologies. En effet, dans des maladies graves, comme le sont les infections chroniques ou les cancers agressifs, une insuffisance des défenses immunitaires est souvent retrouvée. Par ailleurs, ces maladies perturbent le fonctionnement du système immunitaire et entraînent de nouveaux dysfonctionnements qui, en fragilisant le patient, aggravent son état. À côté de ces états résultant dès le départ d'un déséquilibre entre agression et défense, il existe d'autres situations pathologiques provenant directement du dérèglement du système immunitaire lui-même qui, le plus souvent, s'active de façon excessive. C'est ainsi que dans les inflammations chroniques (polyarthrite rhumatoïde), les maladies auto-immunes (diabète, sclérose en plaques) ou les allergies (rhume des foins, asthme), on relève toujours un état de fonctionnement anormalement élevé du système immunitaire, expliquant en grande partie l'origine de la maladie. Liées à ces dysfonctionnements et à leurs conséquences, on observe alors des manifestations pathologiques, parfois gravissimes. Enfin, parmi ces états pathologiques de l'immunité, on retrouve les défaillances totales du système immunitaire qui sont rarement d'origine génétique mais le plus souvent induites par des agents externes comme le virus de l'immunodéficience humaine (VIH). Ces défaillances impliquent immanquablement de profonds dérèglements des systèmes de défense qui conduisent vers la mort en raison d'infections ou de cancers s'implantant sur des sujets amoindris.

Comme nous le verrons dans la troisième partie de cet ouvrage, la connaissance approfondie du système immunitaire a permis la mise au point de nouvelles thérapeutiques. La greffe d'organes et la vaccination restent de grandes victoires qui ont marqué l'histoire médicale du XXe siècle. Nous décrirons aussi les modes d'action de médicaments qui permettent de traiter le système immunitaire en l'inhibant, en l'activant ou en le désensibilisant. Ces interventions, qui constituent une nouvelle discipline, l'immunothérapie ou génie immunologique, permettent d'influer sur l'évolution de plusieurs maladies. Au bilan, les nombreuses découvertes qui jalonnent l'exploration du système immunitaire constituent non seulement une grande aventure scientifique ayant fécondé la biologie et la médecine, mais également une impressionnante expérience humaine en raison de ses nombreuses contributions à l'amélioration de la santé.

Chapitre II

L'ÉVOLUTION DU SYSTÈME IMMUNITAIRE

« Rien en biologie n'a de sens, si ce n'est à la lumière de l'évolution. » Lorsque le biologiste et généticien Theodosius Dobjansky (1900-1975) résumait ainsi sa pensée, il ne songeait certainement pas à l'immunologie. Aujourd'hui, grâce aux connaissances accumulées par cette science et aux études des moyens de défense des organismes les plus divers, allant des insectes jusqu'aux singes en passant par des invertébrés, comme les poissons primitifs, on peut tenter d'éclairer l'immunologie à la lumière de l'évolution.

La compréhension de l'évolution est dominée par les théories de Charles Darwin (1809-1882), selon lesquelles deux forces gouvernent l'évolution des espèces. La première est dictée par l'apparition de variantes d'individus que l'on observe à l'intérieur de chaque espèce. On sait maintenant que ces changements sont engendrés par des phénomènes génétiques comme des mutations, réarrangements chromosomiques ou intégrations/désintégrations de virus. La deuxième force relève de la sélection des variants les plus performants, c'est-à-dire de ceux qui sont doués d'une capacité de reproduction supérieure à la moyenne des autres individus de l'espèce. On considère que de la dialectique entre ces deux forces naissent les nouvelles espèces. Depuis Darwin, on sait qu'au niveau des grands singes, et surtout des hommes, de nouvelles forces se sont ajoutées. À partir du néolithique, dans la sélection des humains, le jeu des interactions sociales devient prépondérant. Plus tard, dans l'histoire de l'humanité, la notion de bien commun deviendra une nouvelle valeur qui participera également d'une autre forme de sélection, celle des individus susceptibles d'assurer ou de promouvoir l'avenir du groupe.

Concernant les rapports de l'immunologie avec les mécanismes de l'évolution, deux questions surgissent. Comment le système immunitaire est-il apparu et comment a-t-il évolué depuis l'origine de la vie sur Terre ? Comment ce système a-t-il participé aux forces évolutives, en particulier pendant la phase de sélection des individus les plus aptes à assurer l'avenir de leur espèce ? Un certain nombre de réponses se fondent sur des faits scientifiques bien établis que nous présenterons de manière simplifiée. D'autres reposent sur des hypothèses ou des interprétations devenues nécessaires lorsqu'il s'agit de présenter des événements qui se sont déroulés il y a des millions ou des milliards d'années.

Tout au long de l'évolution on retrouve la dichotomie entre défense innée, apparue très tôt, et système adaptatif, émergeant beaucoup plus tardivement. Il faut aussi souligner que ces systèmes n'ont pas cessé d'évoluer depuis leur apparition. Ainsi, les défenses innées de l'homme sont bien différentes de celles des invertébrés. De la même manière, le système adaptatif humain inclut des mécanismes que l'on ne retrouve pas chez tous les vertébrés supérieurs. Tout au long des variations et sélections successives, ces deux systèmes se sont perfectionnés pour finalement aboutir à l'appareil immunitaire sophistiqué que nous connaissons actuellement dans l'espèce humaine. Enfin, soit parce que ces deux systèmes ont divergé à partir d'un même ancêtre initial, soit parce que au contraire ils ont convergé durant l'évolution, ils partagent des mécanismes communs et peuvent ainsi entretenir de fortes interactions. Cela n'empêche pas une spécialisation et, au cours des agressions, le système inné intervient d'abord alors que le système adaptatif agit plus tardivement mais plus durablement.

Des microbes et des hommes

L'ORIGINE DE LA VIE

À son apparition, il y a environ 5 milliards d'années, la Terre n'était qu'une boule de lave en fusion enveloppée d'une atmosphère de vapeur d'eau et de quelques gaz. En se refroidissant, la croûte terrestre est apparue, avec formation des océans primitifs riches en molécules diverses. Un milliard d'années plus tard, dans certaines parties de ces étendues liquides sont apparus les ancêtres des bactéries, des cellules simples sans noyau, capables de reproduction rapide. Puis, trois milliards d'années avant notre ère sont apparus des êtres unicellulaires comportant une organisation plus complexe, avec un noyau. Ils ont engendré des parasites comme les levures, les amibes ou les plasmodiums. Tous les êtres unicellulaires sont des protozoaires, procaryotes sans noyau ou eucaryotes avec noyau. Dès le départ, ces êtres microscopiques ont été capables d'échanger du matériel génétique, grâce aux virus devenus les vecteurs et les acteurs essentiels dans ces échanges. Particules inertes, proches de certaines superstructures chimiques complexes, les virus ne peuvent vivre qu'en utilisant le support de cellules vivantes. Bactéries, virus et parasites unicellulaires sont apparus bien avant notre espèce. En participant à la création des environnements recouvrant la Terre il y a quelques milliards d'années, ils ont modulé certains caractères des espèces qui sont apparues ensuite. Ce n'est que lorsqu'ils s'adapteront aux animaux ou aux hommes que se poseront les questions de leur capacité à vivre en symbiose ou à devenir pathogènes.

Les premiers êtres multicellulaires, les métazoaires, ont émergé il y a 1 milliard d'années environ. Les parasites multicellulaires que nous connaissons aujourd'hui, comme certains champignons microscopiques induisant des mycoses, dérivent de ces premiers métazoaires. Concernant l'origine des métazoaires, on pense que durant une période d'intense glaciation, des cellules eucaryotes se sont rassemblées pour vivre en symbiose, échapper à la rigueur des temps et former des assemblages permanents au sein desquels chaque cellule a commencé à se spécialiser. Dans une certaine mesure, cette étape de l'évolution démontre que les êtres vivants complexes ne doivent pas leur existence à la seule compétition mais qu'ils utilisent aussi certaines formes de coopération. À ce stade, la sélection va donc commencer à opérer sur deux forces supplémentaires. Avec la recherche d'une cohérence accrue des individus et le développement de systèmes de défense leur permettant de mieux résister à l'environnement, les métazoaires ont appris à optimiser leur capacité de multiplication.

INVERTÉBRÉS ET VERTÉBRÉS

Après l'arrivée des métazoaires, l'évolution s'accélère et les grands événements ne se chiffrent plus en milliards, mais en millions d'années. Des animaux simples sont apparus il y a 500 millions d'années environ. Ils donnent les invertébrés comme les vers et les insectes, puis les vertébrés comme les poissons et les amphibiens. On distingue les vertébrés inférieurs, présentant une bouche sans mâchoire, et les vertébrés supérieurs qui, en plus d'une mâchoire, possèdent un squelette constitué d'os et non de cartilage. Dans les dernières étapes de l'évolution apparaissent les mammifères, classe animale à laquelle appartient l'homme. Certaines espèces ayant précédé l'homme dans l'évolution deviendront parfois des vecteurs de maladies virales ou parasitaires.

L'HOMME, UN PRÉMATURÉ PLEIN D'AVENIR

Après de nombreuses et imprévisibles étapes, il y a 2 millions d'années, ont émergé dans la partie orientale de l'Afrique les ancêtres de l'homme. Mais il faut attendre 200 000 ans avant notre ère pour qu'apparaisse notre espèce. L'apparition d'*Homo sapiens* semble liée à deux événements exceptionnels. D'une part la marche en position debout, et d'autre part l'acquisition d'un cerveau volumineux avec, en conséquence, une importante boîte crânienne. Ces deux nouvelles propriétés ont un impact sur la reproduction. La station debout perturbe les longues gestations et, au cours de l'accouchement, la taille du bassin de la femme est incompatible avec une boîte crânienne trop volumineuse. On peut penser que nos premiers ancêtres sont apparus en acquérant génétiquement et simultanément la possibilité de marcher debout et de naître prématurément. Ainsi, en fin de gestation, le poids du fœtus ne gêne pas la marche et le cerveau termine sa croissance après la naissance. Le rôle de certains virus dans la genèse de ces événements génétiques est probable. Chez les primates ancestraux, on retrouve en effet de nombreux virus endogènes. Chez l'homme, deux de ces virus sont nécessaires au développement d'un placenta fonctionnel. On peut donc imaginer que la perte, l'introduction ou la modification d'un de ces virus ait eu des conséquences sur la longueur de la gestation et participé ainsi à l'évolution vers *Homo sapiens*.

Les conséquences de ces événements revêtent une importance majeure. Ils sont à l'origine de l'éducation sociale du « petit de l'homme » car, pour survivre, le prématuré requiert une organisation familiale et sociale élaborée et solide. Ces structures vont devenir des paramètres très importants au cours de la sélection des groupes les mieux aptes à se perpétuer. Cette caractéristique distingue définitivement les hommes des animaux. Un poulain naît achevé, marche sans apprentissage et ne peut acquérir de nouvelles propriétés. L'espèce cheval est donc figée. Au contraire, en naissant inachevé, l'homme est une espèce pour laquelle la vie sociale et culturelle tient une importance capitale dans la formation de chaque être humain et permet ainsi l'évolution de l'espèce vers de nouvelles directions, autres que strictement biologiques. Chez l'homme, l'acquis tient donc une place critique parce que, à sa naissance, il lui reste au moins deux à trois ans de maturation complémentaire. À de multiples reprises nous reviendrons sur les conséquences de cette hypothèse anthropologique concernant le système immunitaire.

Immunité et évolution

APPARITION DES PREMIERS MOYENS DE DÉFENSE

Dès l'apparition des premières bactéries procaryotes, une compétition s'est ouverte pour la survie de certaines espèces par rapport à d'autres. Chaque colonie peut dépérir si elle est appauvrie en nourriture par la croissance d'une colonie d'une autre espèce. Aussi, dès les premiers stades de la vie, les bactéries commencent à sécréter des produits toxiques, comme les bactériocines*, pour tuer leurs concurrentes. Parallèlement, les bactéries appartenant à une même famille acquièrent une immunité contre leurs propres toxines. Dès le début de l'évolution, on peut donc observer la mise en place de mécanismes moléculaires de base qui distinguent le « soi » du « non-soi », le « non-soi » étant défini ici par les espèces concurrentes.

Toujours dès le début de l'évolution, chez les eucaryotes unicellulaires, apparaît la phagocytose. Des êtres proches des amibes ou des infusoires vont se nourrir de bactéries environnantes. Après les avoir absorbées à leur surface, ingérées dans leur cytoplasme et enfin dégradées, ils en tirent les éléments de leur alimentation mais utilisent aussi ces mécanismes pour se défendre. Ainsi, dans ce fonctionnement primitif se trouvent associées les notions d'alimentation et de défense. Curieusement nous verrons que chez les mammifères, comme chez l'homme, le tube digestif occupe toujours une place importante dans les systèmes de défense immunitaires.

L'IMMUNITÉ ANCESTRALE DES INVERTÉBRÉS

Chez les invertébrés, en particulier les insectes, de nombreuses molécules de défense ont été identifiées. Le système de la prophénoloxydase* conduit à l'encapsulation des microbes et permet la destruction des pathogènes. Les lectines*, capables de reconnaître les sucres à la surface des bactéries, entraînent leur agglutination puis leur destruction après activation de cascades enzymatiques. Enfin, une grande variété de peptides possédant une activité antibactérienne efficace ont été étudiés (cécropine, drosomycine, diptéricine, attacines, drosocine, metchnikowine). Parmi ceux-ci, le mode d'action des défensines a été particulièrement bien analysé : elles forment des pores qui trouent les membranes bactériennes. Un mécanisme comparable est toujours utilisé par les lymphocytes cytotoxiques de l'homme.

Toujours chez les invertébrés, parmi les mécanismes de défense innée, on trouve des cellules qui exercent leur fonction à travers des familles de récepteurs. La famille la plus connue concerne les *Toll-like receptors*, ou TLR, qui reconnaissent les « motifs moléculaires conservés », ou MMC, exprimés par les microbes et retrouvés dans la grande majorité des virus et des bactéries. Chez la drosophile, l'insecte le plus étudié en biologie, les TLR sont exprimés à la surface des hémocytes*, des cellules immunitaires très primitives qui baignent dans l'hémolymphe*. Après interaction avec un pathogène, l'hémocyte sécrète des peptides antibactériens protecteurs et des molécules qui présentent des ressemblances avec des facteurs de l'inflammation. De plus, ces hémocytes ont des activités phagocytaires ainsi que des capacités cytolytiques.

LE BIG BANG IMMUNOLOGIQUE
CHEZ LES VERTÉBRÉS SUPÉRIEURS

Les propriétés les plus importantes de la partie la plus efficace du système immunitaire, la réponse adaptative, découlent de sa spécificité. Au cours de l'évolution, l'apparition des mécanismes qui déterminent cette spécificité immunitaire représente donc un événement majeur. La très grande diversité du répertoire spécifique des immunocytes n'est pas due à un mécanisme génétique traditionnel, les gènes correspondants n'existant pas dans le génome humain. Ils sont présents sous forme de nombreux segments génétiques (V, D, J, C) qui s'assemblent dans les lymphocytes spécifiques, sous l'action de l'enzyme de recombinaison génétique appelée RAG* pour *Recombination activating gene* (ou gène d'activation de la recombinaison).

Aucun vertébré inférieur sans mâchoire ne possède d'enzyme RAG, ni d'enzymes proches. Chez les vertébrés supérieurs, avec mâchoire, cette enzyme est retrouvée dans le génome. RAG aurait été introduite dans le matériel génétique de nos ancêtres par le transfert d'un gène codant pour cette enzyme. Un virus, ou plus vraisemblablement une bactérie, aurait pu transporter ce gène. En effet, d'après sa structure génétique, RAG semble être d'origine bactérienne.

Après insertion dans les génomes de certains vertébrés, RAG a pu manifester son activité sur une famille de gènes qui préexistait dans le génome de certains de ces êtres primitifs. Effectivement, des gènes reliés à ceux codant pour les récepteurs des lymphocytes spécifiques ont été retrouvés en analysant le génome de vertébrés inférieurs, sans système immun adaptatif. En autorisant les recombinaisons génétiques entre ces gènes, l'introduction de RAG a donc permis l'émergence du système immun adaptatif. Cette introduction de RAG dans le génome des vertébrés représente donc le Big Bang immunologique.

Au cours de l'évolution des vertébrés, on observe parallèlement que le nombre et la variété de ces gènes ancestraux qui codent pour des récepteurs spécifiques ont explosé. Par des mécanismes de duplication en série, ces gènes ont été progressivement multipliés. De plus, ils se sont diversifiés et ont acquis de nouvelles propriétés. Finalement, ils forment la superfamille des immunoglobulines qui, en plus de son rôle dans les reconnaissances spécifiques, inclut des gènes codant pour d'autres structures impliquées dans le dialogue et la sociologie cellulaire du système immunitaire. On peut en conclure que, à la suite de sa coévolution avec le système immunitaire, la super-famille des immunoglobulines domine toutes les fonctions de l'immunité adaptative.

À côté de l'émergence de la famille des immunoglobulines, de nouvelles cellules de l'immunité vont progressivement apparaître chez les vertébrés. Cette évolution aboutira à l'apparition des lymphocytes, support de l'immunité adaptative, qui sont les seules cellules à exprimer les gènes RAG et à produire ainsi les gènes codant pour les innombrables spécificités. Cette évolution conduira aussi aux macrophages et aux cellules dendritiques qui non seulement ont des propriétés de phagocytose accrues mais ont également acquis la capacité d'assurer l'intégration des fonctions des défenses innées et de l'immunité adaptative.

L'ontogénie du système immunitaire

MATURATION COMPLÉMENTAIRE

À sa naissance, le « petit de l'homme » est donc un prématuré. Son système immunitaire comme son système nerveux vont devoir terminer leur maturation. Cela représente un paramètre exceptionnel dans la mesure où le développement du système immunitaire va pouvoir s'adapter et se moduler en fonction de l'environnement. Dans cette phase, à côté de son conditionnement génétique, le comportement du système immunitaire va donc acquérir de nouvelles propriétés.

Tout d'abord, les interactions avec les microbes de l'environnement ont une influence quantitative sur le nombre de cellules et le volume des organes immunitaires. Mais plus encore, les microbes vus après la naissance, à une phase où le système immunitaire est inachevé, sont assimilés au « soi ». À travers l'alimentation, ou le contact avec la mère, ou encore les relations avec d'autres enfants, les immunocytes deviennent tolérants à certains microbes. Dans ces conditions, une symbiose pourra s'établir comme c'est le cas avec une grande partie de la flore intestinale. S'achevant en prenant en compte la sociologie de la famille, ou de la tribu, le système immunitaire est donc particulièrement bien éduqué pour faire face aux agressions spécifiques rencontrées dans chacun de ces groupes. Dans une peuplade d'Océanie, les grands-pères crachaient dans la bouche des bébés, probablement pour contribuer à cette éducation immunologique. Des comportements semblables ont été retrouvés en Afrique. Apparaissant antagonistes avec nos préceptes d'hygiène, ces comportements devaient cependant avoir une fonction lorsque les humains étaient confrontés à des flores très particulières ou singulièrement hostiles.

Lorsqu'on constate que le système nerveux central et le système immunitaire interagissent, l'un influençant l'autre et *vice versa* (chapitre XIII), d'autres notions surgissent. Au cours de la petite enfance, ces interactions prennent une importance toute particulière. Les stress que pourront subir les jeunes enfants auront de fortes conséquences sur le développement et le fonctionnement d'un système immunitaire encore inachevé et donc vulnérable. De la même manière, des réactions de défense excessives, imposées par des agressions inhabituelles, pourront provoquer des désordres dans la mise en place d'un bon fonctionnement du système nerveux.

MISE EN PLACE DE LA COOPÉRATION
ENTRE DÉFENSES INNÉES ET SYSTÈME ADAPTATIF

Parmi tous les systèmes de défense innée utilisés chez les invertébrés, beaucoup ont disparu au cours de l'évolution. Chez les hommes, l'encapsulation des bactéries n'existe plus. D'autres mécanismes semblent être des vestiges, au sens paléontologique. Ainsi, de nombreux peptides antibactériens sont présents chimiquement, mais sans rôle bien défini chez l'homme.

L'existence de mécanismes de fonctionnement communs entre les cellules des défenses innées et celles du système adaptatif suggère qu'elles dérivent toutes d'un ancêtre commun, ressemblant probablement à l'hémocyte. On ne peut cependant pas exclure que sous la pression de l'évolution, en raison de leur efficacité, certains mécanismes impliqués dans les défenses innées et l'immunité adaptative aient convergé en retenant des outils de fonctionnement communs. Quoi qu'il en soit, les lymphocytes spécifiques continuent d'interagir avec des cellules non spécifiques, comme les macrophages ou les cellules dendritiques. Ces dernières sont même essentielles au démarrage du système adaptatif, mais reçoivent en contrepartie une stimulation positive. Ainsi, au cours de l'évolution, comme suite à l'origine commune ou à la convergence des différentes cellules immunitaires, celles-ci collaborent et forment des boucles amplificatrices d'une redoutable efficacité. Après maturation du système immunitaire, défenses innées et système adaptatif deviennent donc complémentaires. Les premières réagissent très vite et jouent un rôle critique dans les trois ou quatre premiers jours qui suivent une agression. Le relais est ensuite rapidement pris par le système adaptatif, qui agit alors de manière prolongée et plus performante. Chez l'homme, l'absence de système adaptatif est mortelle.

La modification des cibles du système immunitaire

Au plan génétique, depuis son apparition 200 000 ans avant notre ère, l'espèce *Homo sapiens* a très peu évolué. Les forces darwiniennes qui la poussent à changer sont essentiellement d'ordre anthropologique. Dans ce contexte, les systèmes de défense ont joué un rôle capital dans les rapports entre l'homme et son environnement. Cependant, ce rôle a varié au cours de l'histoire humaine.

LE PALÉOLITHIQUE, UN « TEMPS CALME » IMMUNOLOGIQUE

Nés dans la vallée du rift africain, les premiers humains sont rapidement confrontés aux forêts tropicales et équatoriales. Sous ces climats, la densité des agents pathogènes, bactéries, virus et autres parasites est très importante. Heureusement, le mode de vie de ces hommes va leur permettre d'échapper à ces fléaux.

Les chasseurs-cueilleurs vivent en prélevant dans la nature leur ration alimentaire. Pour chasser, ils utilisent des os ou des pierres taillées ainsi que des chiens, le seul animal qu'ils aient apprivoisé comme auxiliaire de chasse. Ces peuples sont nomades. Lorsque les baies et les animaux viennent à diminuer, ils migrent vers d'autres lieux en empruntant des voies forestières. En effet, les chasseurs-cueilleurs parcouraient de vastes régions en utilisant souvent les mêmes circuits. On connaît les mœurs et les coutumes du paléolithique par l'étude de certains peuples africains découverts au début de la colonisation. Les peuples pygmées actuels restent également assez proches des comportements des chasseurs-cueilleurs initiaux.

Contrairement à ce que l'on pourrait penser, les hommes du paléolithique résistaient bien aux infections. D'abord parce que leur densité restait faible, ce qui diminuait les chances de contamination. Ensuite, parce qu'ils changeaient régulièrement de site d'habitation. Dès qu'un de ceux-ci contenait trop de parasites (puces, poux, tiques), ou qu'on y observait trop de malades ou de morts, la tribu migrait, laissant ainsi derrière elle le plus grand nombre de microbes pathogènes. De plus, pour rester de petite taille, les tribus se divisaient fréquemment. Ainsi, le nomadisme et la règle des petites communautés ont représenté une réaction d'adaptation efficace à la densité et à la diversité élevée des maladies infectieuses et parasitaires des régions de peuplement paléolithique. Dans ces conditions, on peut faire l'hypothèse que ces hommes ne sollicitaient ni très fréquemment ni de manière excessive leur système immunitaire, et penser que le paléolithique représente donc un « temps calme » immunologique.

LA RÉVOLUTION DU NÉOLITHIQUE, NAISSANCE DES ÉPIDÉMIES ET DES ZOONOSES

La révolution du néolithique se manifesta à partir de 10 000 ans avant J.-C. Elle se définit par la naissance de l'agriculture et de l'élevage, qui vont assurer une alimentation régulière des populations. Le nomadisme est abandonné au profit d'une sédentarisation progressive des populations qui se traduit par la construction de villes avec de fortes concentrations humaines. De nombreux changements sociaux vont alors s'imposer avec une spécialisation dans le travail, une hiérarchisation entre les individus conduisant à la construction d'États qui assurent en partie le bien-être de leurs peuples, sans échapper à des conflits ravageurs, délétères pour la santé humaine.

Partout au cours du développement de ces sociétés sédentaires, les maladies infectieuses vont se répandre. Dans le foyer néolithique le plus connu, celui du croissant fertile du Moyen-Orient, les épidémies de grippe, de variole et de rougeole ont représenté les plus grands fléaux. Ces épidémies sont dues à l'accroissement de la densité de la population qui favorise les contaminations interindividuelles et à la sédentarisation qui ne permet pas d'échapper aux microbes comme le faisait la nomadisation des chasseurs-cueilleurs du paléolithique. De plus, l'élevage est intense et ces vastes populations d'animaux domestiques sont elles-mêmes victimes d'épidémies. Le passage des microbes des animaux vers l'homme se répand, et l'on assiste donc à la naissance des zoonoses. D'après certains textes remontant à plus de 5 000 ans, la première zoonose ressemble à ce qui pourrait être une vaste épidémie grippale.

LE GRAND BASCULEMENT DES TEMPS MODERNES : DES MALADIES INFECTIEUSES AUX CANCERS

Du paléolithique jusqu'au Moyen Âge, la durée de vie des individus est restée très courte. Durant toute cette période, les humains assuraient la fonction de reproduction vers 15 ans pour les femmes, avant de mourir vers l'âge de 30 ans, alors que leurs enfants étaient prêts à se reproduire à leur tour. Dans cette longue période de l'histoire humaine, à côté des guerres et des famines, les infections ont constitué les fléaux les plus meurtriers. Par vagues, la peste ou la variole décimaient jusqu'à 50 à 60 % des populations des villes. Nul doute que, durant cette période, les individus possédant un système immunitaire peu performant ont été contre-sélectionnés, et que notre population a donc hérité de modes de défense éprouvés. Jusqu'au XVIIIe siècle, les épidémies ont donc sélectionné des individus immunitairement très performants qui, survivant jeunes, restaient capables de se reproduire.

À partir du XIXe siècle, avec la vaccination, l'amélioration des conditions de vie et l'utilisation des antibiotiques, l'espérance de vie passe de 30 à 80 ans, voire plus. Avec l'âge, les événements cellulaires et génétiques à l'origine des cancers s'accumulent, alors que le système immunitaire vieillissant perd de son efficacité. En conséquence, au XXe siècle, le cancer est progressivement devenu une des maladies les plus fréquentes.

Avec le cancer, le système immunitaire doit faire face à un défi auquel l'évolution ne l'a pas préparé. À aucune étape de l'évolution humaine le cancer n'a été utilisé comme force de sélection puisqu'il n'atteint le plus souvent que des individus après leur période de reproduction. On est donc en face d'une situation inédite dans laquelle le système immunitaire doit se confronter à un ennemi contre lequel l'évolution ne l'a jamais préparé. Heureusement, le système immunitaire peut percevoir les cellules cancéreuses comme des éléments étrangers. À partir du calcul sur la fréquence d'apparition des cellules cancéreuses dans notre organisme, on peut penser que le système immunitaire se débarrasse régulièrement de la grande majorité d'entre elles. Mais, mal préparé à cette lutte par l'absence de toute sélection darwinienne, on peut aussi comprendre les défaillances du système immunitaire face aux cancers.

Le vieillissement entraîne également des dysrégulations du système immunitaire, augmentant ainsi les réactions inflammatoires chroniques impliquées par exemple dans la pathogenèse des maladies cardio-vasculaires. Avec son implication dans le cancer et les maladies cardio-vasculaires, le système immunitaire se trouve donc porté en première ligne dans les problèmes de santé du XXIe siècle.

Nouvelles règles
dans l'évolution humaine

Alors que le darwinisme demeure la seule force explicative concernant la naissance et l'évolution des espèces, depuis le néolithique, il n'est plus retenu comme force exclusive pour comprendre les changements observés dans l'espèce humaine. On est passé d'un darwinisme biologique à un darwinisme sociologique, et l'évolution découle beaucoup plus de la propension des groupes humains à s'imposer en fonction de leur organisation sociale, de leur capacité à éduquer les enfants et de leur volonté à respecter les anciens et les morts, marques de civilisation, de continuité et de cohérence. De plus, avec les philosophies humanistes, des conceptions plus égalitaires se sont imposées. C'est dans ce contexte qu'à mi-chemin entre la science et l'humanisme, la médecine participe à l'évolution de l'espèce humaine. Contrairement aux règles darwiniennes, la protection des plus faibles et le droit à la santé pour tous sont maintenant reconnus comme des valeurs universelles. Internationalement, en utilisant des critères relatifs au bien-être, les classements du niveau de santé des différents pays attestent de cette reconnaissance. Mais comme l'égalité des droits à la naissance, le droit à la santé demeure un combat pour moduler l'avenir de notre espèce. C'est dans ce contexte que se prépareront dorénavant l'avenir scientifique et médical de l'immunologie et sa participation à l'amélioration de la santé humaine.

Chapitre III

DE L'HISTOIRE DE L'IMMUNOLOGIE À SES CINQ PRINCIPES

Parmi les sciences biologiques, l'immunologie ne s'est individualisée que très progressivement. Jusqu'au XVIIIe siècle, son histoire se confond avec celle de la variolisation, méthode empirique et pratique orientée vers la préparation de substances protectrices issues de patients varioleux, sans recherche de leur mode d'action. Au XIXe siècle, l'immunologie apparaît uniquement comme une branche de la microbiologie qui, tout imprégnée de théories moyenâgeuses comme celle des miasmes ou de la génération spontanée, ne progresse que très lentement. À la fin du XIXe siècle, lorsque la microbiologie échappe à ces explications archaïques, les questions de défense de l'organisme commencent à se poser. C'est dans ce contexte que l'immunologie va très progressivement se positionner comme discipline en gestation.

Les élèves de Pasteur commencent l'observation des effets pathogènes des microbes et analysent les réactions de défense des êtres vivants. En France comme en Allemagne, les recherches se focalisent ensuite sur la compréhension des effets protecteurs des sérums dont on sait aujourd'hui qu'ils sont dus aux anticorps spécifiques de chaque microbe. C'est la période triomphante de la sérologie et de l'immunochimie*. Puis l'immunologie amorce un important virage en prenant en compte les effets protecteurs des cellules du sang dans la défense contre les infections. C'est alors que débute la grande période de l'immunologie cellulaire qui, bien que concurrente de l'immunochimie, va progressivement s'imposer. Plus tard, ensemble, elles formeront l'immunologie moderne.

Après de nombreuses étapes, souvent marquées par des débats conflictuels, l'immunologie s'impose comme une discipline autonome. Mais ce n'est qu'à partir des années 1980 qu'on peut considérer que les grands mécanismes et les grandes règles de fonctionnement du système immunitaire sont établis. L'immunologie est donc une science très jeune.

De Mithridate à Jenner : les premières immunisations

MITHRIDATISATION

Le plus ancien témoignage d'une expérience d'« immunisation prophylactique » remonte à Mithridate VI (132-63 av. J.-C.). Ce jeune monarque d'Asie Mineure avait du mal à asseoir son pouvoir et craignait d'être empoisonné. Grand connaisseur de médecine, il ingéra des doses croissantes de poisons afin d'acquérir une résistance contre ceux-ci. Il put vérifier l'efficacité de son traitement lorsque, battu par le général romain Pompée, il tenta de se suicider pour échapper à son vainqueur. Aucun poison de sa connaissance ne put le tuer, et il dut demander à l'un de ses mercenaires de l'exécuter !

ÉPIDÉMIES : LES SURVIVANTS RÉSISTENT À DE NOUVELLES INFECTIONS

Depuis des millénaires, l'homme côtoie les épidémies qui évoluent par vagues successives. Dans ces circonstances les anciens avaient observé que les personnes survivantes d'une précédente infection étaient les seules à pouvoir s'occuper sans risque des malades. En 430 av. J.-C., au cours d'épidémies qui ravagèrent Athènes durant la guerre du Péloponnèse, Thucydide fut le premier à décrire cette observation. Par la suite, durant les pandémies de peste qui dévastèrent les cités antiques et les populations du Moyen Âge, des constatations semblables ont été consignées. Après l'enseignement de Mithridate, ces résistances acquises par les survivants à une épidémie représentent les premiers témoignages historiques sur l'immunologie.

LA VARIOLISATION, UNE PRATIQUE CHINOISE

La technique de variolisation consistait à inoculer à une personne en bonne santé de la substance provenant des vésicules, des croûtes ou des squames de malades atteints de variole. À long terme, la protection obtenue était certaine, mais, pour le sujet traité, les chances de déclarer une variole demeuraient importantes et le risque de mortalité pouvait atteindre 1 à 2 %.

La variolisation fut d'abord pratiquée dans la Chine ancienne. En empruntant la route de la soie, la technique s'est ensuite propagée au Moyen-Orient. Dans l'Empire ottoman, cette technique connut un grand essor, en particulier parmi les groupes ethniques fournisseurs de « jolies femmes » pour les harems des sultans. En effet, pratiquée sur les toutes petites filles, la variolisation permettait de sélectionner celles qui n'auraient pas de cicatrices au visage ou ne risqueraient pas de mourir de la variole après leur vente ! Pour satisfaire sa curiosité de femme et d'écrivain, Mary Wortley Montagu (1689-1782), épouse de l'ambassadeur d'Angleterre en poste à Constantinople, s'introduisit dans les harems turcs et y découvrit la variolisation vers 1716. Convaincue, elle fit varioliser ses enfants et importa cette technique en Angleterre.

Dans ce pays, puis en Amérique, la variolisation connut un grand succès. Pendant la guerre de l'Indépendance, George Washington fit varioliser les troupes américaines. En France, elle fut accueillie de manière plus réservée. Seuls des membres de la famille royale furent traités, ainsi que quelques aristocrates. Dans ses lettres philosophiques, Voltaire déplore cette réticence : « Quoi donc ! Est-ce que les Français n'aiment pas la vie ? Est-ce que leurs femmes ne se soucient point de leur beauté ? En vérité, nous sommes d'étranges gens. »

DE L'OBSERVATION DES FERMIÈRES ANGLAISES
À LA VACCINATION

L'introduction de la vaccination s'inscrit dans la logique de la variolisation, seule l'origine de la substance injectée était différente. Dans le cas de la vaccination elle provient de la variole des vaches. De 1770 à 1791, au moins six médecins ont testé de manière indépendante la possibilité de protéger les humains en leur inoculant des préparations de variole bovine. Ils avaient en effet constaté que les fermières qui trayaient les vaches ne contractaient pas la variole alors qu'elles étaient régulièrement exposées au pus des vésicules présentes sur le pis des animaux malades. À noter que le mot vaccination vient du latin *vacca* qui signifie vache.

En 1796, Edward Jenner (1749-1823) confirma ces résultats et s'acharna à démontrer le bien-fondé de la vaccination. Le 14 mai 1796, il inocula le jeune James Phipps, âgé de 8 ans, avec du pus provenant des mains de Sarah Nelmes, trayeuse ayant contracté la variole des bovins. Trois mois plus tard, il inocula la variole à James, qui s'avéra parfaitement protégé. Même s'il ne publia que vingt-huit observations, Jenner pratiqua un nombre très important de vaccinations. Pendant une très longue période, variolisation et vaccination cohabitèrent dans la lutte contre la variole. Moins dangereuse, n'entraînant aucun décès et démontrée plus efficace, la vaccination connut un succès croissant. Finalement, en 1840, le gouvernement britannique suspendit la variolisation et entreprit de promouvoir la vaccination. Par la suite, cette méthode fut largement acceptée dans toute l'Europe.

L'immunologie
et les progrès de la microbiologie

Pendant toute une longue période de l'histoire de la médecine, les ennemis externes du corps humain ne sont pas définis, de sorte que la question du mode de défense ne peut être abordée. Avec la théorie des germes source de maladies, l'ennemi est nommé. Les chercheurs et savants de la fin du XIXe siècle vont alors pouvoir étudier les systèmes et mécanismes de défense.

QUAND LA MICROBIOLOGIE
S'IMPOSE COMME UNE SCIENCE EXACTE

Lucrèce (98-55 av. J.-C.), qui conçoit la matière comme un espace vide parsemé d'atomes, suggère que les épidémies sont provoquées par des êtres invisibles, sortes de corpuscules infiniment petits que l'on appela plus tard les miasmes. De cette théorie, qui survécut jusqu'au XIXe siècle, subsiste le nom de malaria (de l'italien *mal'aria*, mauvais air) donné au paludisme par les Anglo-Saxons. Jusqu'au XIXe siècle, cette vision resta en accord avec la théorie de la génération spontanée. Les hommes savaient que pour les gros animaux d'élevage un accouplement est nécessaire à la reproduction. Pour les plus petits des êtres vivants, on continuait à croire qu'ils pouvaient apparaître spontanément : les moisissures sur les fruits gâtés, les asticots dans la viande avariée, etc. Dans ce contexte, les miasmes étaient considérés comme une vapeur toxique, un bouillon rempli de substances ou de particules qui provoquaient des maladies. Le plus souvent, on les considérait comme issus des matières contenues dans les eaux souillées, l'air vicié ou les cadavres en décomposition.

Antoni Van Leeuwenhoek (1632-1723), qui fut par ailleurs un des premiers utilisateurs du microscope, puis Lazzaro Spallanzani (1729-1799) réfutèrent la théorie de la génération spontanée en prouvant que les microbes venaient de l'air et que tout être vivant provenait d'un autre être vivant. Finalement, Louis Pasteur (1822-1895) fit les démonstrations les plus formelles, les plus éclatantes, qui entraînèrent l'abandon définitif de la théorie de la génération spontanée et de celle des miasmes. Avec la disparition de cette théorie, la microbiologie aborda une ère nouvelle.

LE TRIOMPHE DE LA MICROBIOLOGIE MÉDICALE

L'hypothèse quant à l'origine microbienne des maladies contagieuses, appelée théorie microbienne ou théorie des germes, était considérée depuis 1687, date à laquelle il avait été démontré que la gale était provoquée par un petit parasite visible au microscope. Mais ce sont les travaux de Pasteur et de l'Allemand Robert Koch (1843-1910) qui vont définitivement imposer les microbes comme source de nombreuses maladies humaines. À partir de 1873, le cycle complet du bacille du charbon fut décortiqué. De la même manière, il fut démontré qu'une bactérie est en cause dans le choléra. De plus, Koch développa toutes les techniques et les méthodes de la microbiologie, ce qui l'amena à décrire le microbe responsable de la tuberculose, lequel porte son nom.

Durant cette période, Pasteur et Koch assurèrent la promotion de l'antisepsie dans les pratiques médicales puis de l'asepsie dans l'alimentation, l'environnement et l'habitat. La révolution hygiéniste qui découla de leurs travaux fut un immense progrès au niveau de la qualité et de la durée de vie. Ces pratiques assurèrent la promotion scientifique de la prophylaxie des maladies infectieuses. L'idée de défense active contre les microbes était née, et avec elle la nécessité de comprendre la vaccination.

LA RAGE ET L'ÉMERGENCE DE L'IMMUNOLOGIE

À la période où il dominait la microbiologie après ses contributions théoriques (abandon de la théorie sur la génération spontanée) et ses études pratiques (rôle des microbes dans les fermentations du vin, de la bière et dans les maladies du ver à soie), Pasteur allait pousser l'avantage jusqu'à envisager la mise au point de nouveaux traitements par vaccination prophylactique. Trois expériences précèdent l'épopée du vaccin contre la rage. Dans les trois cas, la méthodologie de Pasteur consiste à utiliser des microbes atténués comme source de vaccins. Avec cette approche, il mit au point des vaccins contre le choléra des poules, la maladie du charbon des moutons et le rouget du porc.

Lorsque le 6 juillet 1885, on amène à Louis Pasteur un petit berger alsacien âgé de 9 ans, Joseph Meister, mordu par un chien enragé, les médecins qui l'entourent estiment que le cas est très sérieux. Pour la première fois, en utilisant un virus de la rage atténué par des passages successifs sur de la moelle de lapin, Pasteur vaccine un être humain. Par la suite, il n'hésite pas à faire injecter à son jeune patient une souche de la rage très virulente, qui aurait pu le tuer s'il n'avait été que moyennement protégé. Pasteur avait confiance dans ses raisonnements et pour promouvoir sa méthode, il n'avait donc pas hésité à prendre quelques risques. À partir de cette expérience spectaculaire, le monde considéra que l'on savait induire une protection contre la rage.

Comment cette aventure s'intègre-t-elle dans l'histoire de l'immunologie ? L'utilisation d'un principe atténué comme traitement prophylactique n'était pas nouvelle, puisque contenue dans la variolisation qui consistait à inoculer des substances – croûtes ou liquides provenant de pustules – que l'on considérait comme moins actives que le virus qui déclenchait les épidémies de variole. Mais cette approche était restée très pragmatique et n'avait jamais été théorisée. Avec le traitement de Pasteur contre la rage, pour la première fois, le principe atténué avait été fabriqué et maîtrisé par l'homme. Plus important encore, le traitement de Pasteur soulignait que l'on pouvait agir de manière rationnelle et spécifique sur les défenses humaines et que celles-ci pouvaient jouer un rôle majeur dans la protection des individus. Bien qu'à cette époque les connaissances en immunologie fussent inexistantes, Pasteur les avait intuitivement pressenties. Mais alors que les interprétations immunologiques de Pasteur sont restées floues, en revanche et sans aucun doute, ce sont ses élèves qui ont participé à la naissance de la discipline.

Vers l'immunologie moderne

L'INFLUENCE DE L'ÉCOLE PASTEURIENNE

L'audience internationale rencontrée par la vaccination contre la rage a permis la construction d'un institut, financé grâce à une souscription publique. C'est là que vont se rassembler les collaborateurs de Pasteur et de nombreux scientifiques du monde entier qui cherchent à bénéficier de l'enseignement et de l'expérience du savant. Une école était née.

Inspirés par les implications des expériences sur la vaccination de Pasteur, ses disciples Émile Roux (1853-1933) et Alexandre Yersin (1863-1943) se tournent vers l'analyse du mode d'action des microbes et l'étude des défenses des patients. Ils portent leur attention sur la diphtérie. Dans cette maladie, le microbe pullule dans la gorge où il déclenche une angine – le croup – caractérisée par de fausses membranes qui peuvent étouffer le patient. De leur côté, Roux et Yersin mettent en évidence la toxine diphtérique qui diffuse dans l'organisme et, en attaquant le cœur et le système nerveux central, peut aussi entraîner la mort. Parallèlement, en Allemagne, Emil von Behring (1854-1917) et son élève japonais Kitasato Shibasaburo (1853-1931) montrèrent que cette toxine peut induire dans le sérum d'animaux immunisés des molécules protectrices. Ainsi, grâce aux efforts conjugués des écoles allemande et française, et avec pour principe actif de défense ce qui va devenir les anticorps, la sérothérapie était lancée et, par voie de conséquence, l'immunochimie.

À son tour, le savant ukrainien Élie Metchnikoff (1845-1916) rejoint l'Institut Pasteur. Après avoir travaillé dans différentes institutions russes, il avait fréquenté un laboratoire italien de biologie marine à Messine. En observant des anémones de mer, il avait remarqué que certaines cellules s'emparent des microbes ou des particules en suspension dans l'eau, avant de les digérer. Il imagina alors que ce phénomène pourrait être un mode de défense de l'organisme humain. À l'Institut Pasteur, il vérifia son hypothèse et découvrit la phagocytose, fonction essentiellement exercée par de grosses cellules du sang, les macrophages. À son tour, l'immunologie cellulaire voyait le jour.

QUI PROTÈGE ? DES MOLÉCULES OU DES CELLULES ?

À partir des travaux de Roux et de Metchnikoff, deux hypothèses opposées vont s'affronter pour expliquer les défenses immunitaires. Dans la « théorie humorale* », les armes principales sont les facteurs contenus dans le sérum, c'est-à-dire les anticorps. En France, Roux est en faveur de cette hypothèse comme le sont von Behring et Kitasato en Allemagne. À l'opposé, dans la « théorie cellulaire* », ce sont les cellules tueuses du sang qui jouent le rôle principal pour se débarrasser des microbes. Puisqu'il est le premier à avoir saisi l'importance de ces cellules dans les mécanismes de défense, Élie Metchnikoff fut évidemment un ardent partisan de cette théorie.

Au-delà des opinions des deux pasteuriens, l'opposition entre ces deux visions de l'immunologie va perdurer. Il fallut attendre les années 1940 pour que l'hypothèse de l'immunité cellulaire soit reconnue et que l'hypothèse selon laquelle les anticorps seraient les seuls acteurs des mécanismes de défense soit abandonnée. Ainsi, la naissance de l'immunologie fut marquée par un interminable débat.

On sait aujourd'hui que cette controverse, mal engagée, a ralenti les progrès de la discipline.

L'IMMUNOLOGIE MODERNE

Jusqu'en 1940, les écoles allemande et française ont dominé la discipline. Après la Seconde Guerre mondiale, c'est l'école australienne qui se distingue. D'abord avec Frank Macfarlane Burnet (1899-1985) qui, en publiant en 1957 sa « théorie de la sélection clonale* », fournissait une explication brillante sur l'origine de toutes les réactions spécifiques, une des propriétés des plus remarquables du système immunitaire. Vers 1960, avec Jacques Miller et Donald Metcalf, l'école australienne poursuit ses découvertes et décrit les mécanismes de production de tous les globules blancs et de toutes les cellules immunitaires. Plus tard, dans les années 1965-1970, Henry Claman aux États-Unis et Avrion Mitchinson en Grande-Bretagne découvrent que la coopération entre différentes sous-populations de cellules immunitaires est nécessaire pour produire des réponses spécifiques. De ces observations découle une vision de l'organisation du système immunitaire adaptatif en réseaux hiérarchisés dans lesquels les fonctions spécifiques découlent de réactions ne se mettant en place qu'après la rencontre avec l'élément étranger.

De manière plus discrète, mais continue, l'étude des cellules protectrices non spécifiques appartenant aux défenses innées se poursuit. Elle met l'accent sur la diversité des acteurs impliqués et sur leurs capacités à intervenir rapidement et spontanément par des mécanismes ancestraux largement représentés dans l'évolution. C'est dans ce cadre, que le Français Jules Hoffmann a découvert qu'un récepteur nommé *Toll* impliqué dans le développement embryonnaire de la mouche du vinaigre (drosophile), est également responsable des défenses contre les microbes. Par la suite, les Américains Bruce Butler et Charles Janeway montrèrent que ce récepteur, maintenant appelé *Toll-like receptor* ou TLR*, exerce chez les mammifères et chez l'homme des fonctions capitales dans les défenses innées.

Parallèlement, l'Américain George Snell (1910-1993) ainsi que le Français Jean Dausset (1916-2009) montrent qu'une petite région du chromosome 6, le complexe majeur d'histocompatibilité* ou CMH, contrôle l'individualité biologique des individus et le rejet des greffes.

Baruj Benacerraf (1920-2011), Américain de culture française, montre que cette même région commande l'intensité des réponses immunes. Par la suite, ils découvrent que ce locus du chromosome 6 participe à l'émergence de certaines maladies. En liant les mécanismes des défenses innées et ceux de l'immunité adaptative, la génétique et la pathologie, ces observations furent capitales et définitivement fondatrices pour la discipline. À partir de 1980, avec le prix Nobel de médecine attribué à Snell, Dausset et Benacerraf, on peut considérer que l'immunologie fut définitivement admise comme science autonome, moderne et reconnue au niveau international. Mais l'immunologie demeure une discipline très jeune qui traverse toujours des crises conceptuelles importantes. En effet, contrairement aux sciences qui l'inspirent, comme la biologie moléculaire ou la biologie cellulaire, sa problématique demeure singulière, originale, unique, et donc sujette à des interprétations parfois contradictoires.

L'immunologie en cinq principes

L'immunologie a grandement profité de la révolution des sciences biologiques. L'explosion de la biologie moléculaire et de la génétique a entraîné les immunologistes vers une analyse nouvelle concernant l'origine de la spécificité des anticorps et des cellules immunitaires. De la même manière, le savoir accumulé en biologie cellulaire et l'introduction de techniques d'analyse appliquées aux cellules immunitaires ont permis le dénombrement et la description des caractéristiques des multiples cellules du sang impliquées dans les mécanismes de défense. Un peu parcellaire et théorique au départ, l'immunologie contemporaine forme actuellement un corpus de savoir très solide. Malgré sa jeunesse on peut maintenant résumer la discipline autour de cinq principes organisateurs formant des paradigmes utiles à la représentation conceptuelle de la discipline autant qu'à son exposition pédagogique.

1. L'INNÉ ET L'ACQUIS

Certaines parties des systèmes de protection d'un individu sont spontanées et constituent les défenses innées. Présentes à la naissance, faisant ainsi partie des défenses naturelles préexistant avant toute rencontre, elles agissent immédiatement lors de l'exposition à un ennemi extérieur ou intérieur. Cette forme d'immunité s'adresse à tout agresseur et demeure donc non spécifique. Elle s'oppose à l'immunité adaptative, qui découle d'une exposition à un agresseur précis. Cette immunité adaptative ou acquise se développe lentement lors de la première exposition à l'agresseur. Essentiellement spécifique et douée de mémoire, elle se révèle très efficace lors d'une nouvelle exposition au même agresseur. Chez les êtres vivants, seuls le système nerveux et le système immunitaire possèdent cette propriété de mémoire. Alors que les défenses innées sont *grosso modo* partagées par tous les êtres humains, l'immunité adaptative est liée à leur histoire et à chacune de leurs rencontres.

Depuis de nombreuses années, les propriétés de l'immunité acquise et spécifique s'expliquent grâce à la théorie de la sélection clonale. Celle-ci postule que la rencontre avec l'antigène, ou avec ses fragments, entraîne la multiplication intense et sélective des clones de lymphocytes spécifiques alors que les autres restent dormants. Après cette prolifération sélective, on observe donc que le système immunitaire s'enrichit grandement en clones spécifiques. Cette théorie a été largement confirmée par les études biochimiques sur la structure des anticorps et par l'analyse des gènes codant pour les récepteurs spécifiques de tous les lymphocytes.

De manière plus générale, l'existence de ces deux types d'immunité recoupe la notion de la dialectique entre l'inné et l'acquis. L'inné est donné à la naissance, congénital, hérité. L'acquis est plus spécifique à chaque individu, lié à son expérience, dépendant d'un potentiel génétique qui ne s'exprime pas spontanément mais doit être révélé. De plus, l'acquis n'est sollicité que de manière singulière et propre à chaque être humain.

Au cours des réactions de défense, les deux immunités interagissent. La première, la plus rapide et parfois considérée comme moins performante, est cependant essentielle au démarrage de la seconde. Dans une réponse précise contre un micro-organisme ou une cellule cancéreuse, il est souvent difficile de distinguer le rôle précis de l'une ou de l'autre. Cependant, le plus souvent, les défenses innées précèdent les réactions de l'immunité adaptative et conditionnent leur mise en action.

2. IMMUNITÉ CELLULAIRE ET DÉFENSE HUMORALE

Arrivés au stade de l'action, deux grands types de mécanismes dits effecteurs* sont mis en jeu. Dans l'immunité dite cellulaire, les cellules immunitaires agissent soit en lysant et détruisant leurs cibles par un mécanisme de cytotoxicité, soit en les ingérant par un processus nommé phagocytose. L'action de l'immunité cellulaire est donc locale, propre au site où se trouvent les cellules produisant des virus, ou à la périphérie d'une tumeur. Elle peut utiliser des cellules des défenses innées ou des cellules de l'immunité adaptative. Au contraire, dans l'immunité humorale, ce sont toujours des molécules qui sont mises en jeu : les anticorps. Ils diffusent aisément dans tout le corps, assurant à la fois les défenses locales et générales. Les anticorps produits contre une bactérie l'atteindront quelle que soit sa localisation. De la même manière, les anticorps produits contre une tumeur pourront l'attaquer, même si celle-ci change de site en donnant des métastases.

Sur toute la surface de notre corps et à l'intérieur de nos organes, des cellules et des molécules assurent une veille permanente contre les agresseurs extérieurs et les ennemis intérieurs. La réaction de défense peut avoir lieu sur place mais, la plupart du temps, des cellules détectrices spécialisées ramènent le microbe, ou ses fragments, dans un ganglion où vont se mettre en place des réponses immunitaires plus élaborées. À noter que pour chaque organe, il existe un ou des ganglions drainants qui font office de bastion de défense. L'immunité cellulaire et l'immunité humorale démarrent ici. En fonction de différents paramètres, comme la nature de l'agression, l'une pourra avoir une prépondérance sur l'autre, voire être exclusive.

3. SOI* ET NON-SOI*

Le système immunitaire reconnaît tout agent étranger à l'organisme, comme les microbes, leurs surfaces portant des structures très différentes de celles des cellules et des organes de notre corps. On appelle ces agents étrangers, les substances ou l'ensemble des micro-organismes qui les portent, le non-soi. De manière plus générale, on les désigne aussi sous le nom d'antigènes. Lorsqu'ils induisent une réponse immunitaire comprenant des molécules, comme les anti-corps, et des cellules immunitaires spécifiques, on dit que les anti-gènes sont immunogéniques*.

Cela s'oppose au soi, c'est-à-dire à toutes les structures portées à la surface des cellules et des organes d'un individu et auxquelles il ne s'attaque pas. Mais contrairement à ce que l'on pourrait déduire de ces observations, la différence entre le soi et le non-soi ne se résume pas facilement en termes chimiques. Elle est plutôt la conséquence de l'histoire du système immunitaire. En effet, la non-réponse au soi n'est pas une propriété passive mais une propriété acquise au cours de la vie embryonnaire. De manière plus scientifique, on sait que durant le développement du fœtus et du jeune enfant, par des mécanismes actifs, dont certains ne sont pas encore bien compris, le système devient aveugle, tolérant ou « anergique » au soi.

La frontière entre le soi et le non-soi est ténue, voire fragile. En s'introduisant dans les cellules, les virus modifient leur surface et transforment ainsi leur soi. On parle alors de soi modifié*. De même, les cellules cancéreuses dérivant des cellules normales ne sont reconnaissables que par des modifications de leurs membranes de surface, leur soi modifié. Dans ces deux cas, le système immunitaire est soumis à une rude épreuve de reconnaissance. S'il ne reconnaît pas la modification du soi, il va laisser le virus ou la cellule cancé-reuse se multiplier. Si au contraire il s'attaque trop vigoureusement au soi modifié, il risque de reconnaître une composante du soi et de léser l'organe infecté ou porteur d'une tumeur naissante, entraînant ainsi des réactions d'auto-immunité* déclenchant de nouvelles affec-tions appelées maladies auto-immunes. La discrimination entre soi et non-soi est donc une étape critique. L'efficacité du système immu-nitaire contre certains agresseurs et sa capacité à garder sa fonction d'équilibre dans la régulation de l'homéostasie du corps se jouent dans cette sélectivité.

4. EFFECTEURS* ET RÉGULATEURS*

Devant un agresseur, le système immunitaire répond de manière très variée. Le plus souvent, les mécanismes actifs ou effecteurs sont nombreux, très diversifiés, et les réponses immunitaires sont souvent redondantes. En effet, contre un seul type de microbe, de nombreuses cellules et d'innombrables molécules exerçant des fonctions de défense sont produites. Dans le cas d'agresseurs chimiques comme une toxine, il s'agit de molécules antidotes, les anticorps, qui seront activement sécrétées. Dans le cas d'une cellule infectée par un virus, de nombreux types d'immunocytes cytotoxiques* sont mis en jeu. De plus, la plupart des cellules et molécules impliquées ont plusieurs fonctions. Cette multifonctionnalité est une garantie d'efficacité des défenses. Pris dans son ensemble, le système immunitaire présente donc une multitude de roues de secours.

En conséquence, en face de chaque ennemi, il existe des bouquets de réponses constituant parfois une explosion de possibilités d'actions dont seulement quelques-unes resteront finalement importantes pour le succès de la stratégie de défense retenue. En général, le système immunitaire joue la sécurité. Comme il ne semble pas en mesure d'exactement prévoir quelle action sera finalement bénéfique, de très nombreuses tentatives sont mises en jeu pour s'assurer que la bonne carte sera finalement sortie. Mais l'efficacité a un prix, celui de l'énergie utilisée aux dépens d'autres fonctions, et celui du risque que cette explosion de réponses soit le début de réactions incontrôlées.

Face à cette multitude d'actions possibles, le système immunitaire doit demeurer strictement contrôlé. La multiplication des cellules et la production d'un très grand nombre de molécules qui accompagnent toute réponse doivent être rapidement limitées sinon elles envahiraient le corps entier. De plus, si les réponses sont efficaces, l'ennemi disparaissant elles doivent s'arrêter car elles perdent alors leur sens et consomment inutilement de l'énergie. Pour ces raisons, à côté des mécanismes effecteurs, il existe des mécanismes régulateurs qui occupent une place considérable. Ils assurent une régulation qualitative et quantitative de toutes les réponses. Ils sont hiérarchiquement au-dessus des mécanismes effecteurs dont ils contrôlent strictement le fonctionnement. Parmi ces mécanismes régulateurs, de très nombreuses molécules et une grande variété d'immunocytes* sont concernés. Les cytokines*, qui jouent un rôle important dans la communication intercellulaire, exercent également des fonctions critiques dans la régulation du système immunitaire. Les cellules sécrétant ces cytokines sont émettrices de signaux de commande qui contrôlent les cellules répondeuses les soumettant ainsi à une hiérarchie préprogrammée. Cet ensemble de cellules et de cytokines joue un rôle essentiel dans toutes les réponses de défense.

5. UN SYSTÈME IMMUNITAIRE COLLECTIF

L'homme biologique est unique. S'il est atteint par un cancer, seules ses propres défenses seront en jeu. Mais face à une affection contagieuse, il est aussi un être social. S'il résiste, il en freinera l'expansion. Si au contraire il y est sensible, il favorisera la propagation de cette infection car les microbes qu'il développera pourront contaminer d'autres personnes. Concernant les affections contagieuses, infections et cancers dépendant d'un agent infectieux, c'est donc le niveau de défense et la proportion des individus résistants qui sont les paramètres critiques. Les mécanismes de protection d'une population, que nous appellerons ici système immunitaire collectif, sont donc un enjeu majeur. Ainsi, tout ce qui détériore la santé d'une population (malnutrition, pollution, exposition à des nuisances) réduit les performances de son système de défense collectif et facilite la propagation des maladies tout en réduisant la réactivité de chaque individu.

Immunologie et avancées de la médecine

Au fur et à mesure de son développement, tant conceptuel que méthodologique, l'immunologie a influencé de nombreux aspects de la médecine. On peut apprécier cet impact à partir de quelques exemples.

En étudiant les mécanismes des défenses innées, il est clairement apparu que les réactions inflammatoires, largement répandues dans de nombreuses pathologies et autrefois perçues comme uniquement néfastes, sont en réalité partie intégrante du système de défense. On sait maintenant que certaines formes d'inflammation sont absolument nécessaires pour optimiser les réactions de défense innées et amorcer les réponses de l'immunité adaptative. En effet, comme nous le verrons au chapitre V, les réactions inflammatoires participent à la perception des signaux de danger et à la mise en alerte du système immunitaire. Pour se défendre contre des agents étrangers, vivants ou moléculaires, tout individu doit absolument développer ces réactions. Les études ont, sur ce sujet, permis de faire la distinction entre les aspects physiologiques de l'inflammation et ses composantes délétères, lorsque mal régulées elles deviennent chroniques. En conséquence, réaction inflammatoire, défense innée et immunité adaptative doivent être obligatoirement analysées dans toute pathologie d'origine immune, ou engendrant des réactions immunes, de manière que le thérapeute puisse agir en toute connaissance de cause.

À partir d'un savoir-faire d'immunochimiste, Karl Landsteiner (1868-1943) a découvert les groupes sanguins. Après que furent définis les groupes Rhésus, ceci a permis le développement de la transfusion sanguine. Cette pratique, conjuguée avec les connaissances du soi et du non-soi, a également ouvert la voie à la greffe d'organes. De la première greffe rénale, pratiquée en France le 25 décembre 1952 à l'initiative de Jean Hamburger, aux greffes cardiaques, puis aux greffes de foie, le domaine a explosé. Par ailleurs, quelles que soient les limites dans leur compréhension, les concepts de « soi » et de « non-soi » ont permis de disséquer l'origine auto-immune de nombreuses pathologies.

Tout aussi important, après la « théorie de la sélection clonale » formulée par Frank Macfarlane Burnet, l'hypothèse de l'immunosurveillance* des cancers a vu le jour. Selon elle, les cellules cancéreuses se comportent comme des sortes de microbes tentant en permanence de déborder ou de contourner les défenses de l'organisme. Tant au niveau des explications physiopathologiques qu'au niveau thérapeutique, l'immunologie n'a donc cessé d'être impliquée dans la cancérologie. Ce n'est pas le hasard si l'immunothérapie, ou génie immunologique, a pris naissance en cancérologie. Ces approches connaissent actuellement un immense succès et une expansion inédite, tout particulièrement avec l'utilisation des anticorps monoclonaux thérapeutiques, de nouveaux médicaments découlant des connaissances fondamentales accumulées sur les cellules de l'immunité.

À ce tableau aux accents très positifs, il faut cependant ajouter un paradoxe. L'immunologie dérivant de la vaccinologie, sa sœur aînée en quelque sorte, on aurait pu s'attendre à ce qu'elle accélère le développement et la production de nouveaux vaccins. En réalité, alors que l'immunologie forme un impressionnant corpus de savoirs sophistiqués et très solides, son influence sur le domaine des vaccins est restée peu productive. La plupart des nouveaux vaccins continuent à être produits de manière plutôt empirique. Aujourd'hui, l'immunologie est donc mise au défi de pouvoir féconder la vaccinologie pour résoudre d'importantes questions de santé comme l'éradication des trois grandes pandémies qui touchent la population mondiale – paludisme, sida, tuberculose – et la réduction de l'incidence des trop nombreux cancers qui demeurent redoutables.

Mécanismes de fonctionnement

Chapitre IV

UNE SOCIÉTÉ DE CELLULES

Contrairement à la plupart des organes, l'appareil immunitaire est diffus, multifocal, et sans architecture générale évidente. Pris dans son ensemble, en masse, il est comparable au foie ou au cerveau, puisque pesant entre 1,3 et 1,5 kilo. Ses fonctions sont réparties sur différents sites. On désigne sous le nom d'organes primaires ou centraux les parties du corps qui contrôlent la production des cellules immunitaires. Chez l'adulte, on en connaît principalement deux : la moelle osseuse et le thymus, une petite glande située à la base du cou, protégée par le sternum. Les parties du corps qui participent directement aux fonctions de défense du système immunitaire sont appelées organes secondaires ou périphériques. Dans ces sites, les cellules immunitaires matures et compétentes se regroupent pour agir. Les organes secondaires comprennent essentiellement les ganglions lymphatiques, dispersés dans l'ensemble du corps, mais aussi la rate et les muqueuses, comme celle de la paroi intestinale où se retrouve plus de la moitié de la masse du système immunitaire. On voit donc qu'il n'existe pas *un* organe immunitaire au sens habituel mais un ensemble de sites qui assurent la production des cellules immunitaires et leur permettent d'exercer leurs fonctions.

À côté de ces sites immunitaires totalement consacrés aux fonctions de défense, il existe des organes aux fonctions très importantes qui, de par leur situation à l'interface avec le milieu extérieur, air ou aliments, assurent aussi des fonctions immunitaires. Ce sont essentiellement la peau et les muqueuses recouvrant les organes creux comme le sont l'intestin ou les poumons. On décrira ces organes associés aux systèmes de défense, et tout spécialement les tissus lymphoïdes retrouvés dans l'épaisseur de la paroi intestinale.

Les différents sites immunitaires sont reliés par le sang et la lymphe, les parties fluides de l'organe immunitaire utilisées par les cellules immunitaires pour circuler et communiquer. Sortant de leurs lieux de production, les immunocytes utilisent ces voies pour rejoindre les organes secondaires où elles exercent leurs fonctions. À partir de cette première localisation, les cellules immunitaires peuvent à nouveau se mobiliser pour exercer d'autres fonctions en changeant de site. Le système immunitaire se présente donc comme une *société de cellules*, plus que comme un organe. Pour assurer la communication à l'intérieur de cette société, et l'intégration de cet ensemble, un langage moléculaire et cellulaire très original, propre au système immunitaire, est utilisé.

Le sang et la lymphe

UNE QUESTION DE CIRCULATION

Chassé dans les artères par les contractions du cœur, le sang se retrouve rapidement dans les capillaires des tissus. Ils sont si fins que les cellules immunitaires ont du mal à y circuler et adhèrent à leurs parois. Le retour du sang vers le cœur se fait en grande partie par les veines, mais une autre partie suinte des capillaires et de nombreuses molécules et cellules immunitaires se retrouvent dans la lymphe qui baigne tous les tissus. Cette lymphe est ensuite collectée par un réseau de canaux. L'ensemble se déverse dans le canal lymphatique droit et le canal thoracique qui permet à la lymphe de revenir dans le circuit veineux au niveau des grosses veines qui se jettent dans le cœur.

Les molécules et cellules immunitaires ont donc une seule voie d'arrivée dans les tissus mais deux voies de retour possibles, une par les veines, l'autre par le réseau de canaux lymphatiques.

LES CELLULES IMMUNITAIRES DU SANG

Ensemble, les cellules représentent environ la moitié du volume du sang. Les plus nombreuses sont les globules rouges (ou hématies) qui transportent l'oxygène et assurent la respiration des tissus. Les plaquettes, qui sont aussi en nombre élevé, participent à la formation de caillots qui limitent les effets négatifs d'une hémorragie.

Les cellules immunitaires du sang sont toutes des globules blancs, ou leucocytes, peu nombreux par rapport aux globules rouges et aux plaquettes. Les globules blancs sont extrêmement mobiles et circulent avant de rejoindre les sites actifs, tissus ou ganglions lymphatiques, où ils se fixent alors que prennent place les réactions de défense.

On distingue trois grandes catégories de leucocytes. Les plus nombreux sont les polynucléaires*, aussi appelés granulocytes* en raison des corpuscules granuleux qu'ils contiennent. Grâce à certains colorants des granules, on peut subdiviser les polynucléaires en trois sous-populations. Les plus nombreux, les neutrophiles*, dont les granules ne prennent pas les colorants, sont plutôt impliqués dans des réactions de défense innée. Il en est de même avec les basophiles* ou avec les éosinophiles* dans lesquels on retrouve des granules bleus ou roses après coloration. Les moins nombreux sont les monocytes qui ont une très grande capacité à quitter la circulation sanguine au niveau des capillaires. On les retrouve alors dans les tissus puis dans la lymphe. Lorsqu'ils sont dans les tissus, ils changent d'aspect et deviennent des macrophages, capables d'absorber et de digérer des microbes ou des cellules cancéreuses.

On doit rapprocher des monocytes les cellules dendritiques dont un grand nombre se retrouve dans les tissus, comme les macrophages. Les cellules dendritiques, nommées ainsi à cause de leurs très longs prolongements appelés dendrites, ont un rôle très spécialisé. Bien que cette population soit très hétérogène, toutes les catégories de cellules dendritiques sont capables de phagocytose. Plus caractéristique, elles font partie des cellules dites « présentatrices d'antigènes », hautement spécialisées dans la fonction de captation, de transformation et d'apprêtage des molécules étrangères en vue d'obtenir une stimulation maximale du système immunitaire.

Parmi les globules blancs, on retrouve les cellules *Natural Killer* ou NK (cellules tueuses naturelles), capables de détruire, avec une remarquable efficacité, des ennemis extérieurs ou intérieurs dès la première rencontre.

À côté des polynucléaires, des monocytes, des cellules dendritiques et des *Natural Killer*, on retrouve les lymphocytes. Acteurs majeurs de l'immunité adaptative, ils sont doués de spécificité et de mémoire. Par des méthodes sophistiquées, on peut faire l'analyse de ces lymphocytes sanguins et distinguer parmi eux des lymphocytes effecteurs comme les lymphocytes B*, produisant les anticorps, et les lymphocytes T CD8* qui, par contact direct, détruisent les cellules infectées par des virus ou des cellules tumorales. Les plus nombreux, les lymphocytes T CD4*, exercent des fonctions de commande et de régulation de l'ensemble du système immunitaire.

En utilisant la circulation sanguine, les globules blancs patrouillent tout le corps de manière permanente, à la recherche d'agresseurs ou de cellules anormales. En cas d'alerte, ils ralentissent leur circulation avant de traverser la paroi des capillaires et de se retrouver ainsi dans les tissus au contact de l'ennemi – extérieur ou intérieur.

LES ACTEURS MOLÉCULAIRES :
ANTICORPS ET CYTOKINES

La seconde moitié du volume du sang est un liquide, le plasma, dans lequel se retrouvent de très nombreuses molécules qui jouent un rôle dans l'alimentation de tous les organes. On y retrouve également des hormones qui y transitent pour être acheminées de leur site de production vers les organes cibles.

Parmi l'ensemble de ces molécules du sang, les anticorps sont en grande proportion. Appartenant à la famille des immunoglobulines, ce sont des molécules effectrices capables de reconnaissance spécifique des ennemis. Ils exercent ainsi des fonctions de neutralisation des toxines, de destruction des microbes ou d'inhibition de la croissance des cellules cancéreuses. Pour chaque fonction, il existe des familles d'anticorps appartenant à différentes catégories moléculaires, appelées isotypes*.

Ces anticorps peuvent être mesurés dans le sang et, en face d'un agresseur, leur dosage permet d'apprécier l'état de l'immunité d'une personne. Il est parfois utile de connaître les isotypes des anticorps impliqués dans une réponse immunitaire. De cette manière, on peut apprécier le stade d'une infection ou l'efficacité d'une réponse.

À côté des anticorps, molécules essentiellement effectrices, on retrouve dans le sang les molécules qui participent à la communication, l'intégration et la régulation de l'ensemble du système immunitaire. Ces molécules, généralement appelées cytokines, sont parfois répertoriées sous le nom d'interleukines lorsqu'elles exercent une fonction dans la communication entre les leucocytes. Quand elles exercent un rôle dans la mobilité des cellules immunitaires, certaines sont dénommées chimiokines. Les cytokines assurent aussi des fonctions importantes dans l'homéostasie des différentes branches du système immunitaire. Ici encore, leur dosage en laboratoire permet d'apprécier les performances de certaines cellules immunitaires et l'état du système de défense.

Les organes de production

Il y a deux grands organes de production, la moelle osseuse, ou moelle hématopoïétique*, qui assure la production des toutes les cellules du sang, et le thymus, dont le rôle est restreint à la production et au contrôle de la différentiation des lymphocytes T. Le T est ici utilisé pour rappeler le passage obligatoire de ces cellules dans le thymus.

LA MOELLE OSSEUSE

La moelle osseuse, tissu situé au centre des os, comprend deux formes : la moelle jaune, un tissu adipeux qui devient gris chez les sujets âgés, et la moelle rouge, qui produit les cellules du sang responsables de l'hématopoïèse. Chez l'homme adulte, cette activité hématopoïétique s'effectue essentiellement dans la moelle rouge des os courts et plats comme le sternum, les côtes, les vertèbres, les os coxaux, les crêtes iliaques et les os du crâne. On peut s'interroger sur les raisons qui ont amené l'évolution à protéger la production des cellules du sang en les enfermant dans la profondeur des parties les plus dures et résistantes de notre corps !

La moelle rouge produit toutes les cellules du sang, les globules rouges, les plaquettes et les globules blancs. Cette fonction est assurée par une des premières cellules souches caractérisées : la cellule souche hématopoïétique ou CSH. Cette cellule « multipotente » est capable de se différencier pour donner tous les types de cellules sanguines. À cette fin, elle possède un mécanisme de division inégale qui lui permet d'engendrer une autre CSH, préservant ainsi la totipotence de la moelle hématopoïétique, et des cellules différenciées, précurseurs des globules rouges, des plaquettes et des globules blancs. Concernant plus précisément les précurseurs des globules blancs, ils produiront soit des cellules de la lignée myéloïde*, qui donneront ensuite les polynucléaires et les monocytes impliqués dans les défenses innées, soit des cellules de la lignée lymphoïde*, qui pour la plupart nécessiteront une différenciation complémentaire avant d'obtenir les lymphocytes T impliqués dans l'immunité adaptative. Dans ce contexte il faut souligner que, chez l'homme, les lymphocytes B, sécréteurs des anticorps, sont directement produits, sous forme mature, par les extrémités des os longs. À la différence des lymphocytes T, ils ne nécessitent donc pas d'étape complémentaire pour devenir fonctionnels.

LE THYMUS, COUVEUSE DES LYMPHOCYTES T

La majorité des lymphocytes T sortent de la moelle osseuse comme des prématurés. Ils ont besoin de soins supplémentaires pour terminer leur différenciation. Cette maturation complémentaire s'accomplit au sein du thymus. Comme pour beaucoup de sites immunitaires, les fonctions de cette glande sont longtemps restées mystérieuses. Galien, célèbre médecin de l'Antiquité grecque, pensait même qu'elle était le siège de l'esprit et de l'âme. Deux mille ans plus tard, le rôle du thymus s'est éclairci mais il demeure complexe.

Le thymus est généralement formé de deux lobes asymétriques entourés par une capsule qui émet des travées délimitant des lobules. Tous les lobules sont organisés de la même manière et accomplissent les mêmes fonctions. Un lobule est divisé en une partie périphérique sombre, le cortex, et une partie centrale claire, la médulla. La moelle osseuse envoie des vagues de lymphocytes immatures qui pénètrent dans le thymus par le cortex. Par contact avec certaines cellules de cet organe, et sous l'influence d'hormones, ces lymphocytes parcourent les lobules pour se retrouver dans la médulla sous forme de lymphocytes T matures, capables de rejoindre alors la circulation sanguine.

Dans ce trajet, par étapes, s'accomplit l'éducation active du système immunitaire. Au cours de cette différenciation, les lymphocytes T se scindent en deux grandes catégories : les lymphocytes T CD4 avec leurs fonctions de commande et de régulation, et les lymphocytes T CD8, qui sont de puissants effecteurs cytotoxiques. La capacité à discriminer le soi du non-soi s'acquiert également au cours de ces étapes.

Les organes effecteurs

Les sites dans lesquels se déroulent les réponses immunitaires reçoivent en particulier des lymphocytes T ou B différenciés ainsi que des cellules des défenses innées. Dans ces sites, pour assurer leurs fonctions, ces cellules poursuivent leur différentiation et entament une intense multiplication. On peut donc considérer qu'à côté des organes primaires, les sites périphériques participent également à l'homéostasie du système immunitaire en influençant le nombre total de cellules immunitaires. Il existe deux sites secondaires principaux.

LES GANGLIONS LYMPHOÏDES

Au cours des réponses immunes, les ganglions lymphoïdes sont parmi les sites les plus actifs. On en compte plus de 100 dans l'organisme et même jusqu'à 800 suivant certains chercheurs. Situés le long des canaux du réseau lymphatique, ils filtrent ainsi toutes les cellules revenant des tissus et réagissent à tout microbe ou à toute cellule tumorale ayant envahi ces tissus. Ils sont d'autant plus importants qu'ils se situent sur des points stratégiques, chaque organe possédant un ou plusieurs ganglions drainants, lieux de passage obligatoire de toute la lymphe l'ayant irrigué.

De volume variable suivant leur localisation, ils restent de petite taille, normalement inférieure à un centimètre en dehors de toute pathologie. Leur structure est commune : ils ont la forme d'un haricot entouré d'une capsule. Les vaisseaux lymphatiques s'abouchent dans le ganglion en franchissant cette capsule. Dans la partie en retrait, le hile, sort le canal lymphatique efférent qui draine toute la lymphe ayant traversé le ganglion pour rejoindre les canaux lymphatiques d'ordre supérieur. Par ce hile, entrent et sortent aussi une artère et une veine irriguant le ganglion.

À l'intérieur, le ganglion est découpé en plusieurs zones regroupant essentiellement les lymphocytes du système immunitaire adaptatif et spécifique. Dans des follicules lymphoïdes sphériques se retrouvent essentiellement des lymphocytes B producteurs d'anticorps. Les lymphocytes T restent dans une zone plus profonde du ganglion et ne sont jamais regroupés en follicules. Les follicules B jouxtant la zone des lymphocytes T CD4, la coopération entre lymphocytes T CD4 et B nécessaire à la production des anticorps se fait donc dans le contexte de cette architecture. Au centre du ganglion et dans sa partie la plus profonde on trouve les plasmocytes*, la forme la plus différenciée des lymphocytes B, qui produisent très activement les anticorps avant de mourir.

Pratiquement, malgré leur très grande importance et leur très grand nombre, les ganglions lymphatiques ne sont facilement palpables que dans certaines régions (aine, creux axillaire, face latérale du cou). Avec des techniques d'imagerie sophistiquée, les ganglions profonds situés dans le thorax ou l'abdomen peuvent être également détectés. L'augmentation persistante du volume d'un ganglion signe toujours une pathologie.

LA RATE

La rate est le plus gros des organes du système lymphoïde périphérique. De forme ovoïde, elle est constituée de deux sortes de tissus, la pulpe rouge et la pulpe blanche, qui recoupent partiellement deux fonctions. La pulpe rouge, considérée comme le « cimetière » des globules rouges, a une importante fonction hématopoïétique puisqu'elle participe au contrôle du nombre de globules rouges en détruisant les plus vieillissants d'entre eux. Cette fonction est assurée par les macrophages qui détectent les modifications membranaires des globules rouges âgés. Ils s'accolent à eux, les absorbent et, après phagocytose*, les dégradent tout en en récupérant le fer. On a à nouveau ici un exemple particulièrement éloquent du rôle du système immunitaire dans le contrôle de l'homéostasie générale du corps. Au niveau de la pulpe blanche, la rate exerce des fonctions immunologiquement comparables à celles des ganglions lymphatiques, bien que leurs architectures cellulaires soient bien différentes. Ici, les globules blancs se répartissent en amas entourant les artères de la rate. Dans ces manchons, on retrouve tous les types de cellules immunitaires capables d'induire des réponses immunitaires des défenses innées et de l'immunité adaptative. Parmi les sites périphériques, la rate semble avoir quelques fonctions singulières. Elle interviendrait plus particulièrement dans le contrôle des infections à bactéries encapsulées, notamment les pneumocoques et les méningocoques.

Dans certaines anémies, l'ablation de la rate est nécessaire pour réduire la destruction des globules rouges. De manière surprenante cette ablation ne se traduit pas par une immunodéficience, démontrant ainsi la très grande flexibilité du système immunitaire, dont certains organes effecteurs peuvent être remplacés par d'autres.

Les organes associés

Les barrières naturelles du corps, la peau et les muqueuses, sont des surfaces protectrices contre tous les microbes qu'ils soient extérieurs ou intérieurs à l'organisme. De plus, associées à des cellules immunitaires, elles forment des partenaires importants dans nos systèmes de défense.

LA PEAU, PREMIÈRE BARRIÈRE DE PROTECTION

La peau constitue une barrière physique qui protège les tissus et organes sous-jacents des agressions extérieures physiques, chimiques et biologiques. Au regard de sa surface (2 m^2) et de sa masse (5 kilos), elle est chez l'homme l'un des organes protecteurs les plus importants. Grâce à sa pigmentation, elle nous protège aussi contre les effets nocifs du rayonnement solaire. Par sa continuité, elle représente une barrière très efficace contre de nombreux micro-organismes. Composée de deux couches principales, la structure de la peau explique son rôle dans les défenses naturelles.

À la surface de la peau, l'épiderme, formé en majorité de kératinocytes (90 à 95 % des cellules), est organisé en de multiples couches de cellules liées entre elles de manière très compacte. Les kératinocytes les plus superficiels se chargent en kératine molle, s'aplatissent et forment une couche relativement étanche. Les cellules les plus profondes de l'épiderme reposent sur une membrane basale qui joue le rôle de cellules souches. Elle donne de nouveaux kératinocytes et compense les pertes cellulaires constantes de l'épiderme dues à la desquamation naturelle et à l'exposition à des agents chimiques, comme le savon, ou à des stress physiques comme la friction avec les vêtements. En cas de blessure avec plaie, ce sont ces cellules souches qui assurent en grande partie la cicatrisation et donc la restauration de la barrière de défense. Pour démontrer encore le rôle de ces cellules souches dans le maintien de la continuité de la peau, il faut rappeler qu'elles sont utilisées en thérapeutique. Prélevées sur des patients, elles servent à fabriquer en laboratoire des feuillets d'épiderme. Transplantées chez des grands brûlés elles peuvent ainsi améliorer leur survie, notamment en prévenant de graves infections.

LES MUQUEUSES

Les muqueuses sont de minces couches de tissus qui tapissent les cavités ou replis du corps ouverts vers le milieu extérieur. De manière générale, les muqueuses sont en continuité avec la peau. On les retrouve sur toutes les parois du tube digestif ainsi que sur toutes les parois de l'appareil respiratoire, des cavités nasales aux bronches de gros et moyen calibre. Les zones urogénitales sont également tapissées de muqueuses allant de l'endomètre utérin aux parois vaginales chez la femme et recouvrant le gland et le prépuce chez l'homme.

Les muqueuses ont une structure comparable à celle de la peau. Leurs cellules épithéliales reposent sur une membrane basale, elle-même soutenue par du tissu conjonctif appelé chorion. À la différence de la peau, les cellules épithéliales des muqueuses ne se kératinisent pas et forment une surface qui demeure très souple. L'épaisseur des épithéliums muqueux diffère suivant les organes : on trouve des épithéliums lâches, monocouches, parfois discontinus, et des épithéliums multicouches plus efficaces contre les bactéries et les virus. Les cellules épithéliales des muqueuses desquament régulièrement sous forme de petites lamelles. Ici encore, leur remplacement permanent est assuré par une intense activité des cellules épithéliales souches, jouxtant la membrane basale, ce qui garantit le maintien de l'intégrité et de l'efficacité de la barrière muqueuse.

LES FLUIDES PROTECTEURS

À la surface de la peau se trouve l'orifice des follicules pileux, des glandes sébacées et des glandes sudoripares. Le sébum, sécrété par les glandes sébacées, forme un film lipidique qui, mélangé à la sueur, assure une protection supplémentaire sur la surface de la peau. En acidifiant sa surface par l'acide lactique et des acides gras, il la protège, notamment contre les microbes qui survivent mal en milieu acide.

Tous les épithéliums muqueux produisent une substance fluide, le mucus. La consistance de ce liquide est due à des protéines dont la plus connue est la mucine. Au niveau pulmonaire, le mucus produit dans la trachée et les bronches contribue à protéger le système respiratoire en captant et exportant nombre de particules étrangères qui, grâce à un tapis roulant constitué par des cils, sont remontées puis dégluties comme le sont celles entrant à chaque respiration par le nez ou par la bouche. Alors que l'homme respire quotidiennement 10 000 litres d'air, les bronches et les fosses nasales produisent 1 à 2 litres de mucus par jour. Avalés, ce mucus et ces détritus sont détruits dans l'estomac. De la même manière, les intestins sont recouverts de mucus qui tient les microbes à distance de leur paroi tout en assurant une fonction de lubrification facilitant le transit.

À côté du mucus, d'autres fluides irriguent les muqueuses et exercent aussi une fonction de protection. Dans la bouche, la salive a une fonction antiseptique importante. Elle contient le système sialopéroxydase* permettant la production d'un anion antimicrobien, l'hypothiocyanate*. Les animaux utilisent ce système en léchant leurs plaies pour les stériliser. À la surface de l'œil, les larmes contiennent des protéines antiseptiques. La lactotransferrine prive de fer les bactéries et réduit ainsi leur croissance alors que le lyzozyme des larmes les détruit en attaquant leur surface. Dans l'estomac, le mucus protège l'épithélium de l'acidité du suc gastrique alors que cette acidité élimine la majorité des microbes.

PEAU ET MUQUEUSES :
DES ACTEURS DE SURVEILLANCE IMMUNITAIRE

Au-delà de son rôle physique, la peau joue aussi un rôle direct dans les défenses innées de notre corps. À l'intérieur de l'épiderme, on trouve de nombreuses cellules dendritiques. Parmi celles-ci, les cellules de Langerhans* constituent 2 à 4 % de la population cellulaire épidermique. Elles diffèrent complètement des kératinocytes par leur allure microscopique, leur origine et leurs fonctions. Les cellules de Langerhans proviennent de la moelle osseuse. Toutefois, une fois établies dans la peau, elles forment une population autonome capable de s'autorenouveler. Celle-ci ne puise dans les réserves des cellules souches hématopoïétiques que lors de pertes trop importantes pour être compensées par la prolifération de la population locale de cellules de Langerhans.

Situées dans l'épaisseur de l'épiderme, les cellules de Langerhans, comme les autres cellules dendritiques de la peau, jouent un rôle original dans les défenses de l'organisme. Elles captent les antigènes, des microbes ou des cellules anormales avant de migrer à travers la couche épidermique puis le derme pour rejoindre les ganglions lymphatiques où elles déclencheront une réponse immunitaire organisée. Parmi l'ensemble des cellules dendritiques de l'organisme, les cellules de Langerhans ont un rôle très original car, par leur situation au sein d'une barrière naturelle, elles sont très rapidement et très directement en contact avec les agresseurs.

Comme la peau, les muqueuses jouent aussi un rôle immunologique important. Leurs cellules épithéliales expriment des récepteurs de danger capables de déclencher les réactions inflammatoires. D'autre part, leurs tissus lymphoïdes peuvent mettre en jeu des cellules des défenses innées ou de l'immunité adaptative, incluant la sécrétion d'anticorps d'isotype IgA*, particulièrement abondants à la surface des muqueuses et à l'intérieur des organes creux, comme cela sera expliqué dans les chapitres suivants.

LES TISSUS LYMPHOÏDES DE L'INTESTIN

Les tissus lymphoïdes des muqueuses des tractus respiratoire, gastro-intestinal et urogénital sont largement exposés aux microbes de l'environnement. Celui du tube digestif est un des plus importants, et le mieux connu de l'appareil immunitaire. Il regroupe à lui seul la moitié des cellules immunitaires. Parmi les cellules lymphoïdes largement disséminées dans cette muqueuse, on peut mettre en évidence un grand nombre de plasmocytes qui sécrètent des anticorps d'isotype IgA, puissantes molécules effectrices toujours associées à la protection des muqueuses. Le tissu lymphoïde annexé à la muqueuse intestinale s'organise en nodules lymphoïdes. Les plaques de Peyer*, situées à intervalles réguliers dans la partie terminale de l'iléon, sont des structures très originales regroupant de 5 à 200 nodules lymphoïdes. Ces structures sont séparées de l'intérieur de l'intestin par des cellules épithéliales particulières, les cellules M*, qui captent directement les antigènes de la flore intestinale et amorcent ainsi des réponses également impliquées dans la gestion de l'équilibre du corps avec les nombreuses bactéries intestinales.

Dans les amygdales et l'appendice, les nodules lymphoïdes se regroupent aussi pour former de véritables sites immunitaires. Les amygdales, situées à l'orifice du pharynx, et l'appendice, implanté sur la partie inférieure du cæcum, contiennent de très nombreuses cellules immunitaires capables de jouer un rôle critique dans les défenses innées et l'immunité adaptative.

De multiples structures opérationnelles

En raison de la dispersion des sites de défense, les cellules du sang sont les principaux acteurs capables d'assurer une intégration active et élaborée de l'appareil immunitaire. Cette intégration n'est efficace qu'à cause de la très grande vitesse de circulation des cellules sanguines. Alors que chaque être humain possède environ 5 litres de sang, la totalité de ce fluide repasse chaque minute dans le cœur. Pour ce faire, la vitesse de circulation est impressionnante et, selon les vaisseaux, atteint 0,1 à 0,7 mètre par seconde. Grâce à cette vitesse, la surveillance immunitaire du corps est constante et sa réactivité excellente.

Au repos, ou à l'équilibre, dans les différents sites immunitaires, le nombre de chaque catégorie de cellules reste fixe, comme le niveau des immunoglobulines et des cytokines dans le sang. Les phénomènes de régulation impliqués ne concernent donc que l'ajustement quantitatif de chaque composante du système. Au repos, les cellules des défenses innées comme celles de l'immunité adaptative et les anticorps spécifiques qui préexistent à l'arrivée des antigènes s'ignorent et sont inclus dans la masse appartenant aux différentes sous-populations cellulaires et catégories moléculaires décrites. Leur nombre et leur destin sont réglés avec cette masse, indépendamment de leur fonction potentielle ou future. Bien que réagissant en permanence, les cellules des défenses innées restent approximativement constantes en nombre. De la même manière, en l'absence de pathogènes, le nombre total de lymphocytes du tissu lymphoïde associé à la muqueuse intestinale qui interagissent de manière permanente avec la flore microbienne du tube digestif ne varie pas.

Mais sur un site donné, après l'introduction d'un microbe pathogène ou l'arrivée d'une cellule cancéreuse, attirées par les réactions inflammatoires, de nombreuses cellules des défenses innées affluent. Plus significatif encore, toutes les cellules et les molécules spécifiques reconnaissant les antigènes de l'intrus vont être attirées puis retenues sur le site. Ensemble ces cellules et ces molécules entraînent le passage du système immunitaire vers son état actif. De nombreuses cellules spécifiques se rassemblent soit sur le lieu de confrontation avec l'agresseur, soit plus fréquemment dans le ganglion lymphatique drainant la région concernée. En se multipliant abondamment, ces cellules engendrent une masse tissulaire qui, prenant forme, devient visible et palpable. En cas d'infection à la jambe, on peut observer des ganglions à l'aine. À la suite d'une infection de la gorge, des ganglions pourront s'observer dans le cou. Mis en place par l'arrivée de l'antigène, cet ensemble de cellules, en grande partie spécifiques, crée donc de toutes pièces un organe fonctionnel qui n'existait que potentiellement avant l'arrivée de l'intrus. Ce nouvel organe strictement opérationnel n'est que transitoire. L'agresseur neutralisé, ou disparu, les cellules regroupées ou attirées diminueront en nombre soit en mourant, soit par retour dans la circulation, *via* le sang ou la lymphe. Bientôt, les vestiges de l'organe opérationnel deviendront difficiles à identifier et dans les exemples pris plus haut, il ne restera plus que de minuscules signes de la poussée ganglionnaire, ceux-ci étant devenus d'insignifiants points calcifiés.

De manière générale, on peut donc conclure qu'à côté des structures permanentes recoupant les différents sites du système immunitaire, les structures opérationnelles, c'est-à-dire le plus souvent les ganglions lymphatiques, augmentent de taille après une agression, mais cela n'est que transitoire et disparaît avec la guérison. Le système immunitaire se montre donc d'une très grande capacité d'adaptation en masse et en fonction. Cette remarquable propriété le différencie considérablement des autres organes de notre corps. Par exemple aucune partie de notre cerveau ne change en nombre de cellules et en volume, même lorsqu'elle est intensément sollicitée.

Chapitre V

LES DÉFENSES INNÉES : EN PREMIÈRE LIGNE

Les défenses innées sont les toutes premières lignes de protection vis-à-vis des pathogènes (bactéries, virus, parasites), des particules agressives et des cellules anormales. Elles mettent en jeu un grand nombre d'acteurs. D'abord, les barrières anatomiques comme la peau ou les muqueuses, dont les fonctions de remparts sont doublées de structures immunitaires. Ensuite, des cellules et des molécules que l'on trouve dans les organes immunologiques secondaires et dans le sang. Nous décrirons l'ensemble de ces acteurs en analysant leurs fonctions respectives dans les réactions des défenses innées.

Nous examinerons ensuite la mise en action de ces acteurs et les scénarios les plus fréquemment utilisés. Avant tout, cette dynamique implique une reconnaissance large par les immunocytes de nos défenses innées des micro-organismes et des cellules anormales. Cette interaction déclenche une stimulation de ces cellules et engendre immédiatement l'activation de la première ligne de protection. La mise en jeu de ce front de défense s'intègre parfaitement à la bonne marche de l'équilibre physiologique de notre corps et passe donc inaperçu. Dans certains cas, l'agression étant plus forte, ou particulièrement virulente, cette stimulation va déclencher une réaction inflammatoire. Nous avons fait l'hypothèse que, face à certaines attaques, cette réaction inflammatoire signifie que l'organisme a détecté un danger immunologique important pour son intégrité. Cette vision s'inspire d'une théorie ancienne qui sera reformulée ici, en tenant compte de données récentes. Après les étapes initiales de stimulation, les signaux de danger persistant, une amplification de la réaction inflammatoire prend place et mène à une augmentation considérable du nombre des acteurs cellulaires impliqués. Cette boucle d'amplification est capitale pour obtenir une réaction efficace, d'abord des

défenses innées, puis de l'immunité adaptative. La réaction inflammatoire est non seulement impliquée dans la lutte contre les pathogènes
mais elle joue également un rôle important dans les mécanismes de
rejet des tumeurs. Les signaux de danger qui se manifestent par une
inflammation jouent également un rôle dans la distinction entre soi et
non-soi.

Acteurs cellulaires

Tous les éléments cellulaires des défenses innées exercent des
fonctions non spécifiques préexistant à l'arrivée des antigènes. Ne
nécessitant ni sélection ni éducation complémentaires, souvent par
contact direct avec l'agresseur, ces cellules peuvent s'activer seules et
agir immédiatement. Contrairement aux mécanismes de l'immunité
adaptative, elles peuvent donc entrer en action en dehors de tout
réseau complexe.

LES MACROPHAGES

Les macrophages ont la propriété d'absorber et de détruire de
petites particules comme des cellules anormales abîmées, âgées ou
mortes, mais aussi des éléments étrangers comme les bactéries, les
virus, les champignons microscopiques ou les parasites. Dans la phagocytose, le macrophage émet dans la direction de l'intrus des protu-
bérances cytoplasmiques (pseudopodes) qui encerclent le microbe.
Les pseudopodes se rejoignent et la bactérie se retrouve dans le cytoplasme du macrophage, enfermée dans une vésicule. Elle est ensuite
détruite grâce à l'intervention d'enzymes digestives qui affluent en
grand nombre dans la vésicule.

Toutes les cellules impliquées dans les fonctions de phagocytose
sont issues de la moelle osseuse. Parmi celles-ci, les monocytes sont
très nombreux. Dans le sang, ils demeurent multipotents, mais, après
avoir quitté les capillaires sanguins, ils terminent leur différenciation
pour devenir des macrophages avec différentes caractéristiques selon
les organes colonisés. Ainsi dans le tissu conjonctif, tissu de soutien

ou de remplissage, ils deviennent des histiocytes*, cellules de taille importante capables de s'y déplacer avec des mouvements amiboïdes. On les nomme cellules de Kupffer* dans le foie, microgliocytes* dans le tissu nerveux, ostéoclastes*dans le tissu osseux et macrophages alvéolaires* dans le poumon. Ils exercent des fonctions de défense suivant des mécanismes adaptés au rôle physiologique de chaque organe.

La majorité des cellules douées de phagocytose, comme les monocytes/macrophages et les cellules dendritiques, jouent un double rôle. Non seulement elles captent et dégradent les corps étrangers mais elles sont aussi capables d'utiliser de petits segments de ce corps étranger pour, après l'avoir placé à leur surface, augmenter ses capacités à stimuler les réponses immunitaires. Comme nous le verrons au chapitre suivant, cette fonction de « présentation » de l'antigène est largement utilisée par le système de l'immunité adaptative. En conséquence, monocytes et cellules dendritiques sont à l'interface entre les deux systèmes de défense.

POLYNUCLÉAIRES ET *NATURAL KILLER*

Un très grand nombre de cellules utilisent différents mécanismes de toxicité pour détruire leurs cibles. Sur les sites infectieux, les polynucléaires neutrophiles du sang jouent un rôle important. Ils englobent leurs proies et les tuent avec une remarquable efficacité. Pour cela, ils utilisent des enzymes accumulées dans leurs granules et produisent aussi de l'eau oxygénée dont les dérivés détruisent les nombreux micro-organismes ingérés par le polynucléaire neutrophile. Dans les défenses innées, les polynucléaires éosinophiles ont des fonctions comparables, mais leur action semble plus particulièrement dirigée vers la défense contre les parasites.

Les cellules NK, pour *Natural Killer* (« tueur naturel »), représentent une autre famille d'effecteurs impliqués dans les défenses innées. Elles sont capables de tuer des cellules cibles par simple contact et injection de substances mortelles à travers des mini-canaux. Elles possèdent un système de récepteurs activateurs et inhibiteurs qui contrôlent leurs fonctions cytotoxiques. La lyse de la cellule cible n'intervient que lorsque les signaux activateurs surpassent les signaux d'inhibition : les cellules normales qui envoient des signaux inhibiteurs sont donc protégées. Au contraire, les cellules cancéreuses ou infectées par des virus, qui envoient plutôt des signaux activateurs, sont rapidement tuées.

LES CELLULES DE L'INFLAMMATION

Les polynucléaires basophiles du sang et les mastocytes*, retrouvés essentiellement dans le tissu conjonctif, en particulier celui de la peau, ont de grandes similitudes histologiques et fonctionnelles. Tous deux sont riches en granules intracellulaires contenant des médiateurs vasoactifs*. Leur dégranulation entraîne une vasodilatation rapide et importante. Ils participent ainsi à l'amplification des réactions inflammatoires, le plus souvent initiées par les macrophages. Comme nous le verrons au chapitre XI, polynucléaires basophiles et mastocytes sont particulièrement impliqués dans les réactions inflammatoires retrouvées lors des manifestations de l'hypersensibilité immédiate de type allergique.

Effecteurs moléculaires

Parmi les acteurs moléculaires des défenses innées, le système du complément* agit dans de multiples conditions et par divers mécanismes pour tuer des microbes ou des cellules défectueuses. Les défensines* agissent de manière directe sur leurs cibles alors que, parmi les molécules antivirales, les interférons* n'agissent qu'indirectement sur la multiplication des virus. Nous examinerons tour à tour les effets de ces molécules.

LE SYSTÈME DU COMPLÉMENT

Le système du complément comprend 35 protéines connues, produites par le foie et retrouvées dans le sang. Certaines de ses molécules s'activent par contact direct avec la surface des bactéries, des virus, des levures ou des parasites, ou par interaction avec diverses substances comme les fibres d'amiante. Certaines cellules tumorales peuvent activer directement des composantes du complément. Cependant, la voie la plus classique d'activation n'est mise en jeu qu'après liaison d'un anticorps spécifique avec sa cible. Cela représente un exemple démonstratif d'une action combinée des mécanismes de défense innée avec celle de l'immunité adaptative. Dans tous les cas, l'activation du complément conduit à la formation de canaux qui transpercent les cibles et les tuent en provoquant la fuite de leur contenu intérieur.

LES DÉFENSINES, DES ANTIBIOTIQUES NATURELS

Les défensines sont une famille de petits peptides dirigés contre différents micro-organismes. Leur domaine d'activité est très large, allant des bactéries aux parasites, en passant par les virus et les champignons. Chez l'homme, les alpha-défensines sont produites par les polynucléaires neutrophiles, les cellules NK et les monocytes, mais aussi par des cellules épithéliales de l'intestin grêle et de l'appareil génital de la femme. Les bêta-défensines sont essentiellement produites par les cellules épithéliales de nombreux organes, y compris celles des parois des voies respiratoires.

Malheureusement, on ne maîtrise pas encore l'induction de la synthèse de ces défensines ni la régulation de leur mode d'action dans le corps humain. Si ces lacunes étaient un jour comblées, on pourrait envisager de les utiliser comme des antibiotiques naturels et réduire ainsi la consommation de ces drogues contre lesquelles apparaissent de plus en plus de micro-organismes résistants. Les défensines seront-elles un jour des relais dans le traitement des infections échappant aux antibiotiques connus ?

LES MOLÉCULES ANTIVIRALES

Parmi l'ensemble des molécules qui exercent des fonctions de protection par des mécanismes innés, deux familles ont une activité antivirale bien connue. La première, représentée par les facteurs de restriction, agit à l'intérieur des cellules pour limiter la multiplication virale. Mais, par variation génétique, les virus évoluent souvent plus vite que leurs hôtes. Aussi, ces facteurs de restriction peuvent-ils être facilement contournés par des virus mutants qui s'adaptent rapidement et échappent à ces mécanismes.

Un second type de molécules antivirales, représenté par les interférons alpha et bêta, joue un rôle défensif très efficace. Lorsqu'elles sont infectées par un virus, toutes les cellules de l'organisme produisent ces deux interférons. Sécrétés dans les tissus, ils bloquent l'infection de nouvelles cellules, jouant ainsi un rôle de frein dans la propagation des infections virales. Reconnus comme très puissants, les effets de l'interféron alpha sont d'ailleurs utilisés en thérapeutique. Combiné à la ribavirine, il reste encore le principal agent utilisé dans le traitement de patients infectés par le virus de l'hépatite C.

La protection de base

Dans la vie normale, notre organisme se défend contre les microbes ou les particules contenues dans l'air, ou encore contre certains microbes des aliments, et cela de manière silencieuse, non perceptible. Il se défend aussi contre des cellules mortes et leurs débris ou contre des cellules cancéreuses qui apparaissent très fréquemment dans notre organisme. En utilisant le système de nos défenses innées notre corps assure donc son homéostasie. Ce fonctionnement de base comprend un niveau de reconnaissance des agents étrangers et des mécanismes cellulaires et moléculaires que nous allons détailler.

COMMENT LES DÉFENSES INNÉES RECONNAISSENT L'AGRESSEUR

Le mode de reconnaissance des cellules des défenses innées est original. Leurs récepteurs reconnaissent de manière large des motifs moléculaires liés à des menaces microbiennes variées. Ces « motifs moléculaires conservés* », ou MMC, ont été retrouvés sur de nombreux pathogènes. Ils sont de nature chimique variée et pour chaque type de MMC, il existe un récepteur singulier appelé TLR pour *Toll-like receptor*. À ce jour, chez l'homme, on a identifié 13 TLR reconnaissant des lipoprotéines* et des peptidoglycanes* bactériens, ainsi que des glycoprotéines* ou de l'ARN viral.

Les TLR s'expriment à la surface de la très grande majorité des cellules impliquées dans les défenses innées. L'interaction d'un MMC avec son récepteur TLR déclenche une activation de la cellule immunitaire qui le porte. Dans le fonctionnement de base, cette interaction se traduit par un accroissement des fonctions cellulaires et, en conséquence, par une augmentation de la protection conférée par les défenses innées.

LES MÉCANISMES DE LA PREMIÈRE LIGNE DE DÉFENSE

Le contact entre des agresseurs peu pathogènes ou peu nombreux, comme cela est courant dans la vie de tous les jours, met en œuvre une série de réactions cellulaires. Les acteurs cellulaires que nous avons décrits ci-dessus gagnent en fonction et, s'ils se divisent, cela conduit à multiplier leur nombre. Les capacités des défenses immédiates comprenant la phagocytose et les actions cytotoxiques en sont décuplées. Parallèlement le système du complément, les défensines et les interférons sont également mis en jeu, en général de manière efficace. Deux types de réponse peuvent servir à illustrer ces points.

Le macrophage peut interagir avec un facteur du complément C3b pour accélérer la phagocytose et la rendre extrêmement efficace. En se liant à une bactérie, C3b forme un complexe qui se lie à son tour à un récepteur exprimé à la surface des macrophages. Cette réaction est immédiate car C3b est retrouvé de manière constitutive dans le sang et que le récepteur de C3b est exprimé par les différentes formes de macrophages présentes dans tous les tissus. Cette réaction peut donc entraîner une disparition rapide de toute forme de microbe.

Les cellules NK ont une machinerie cytotoxique très puissante et sont aussi très nombreuses puisqu'elles représentent environ 15 % des leucocytes du sang. Sans stimulation préalable ni exposition à un antigène, elles sont actives. Comme la plupart des cellules tumorales ont des défauts d'expression de molécules membranaires, elles sont capables d'entraîner une activation immédiate des cellules NK. En conséquence, sans autre forme d'intervention, ce mécanisme assure la surveillance permanente de notre corps et heureusement le plus souvent neutralise les cellules cancéreuses sans qu'aucune manifestation apparente ne puisse être détectée.

Inflammation et activation
des défenses innées

Si au cours de l'interaction MMC/TLR un danger plus important est détecté, les cellules synthétisent alors des facteurs qui mettent en route la boucle amplificatrice de l'inflammation. Cette réaction se présente comme une réponse biologique complexe impliquant les vaisseaux sanguins et entraînant l'afflux massif de nouvelles cellules immunitaires sur le lieu de l'agression. L'inflammation est donc une réponse stratégique de l'organisme qui ne peut se comprendre qu'en examinant les différentes étapes et les nombreux niveaux qui la composent. En médecine, les principales causes de l'inflammation sont toujours des situations graves comme les infections bactériennes aiguës ou subaiguës et les infections virales. De nombreux cancers s'accompagnent aussi d'un syndrome inflammatoire. Les autres causes de l'inflammation correspondent à des dérèglements immunitaires tels que ceux que l'on retrouve dans la polyarthrite rhumatoïde, le lupus érythémateux disséminé, les vascularités et les maladies intestinales comme la maladie de Crohn.

MANIFESTATIONS CLINIQUES

Les principales manifestations de l'inflammation sont bien connues de tous. Rougeur, chaleur, gonflement et douleur, accompagnées éventuellement d'impotence fonctionnelle en demeurent les signes caractéristiques. Tous ces symptômes peuvent s'expliquer par la vasodilatation des vaisseaux sanguins du site agressé. L'afflux de sang explique la rougeur et la chaleur locale accentuée par l'élévation de la température générale du corps. L'« extravasation* » du plasma sanguin engendre un œdème qui explique le gonflement. La compression des terminaisons nerveuses par l'afflux de sang et l'œdème provoquent la douleur. L'impotence fonctionnelle est la conséquence soit de l'augmentation de volume qui réduit la mobilité si l'inflammation est proche d'une articulation, soit de la mise en place de réflexes nerveux qui immobilisent la région pour réduire la douleur. La réaction inflammatoire porte des noms différents suivant l'organe qu'elle atteint. Une pharyngite pour le pharynx, une tendinite pour les tendons, une encéphalite pour le cerveau, etc.

MANIFESTATIONS BIOLOGIQUES

Plusieurs marqueurs biologiques confirment les manifestations du syndrome inflammatoire. Dans toutes les réactions inflammatoires, la vitesse de sédimentation (VS) des globules rouges est augmentée. Dans un tube à essai, ils chutent naturellement par l'effet de la gravité, mais si le sang provient d'une personne souffrant d'un syndrome inflammatoire, cette vitesse de sédimentation est accélérée. Bien qu'on ne comprenne que très mal cet effet, cette technique est couramment utilisée pour diagnostiquer et déterminer l'intensité d'un syndrome inflammatoire. On peut aussi mesurer dans le sang la *C reactive protein* (CRP). Son niveau s'élève très rapidement en cas d'inflammation et ce, dès la sixième heure. Elle atteint un maximum au bout de vingt-quatre heures. Il en est de même d'une protéine impliquée dans la coagulation : le fibrinogène. Paradoxalement, les marqueurs biologiques les plus utilisés pour identifier et mesurer l'intensité de ce syndrome inflammatoire ne sont pas directement reliés aux mécanismes de l'inflammation actuellement compris.

MÉCANISMES ET RÉGULATIONS

Le déclenchement de la réaction inflammatoire, on l'a vu, fait suite à une interaction particulière entre les MMC et leurs récepteurs TLR. Soit parce que plusieurs TLR sont impliqués, soit parce que les MMC sont particuliers ou en quantité inhabituelle, cette interaction déclenche la réaction inflammatoire. Les mécanismes mis en jeu sont très nombreux. Pour tenter de donner des explications finalisées susceptibles d'expliquer le rôle de l'inflammation, nous ne présenterons qu'un scénario, sélectionné parmi d'autres.

Lorsqu'une bactérie virulente pénètre un tissu, elle va probablement rencontrer des macrophages qui sont gorgés de granules contenant des médiateurs. Comme nous l'avons suggéré plus haut, la reconnaissance des MMC de la bactérie par les TLR des macrophages va susciter une réaction importante, dépassant largement le niveau de base correspondant au fonctionnement physiologique des défenses innées. À ce stade, l'amplification de la boucle inflammatoire met aussi en jeu les polynucléaires basophiles et les mastocytes qui eux aussi ont afflué sur le site. L'activation de ces cellules provoque le déversement de tous leurs médiateurs dans le tissu. Parmi eux, l'histamine entraîne une vasodilatation immédiate des vaisseaux entraînant le ralentissement du flux sanguin et l'adhésion des globules blancs aux parois des capillaires qui finalement les traversent pour affluer sur le site. Parmi les cellules qui affluent sur le site inflammatoire, on retrouve de nouveaux monocytes rapidement transformés en macrophages et des polynucléaires neutrophiles, deux acteurs extrêmement efficaces dans le rejet des agresseurs. À noter que les cellules épithéliales de nombreuses muqueuses se comportent comme des macrophages. Après avoir reconnu les MMC des pathogènes grâce à leurs récepteurs TLR, ces cellules produisent une liste de médiateurs comparable à celle des macrophages.

À côté de l'histamine les macrophages produisent aussi des enzymes entraînant, en outre, la formation de bradykinine* qui, à son tour, accélère la vasodilatation et prolonge l'action de l'histamine. Les tryptases*, activant les effets antimicrobiens du complément, sont à leur tour mises en jeu. De nombreuses cytokines sont produites. Parmi elles les chimiokines exercent un effet d'attraction sur tous les globules blancs alors que les interleukines (IL) pro-inflammatoires (IL-1, IL-6, IL-8 et *Tumor necrosis factor* ou TNF) amplifient ces réponses. L'IL-1 sécrétée agit directement sur le cerveau et augmente la température générale du corps.

Les mécanismes de la réaction inflammatoire sont finement réglés et mettent en jeu un programme d'arrêt de cette réaction. Ces mécanismes d'arrêt recoupent plusieurs phénomènes dont la production de facteurs inhibant l'action et/ou la synthèse des médiateurs et des interleukines pro-inflammatoires. La balance entre interleukines pro- et anti-inflammatoires (IL-4, IL-10, IL-13…) joue un rôle capital dans tous ces phénomènes.

Si la réaction inflammatoire aiguë est efficace, elle amplifie les défenses innées et initie les réactions de l'immunité adaptative. Cela conduit à l'exclusion physique ou fonctionnelle de l'agresseur et prépare la cicatrisation. Si le processus est perturbé et moins efficace, ou si l'agresseur persiste ou se renouvelle, on passe à une inflammation chronique qui a un retentissement sur l'état général. Les macrophages continuent alors leur production de TNF, dont les effets nocifs vont se manifester. Cela mène à un amaigrissement puis à un état cachectique conduisant à la mort. Dans les phases terminales du sida et du cancer, l'inflammation chronique est probablement impliquée et, avec d'autres mécanismes, la production de TNF participe au délabrement général du corps.

Les signaux de danger

Au-delà des mécanismes connus qui permettent de comprendre les mécanismes des défenses innées et ceux des réactions inflammatoires, leur signification doit être discutée. L'hypothèse selon laquelle les interactions entre les MMC des agresseurs et les TLR des monocytes ou des cellules épithéliales des muqueuses sont capables de se comporter en détecteurs du danger immunologique, est centrale dans la compréhension de nombreux phénomènes observés en immunologie. De ces interactions découlent la distinction entre danger et non-danger, c'est-à-dire la capacité à discriminer une agression simple d'une attaque dangereuse pour la survie de l'organisme. Dans le premier cas on en reste au niveau d'une réponse protectrice de base assurée par les cellules des défenses innées. Dans le deuxième cas, le mode de reconnaissance ou son intensité conduit l'interaction des MMC de la surface des pathogènes ou des cellules anormales à une activation des TLR et au déclenchement des signaux de danger. La réaction inflammatoire qui s'ensuit est non seulement une manifestation de la détection du danger mais plus encore un mécanisme essentiel dans sa prise en compte puis le développement des réactions appropriées. De plus, comme la réaction de danger représente une autre manière de reconnaître le non-soi, on est ici au cœur d'une question capitale, et notre hypothèse mérite d'être confrontée à quelques situations concrètes pour évaluer ses vertus explicatives.

Dans le poumon, de manière quasi physiologique, les cellules épithéliales captent de nombreuses bactéries, virus et particules contenus dans l'air. Leur réaction reste modérée, passe le plus souvent inaperçue et limite ces infections. Dans ce cas on peut considérer que l'interaction MMC/TLR n'a pas conduit à la détection de signaux de danger suffisants pour déclencher une réaction inflammatoire. On est donc ici au niveau du fonctionnement de base du système immunitaire qui est commun à tous les individus. Au contraire, après certaines expositions microbiennes, cette réponse de l'épithélium pulmonaire peut conduire à la détection de signaux de danger entraînant alors une intense activation des cellules des défenses innées conduisant à une réaction inflammatoire majeure. Celle-ci peut conduire au rejet du microbe ou, si elle devient trop intense, entraîne des manifestations pathologiques supplémentaires. Avec cet exemple, on voit qu'il faut aussi une régulation fine de la perception des signaux de danger pour que ces mécanismes restent favorables à l'instauration de réponses physiologiquement efficaces et équilibrées.

La réaction inflammatoire et l'induction artificielle de signaux de danger sont couramment utilisées en vaccinologie. Des milliers d'expériences effectuées sur des animaux de laboratoire montrent que la seule injection de protéines bactériennes ou virales purifiées n'induit aucune réponse immunitaire. Pour pallier cette absence de réaction, il faut ajouter un adjuvant aux préparations vaccinales. On utilise alors les sels d'aluminium (alun) ou plus récemment des émulsions « huile dans eau » à base de squalène. En présence de ces adjuvants, on observe une réponse inflammatoire suivie d'une réponse immunitaire adaptative contre le principe vaccinal. Cela souligne qu'une stimulation de l'immunité innée se manifestant par une réaction inflammatoire est absolument nécessaire au déclenchement de l'immunité adaptative, particulièrement recherché dans la vaccination. La prise en compte de cette notion est capitale pour comprendre l'enchaînement des réactions qui font suite à une agression et pour prévoir de nouvelles interventions sur le système immunitaire ou de nouveaux vaccins. De façon plus pratique, il faut expliquer que la réaction douloureuse que chacun d'entre nous a pu observer après certaines vaccinations semble donc un mal nécessaire !

Cette manière de voir permet aussi d'expliquer pourquoi certains organes, comme l'œil, le cerveau ou l'utérus, ne sont pas propices au développement des réponses immunes. Ces organes, dits « immunoprivilégiés », n'ignoreraient pas les antigènes mais développeraient des processus immunorégulateurs inhibant rapidement les réactions inflammatoires, évitant ainsi la mise en route de certains processus pathologiques liés au développement de réponses immunes.

Toujours avec le concept d'immunité innée et de détection de signaux de danger se manifestant par une réaction inflammatoire, on devrait pouvoir réinterpréter la notion de pathogénicité et de virulence de certains microbes. Ceux qui pourraient pénétrer le corps sans déclencher de signaux de danger importants, et donc sans produire de réaction inflammatoire, seraient particulièrement pathogènes car ils pourraient se multiplier sans mettre en alerte les systèmes de défense. Cela est donc une nouvelle voie pour explorer les mécanismes qui contrôlent l'agressivité des microbes. De la même manière, toujours dans le même esprit, on peut émettre l'hypothèse que pendant de longues années les cellules cancéreuses réussissent à se multiplier sans induire de signaux de danger ni de réponse inflammatoire, échappant ainsi à la surveillance immunitaire. Cela peut perdurer pendant toute une longue période de la maladie. Lorsque les cellules cancéreuses finissent par déclencher un signal de danger suivi d'une réaction inflammatoire, celles-ci ont malheureusement déjà pris une franche avance sur les systèmes de défense.

Avec cette vision susceptible d'expliquer de nombreux phénomènes immunologiques, on est donc confronté à une question capitale. Quel est le rapport entre capacité à induire des signaux de danger, capacité à développer une réponse contre le non-soi et tolérance au soi ? Les exemples ci-dessus montrent que l'on peut analyser ces notions de manière nouvelle. Il existe bien des structures étrangères au corps (non-soi) qui sont incapables d'induire des signaux de danger. Pour une réponse donnée on peut dire que le non-soi est nécessaire mais pas suffisant. Dans le cadre de ce raisonnement on peut aussi conclure que la tolérance au soi pourrait être rompue par des signaux de danger imposés par des événements immunologiques parallèles et déclencher ainsi des autoagressions responsables des pathologies auto-immunes. Finalement, l'hypothèse sur les signaux de danger et leurs modes de détection permet de mieux apprécier le rôle des défenses innées et de l'inflammation dans le système immunitaire pris dans son ensemble.

Chapitre VI

IMMUNITÉ ADAPTATIVE : SPÉCIFICITÉ ET MÉMOIRE

Le système immunitaire adaptatif est caractérisé par sa très grande efficacité et une action qui se prolonge sur le long terme. Son efficacité est liée à la spécificité des molécules et des cellules impliquées. Que signifie exactement spécificité ? La spécificité des anticorps, c'est leur capacité à ne reconnaître qu'un seul antigène. Les anticorps qui reconnaissent la toxine du tétanos ne reconnaissent pas celle de la diphtérie, ni celle de la coqueluche ou du botulisme. Les anticorps qui reconnaissent le virus de la grippe ne reconnaissent pas celui de l'hépatite, et *vice versa*. Pour définir une réponse spécifique, il faut aussi s'assurer de son affinité, c'est-à-dire de la force de liaison spécifique avec l'antigène. Une affinité élevée signifie que peu d'anticorps seront suffisants pour interagir de manière efficace. Une spécificité bien définie, accompagnée d'une forte affinité, signe une réponse de l'immunité adaptative. À côté des anticorps, on retrouve des lymphocytes spécifiques dérivant tous de clones sélectionnés qui donnent, après expansion, une population impliquant de nombreuses cellules identiques en termes de capacité de reconnaissance mais restant capables de se différencier en différentes sous-populations fonctionnelles. Par un mécanisme qui entraîne la constitution puis le maintien à long terme d'un stock de clones de cellules spécifiques, la mémoire immunitaire prend place. Lors de nouvelles rencontres avec l'antigène, elle assurera une protection importante, rapide et efficace.

Les mécanismes de l'immunité adaptative s'opposent à ceux des défenses innées. Sans spécificité ni mémoire, ceux-ci ne conduisent jamais à une protection très efficace. Comme nous l'avons vu dans le cas de l'immunité innée, les molécules étrangères sont reconnues de manière large et peu spécifique par des cellules qui exercent directement leur fonction. Au contraire, l'immunité adaptative résulte d'une organisation cellulaire élaborée impliquant de nombreux circuits de lymphocytes différents. Ils sont tous doués de spécificité et certains exercent des fonctions effectrices performantes. Mais la plupart ne présentent pas de fonction de protection directe. En effet, de nombreux lymphocytes de l'immunité adaptative, intégrés dans des circuits de contrôle, n'exercent que des fonctions régulatrices.

Les acteurs :
des lymphocytes spécifiques

LES TROIS TYPES DE LYMPHOCYTES

L'ensemble des réactions de l'immunité adaptative est assuré par des lymphocytes. Au repos, ce sont des cellules de forme ovoïde et de petite taille, comparable à celle des globules rouges. Contrairement aux autres cellules, leur noyau est très volumineux et occupe la presque-totalité du volume cellulaire. Après activation, leur cytoplasme devient très actif et ils acquièrent une taille importante ; on les appelle alors lymphoblastes*. Avec une analyse plus fine des molécules exprimées à leur surface, trois sous-populations majeures de lymphocytes aux fonctions bien différenciées peuvent être identifiées. Parmi ces catégories la première, les lymphocytes T CD4, n'exerce que des fonctions de commande et de régulation. Les deux autres, les lymphocytes CD8 et les lymphocytes B, ont des rôles d'exécution, regroupés sous le nom de fonctions effectrices.

La spécificité des lymphocytes est définie par des récepteurs. Dans le cas des lymphocytes T, les récepteurs sont enchâssés dans leur membrane, chacun d'entre eux ne reconnaissant qu'un unique fragment d'antigène placé à la surface d'autres cellules spécialisées dans le traitement des molécules étrangères. Les récepteurs des lymphocytes T restent liés à la surface des cellules et ne se retrouvent donc jamais dans le sang sous forme soluble. Au contraire, pour les lymphocytes B, ces récepteurs sont les anticorps placés à leur surface avant d'être sécrétés dans le sang. L'acquisition de la spécificité est un processus de type darwinien. Initialement expliquée par la théorie de la sélection clonale, cette vision se trouve maintenant largement vérifiée. Nous verrons les mécanismes génétiques impliqués au chapitre suivant.

LYMPHOCYTE T CD4 : LE CHEF D'ORCHESTRE

La majorité des lymphocytes du sang, environ 40 %, sont des lymphocytes T CD4. Ils sont caractérisés par l'expression à leur surface de la molécule CD4 qui est un marqueur de différenciation participant également à l'affinité de ces cellules à côté du récepteur spécifique. Ce système permet à ces lymphocytes de reconnaître des fragments d'antigènes portés par les cellules dendritiques. La plupart des réponses immunes spécifiques sont dites « CD4-dépendantes », c'est-à-dire qu'elles nécessitent absolument l'intervention de ces lymphocytes pour assurer une fonction d'initiation et de commande.

Les lymphocytes CD4 ont aussi des fonctions d'intégration des signaux envoyés par différentes cellules du système immunitaire. Il assure donc une régulation et une coordination de l'ensemble des réponses. Par ailleurs, ils sécrètent de très nombreuses cytokines ou interleukines qui expliquent en grande partie leur fonction de commande et de régulation des réponses adaptatives. Tout au long de ce chapitre, nous verrons l'étendue de leur rôle.

LYMPHOCYTE T CD8 : LE TUEUR

Après activation, les lymphocytes T CD8 acquièrent la capacité de tuer leurs cibles en reconnaissant des fragments d'antigène à leur surface. Les cellules cibles meurent alors par apoptose. Celle-ci entraîne la fragmentation de l'ADN cellulaire, mais aussi de l'ADN de certains virus, ce qui évite la libération de nouveaux pathogènes et arrête le processus infectieux.

Le mécanisme principal mis en jeu, la machinerie de lyse, implique la libération du contenu de granules spécialisés présents dans le cytoplasme des lymphocytes T CD8. Ces granules « lytiques » contiennent des stocks de protéines cytotoxiques qui ne fonctionnent qu'après leur injection dans les cellules à tuer. Cela se réalise à travers des pores enchâssés dans la membrane de la cellule cible.

LYMPHOCYTES B : LES PRODUCTEURS D'ANTICORPS

Les anticorps sont sécrétés par une forme différenciée de lymphocytes B, les plasmocytes, dont la plupart meurent après avoir accompli leur fonction. Concernant les défenses générales de notre organisme, trois grands types d'anticorps sont concernés : les IgM, les IgG et les IgA. Ces trois types d'anticorps sont composés d'un module de base associant deux types de chaînes : une chaîne légère (ou L pour *light*) et une lourde (ou H pour *heavy*). Ensemble, ces deux chaînes forment un site de liaison spécifique, doué d'affinité pour l'antigène. Dix modules de base sont associés pour former les IgM qui comprennent ainsi dix sites de liaison. Pour les IgG, on ne retrouve que deux modules de base formant donc deux sites de liaison, alors que pour les IgA, quatre modules de base sont identifiés.

La structure générale de tous les anticorps est identique car ils appartiennent à une même famille de molécules : les immunoglobulines. À partir de ces molécules, comment l'organisme peut-il produire des anticorps spécifiques pour chaque antigène ? Chaque chaîne L et chaque chaîne H contiennent une partie constante et une partie variable. Ce sont les deux parties variables des deux chaînes qui, associées, forment le site spécifique à l'extrémité d'un module de base.

Les anticorps sont utilisés dans la lutte contre les toxines bactériennes. Ces toxines agissent en se fixant sur des récepteurs présents à la surface des cellules de l'hôte, ce qui provoque des dérèglements importants de l'activité cellulaire et explique les pathologies propres à chaque toxine. En se fixant sur ces toxines, les anticorps antitoxines les neutralisent car ils préviennent les liaisons avec les récepteurs cellulaires. De la même manière, de nombreux virus et bactéries n'exercent leur pathogénicité qu'après fixation aux cellules de l'organisme. Les bactéries utilisent des adhésines, des molécules d'adhésion aux membranes cellulaires, alors que les virus possèdent des protéines de fixation sur leur enveloppe externe. Les anticorps antiadhésines et antiprotéines de l'enveloppe virale bloquent donc l'action de ces agents pathogènes. Par ailleurs, les anticorps portant plusieurs sites de liaison, notamment les IgM, peuvent se lier à plusieurs bactéries et virus. De cette manière, les anticorps peuvent agglutiner les corps microbiens et les particules virales dans des agrégats qui seront ensuite très facilement captables par le système monocyte/macrophage.

Les anticorps d'isotype IgA sont très résistants car leurs quatre modules de base sont solidement reliés entre eux par une molécule ciment, la « pièce de jonction ». Ils sont produits par des plasmocytes situés dans le chorion* des muqueuses et tout particulièrement dans le chorion de la muqueuse intestinale. Après sécrétion, les IgA diffusent dans le chorion pour atteindre les cellules épithéliales de l'intestin qu'ils vont traverser après s'être attachés à une nouvelle molécule, la « pièce sécrétoire ». Ce complexe se retrouve dans la lumière intestinale. Ici, il se mêle au mucus et, protégé par la pièce sécrétoire, résiste à toutes les attaques des sucs digestifs. Dans ce contexte, les IgA vont jouer plusieurs rôles de protection contre les bactéries intestinales. Par leur site spécifique, ils assurent la neutralisation spécifique de virus, de bactéries et de leurs toxines. De plus, les microbes et les toxines recouverts par les IgA restent dans le mucus et sont progressivement éliminés par le péristaltisme. Il est à noter que la fixation des IgA aux bactéries résidentes non pathogènes favorise la formation de films protecteurs qui empêchent la colonisation de la paroi intestinale par d'autres bactéries potentiellement néfastes.

L'arc réflexe immunitaire

La représentation du fonctionnement du système immunitaire est longtemps restée confinée aux vues des spécialistes. Pour y remédier, nous proposons de rapprocher les réponses immunes de certaines activités nerveuses. Ces dernières peuvent être schématisées par la description d'un « arc réflexe » simple. L'arc réflexe moteur, par exemple, met en jeu une voie afférente (sensitive), un centre intégrateur (la moelle épinière) et une voie efférente (motrice). À la suite d'un stimulus sensitif, sans autre forme d'intervention, l'influx nerveux gagne la moelle épinière, qui renvoie une réponse motrice. Si votre main touche un objet brûlant, l'arc réflexe conduit à la retirer. De manière comparable, l'arc réflexe immunitaire permet de répondre à une agression par un corps étranger en induisant une réponse de défense, le plus souvent protectrice. Mais contrairement à l'arc réflexe nerveux, qui bien que flexible repose sur un support anatomique stable, l'arc réflexe immunitaire n'est qu'une organisation purement fonctionnelle.

LES VOIES AFFÉRENTES

Toute réponse de l'immunité adaptative débute par le contact avec un antigène porté par un organisme vivant (bactérie, virus, cellule cancéreuse, etc.) ou par une particule inerte (pollution atmosphérique, fibre d'amiante, etc.). Cette structure reconnue comme étrangère est d'abord phagocytée, ce qui engendre de petits fragments d'antigène qui sont exprimés à la surface cellulaire. Les immunocytes qui exécutent cette fonction d'apprêtage de l'antigène sont appelées « cellules présentatrices de l'antigène ». Parmi celles-ci, les cellules dendritiques sont les plus efficaces et, dans cette fonction, sont considérées comme de véritables professionnelles.

La suite dépend de la perception des signaux de danger et du déclenchement de la réaction inflammatoire qui s'ensuit. À cette occasion, les cellules dendritiques résidentes sont soutenues par celles amenées par le flux sanguin et la vasodilatation des capillaires qui accompagne la réaction inflammatoire. L'ensemble de ces cellules initie alors la réponse immunitaire. Qu'elles viennent de la peau, comme les cellules de Langerhans, du système lymphoïde des muqueuses ou du pool ayant afflué sur le site, les cellules dendritiques migrent ensuite dans les ganglions lymphatiques en empruntant le réseau des canaux lymphatiques drainant l'organe ayant subi l'attaque.

LES CENTRES INTÉGRATEURS, LIEUX DE TRAVAIL DES CD4

Arrivées dans le ganglion lymphatique drainant, les cellules dendritiques chargées de fragments d'antigène sont reconnues par des lymphocytes T CD4, grâce à leurs récepteurs spécifiques. Pour assurer leur fonction d'intégration, de régulation et de commande, ces lymphocytes agissent en suivant des programmes bien établis.

Tout d'abord, ils centralisent toutes les informations venant de l'organe atteint. En particulier, grâce à leurs récepteurs spécifiques, ils ne réagissent qu'à certains fragments d'antigènes portés à la surface des cellules dendritiques ayant afflué dans le ganglion lymphatique. De cette manière, ils assurent un tri et une sélection, pour ne retenir que les fragments identifiés comme les plus pertinents ne faisant pas partie du soi.

Après cette activation, ils opèrent une différenciation en plusieurs catégories de cellules (TH1, TH2, Treg, TH17, etc.). Pour simplifier, on ne parlera que des TH1 et TH2. Les premiers ont un rôle dans l'immunité cellulaire, particulièrement important dans les réponses antivirales et antitumorales. Les deuxièmes jouent un rôle majeur dans l'immunité humorale, et notamment dans la lutte contre les bactéries et leurs toxines.

LES VOIES EFFÉRENTES

Les lymphocytes T CD4 exercent leurs fonctions en agissant sur des cellules effectrices ou sur leurs précurseurs. Pour cela, ils migrent dans une zone ganglionnaire spécialisée, ou plus rarement quittent le ganglion pour circuler dans le sang et rejoindre d'autres sites riches en effecteurs. Les catégories de cellules effectrices concernées sont très nombreuses. On ne parlera ici que de celles exerçant des fonctions extrêmement critiques.

Les lymphocytes TH1 agissent sur les lymphocytes CD8, lesquels attaquent les cellules infectées par des virus ou les cellules cancéreuses. Ces effecteurs engendrés par les lymphocytes TH1 agissent tous par contact cellulaire avec leurs cibles, dans un corps-à-corps visant à les éliminer.

Les lymphocytes TH2 agissent sur les lymphocytes B pour les stimuler à produire des anticorps. Ici encore, il y a un contact cellulaire direct. En revanche, les molécules effectrices qui en résultent, les anticorps, agissent à distance et dans tout le corps.

LES SYNAPSES IMMUNOLOGIQUES

La réponse immune adaptative implique donc une chaîne de cellules qui doivent coopérer. Dans le système nerveux, l'arc réflexe fonctionne grâce aux prolongements des neurones. D'un côté, les dendrites représentent les portes d'entrée des signaux détectés par des récepteurs spécifiques. De l'autre, les axones émettent des signaux effecteurs. Leurs terminaisons entrent en contact avec d'autres cellules, muscles ou autres neurones, par une structure d'interaction appelée synapse.

Dans le système immunitaire adaptatif, les coopérations cellulaires mettent en jeu une série de mécanismes qui ajoutent leurs effets pour optimiser l'efficacité des réponses tout en préservant leur spécificité. Comme dans le système nerveux, la spécificité est assurée par la formation de synapses immunologiques. Au centre de cette organisation, se trouvent les lymphocytes T CD4. Pour illustrer ce phénomène nous décrirons l'exemple de la coopération entre lymphocytes CD4 et cellules dendritiques, interaction qui prend place au départ des voies afférentes.

Les cellules dendritiques chargées d'un fragment antigénique à leur surface sont reconnues par le récepteur T spécifique correspondant exprimé par les différentes catégories de lymphocytes CD4. Cette reconnaissance spécifique est le *primum movens* qui va mettre ces deux cellules en contact. Pour stabiliser cette interaction, des molécules accessoires, présentes sur la membrane des cellules dendritiques et des lymphocytes CD4, interagissent de manière non spécifique. En effet, quel que soit l'antigène mis en jeu, ces molécules accessoires restent les mêmes. Ces réactions conduisent à la création d'une zone d'interaction impliquant la surface membranaire des deux cellules qui coopèrent.

Des mouvements intracellulaires amènent alors des organites, ou de nouvelles molécules, dans la zone d'interaction des deux partenaires cellulaires. Après stabilisation, cette zone crée la synapse immunologique, un nouvel outil de communication. À travers cette synapse peuvent maintenant circuler de nombreux signaux. Ils empruntent soit la reconnaissance entre le récepteur T spécifique et l'antigène, soit les interactions entre molécules accessoires non spécifiques, soit l'espace intercellulaire, à savoir la fente synaptique où circulent des médiateurs solubles comme les interleukines. Quel que soit l'antigène, les synapses utilisent donc des mécanismes semblables. Elles demeurent cependant spécifiques, leur création ayant débuté sur la base d'une première reconnaissance propre à chaque antigène.

Les réseaux immunitaires

Pour chaque antigène, à partir de chacun des nombreux fragments provenant de sa dégradation, une multiplicité d'arcs réflexes immunitaires est mise en route. Chaque fragment induit autant de clones de lymphocytes TH1, TH2, TH17, etc. De plus, concernant les réponses humorales, chaque antigène peut être reconnu par différents anticorps, chacun dirigé contre une petite partie de l'antigène appelée épitope*. Pour chaque entité reconnue comme étrangère, il y a ainsi mise en place d'un bouquet d'arcs réflexes. Lorsque l'antigène est une bactérie ou un parasite de taille importante, ce bouquet peut être immensément grand. Pour chaque antigène, l'ensemble de ces batteries d'arcs réflexes forme un réseau immunitaire.

EXPANSION/CONTRACTION

D'abord définis fonctionnellement, les réseaux immunitaires ont aussi un support histologique et anatomique. Leur mise en place se traduit par la multiplication de très nombreuses cellules immunitaires qui s'effectue dans un ou plusieurs ganglions lymphatiques. Cette phase d'expansion de l'ensemble des arcs réflexes spécifiques et du réseau immunitaire correspondant peut avoir une traduction perceptible et se manifester par le gonflement des ganglions lymphatiques.

Cela n'est que transitoire, car cette expansion doit rester limitée. Comme nous l'avons déjà mentionné, après le développement des réponses, on assiste à la phase de contraction du nombre de cellules immunitaires impliquées. La traduction de cette phase se manifeste par la régression en volume des ganglions lymphatiques. Leur sclérose cicatricielle se marque éventuellement par la persistance de petits noyaux durs et fibreux dans les sites où l'expansion avait pris place.

Pour chaque réponse, il existe une phase d'expansion explosive suivie d'une phase de contraction brutale. Dans chaque phase, le nombre de cellules immunitaires impliquées varie grandement. Ainsi chaque réponse garde sa juste place, ce qui permet à l'ensemble du système immunitaire de rester coordonné et sous contrôle.

RÉGULATION QUANTITATIVE

Malgré ce foisonnement, ces réponses demeurent un ensemble verrouillé, hiérarchisé par les lymphocytes CD4 qui en contrôlent chaque étape. Tout se passe comme si, en face de cette hétérogénéité, les CD4 imposaient un commandement menant à une juste régulation des réseaux immunitaires.

Les mécanismes mis en jeu pour assurer cette régulation et cette intégration sont nombreux. En tout premier lieu, il existe une régulation quantitative qui fixe le commencement et la fin des réponses. En effet, les phases d'expansion de chacune d'entre elles sont exponentielles, les cellules spécifiques impliquées se multipliant à une très grande vitesse. Ensuite, quelle que soit l'importance des réseaux mise en marche dans les réactions de défense, ce nombre de cellules doit être strictement contrôlé, sinon elles envahiraient rapidement tout le corps. Ce contrôle quantitatif est assuré par différents mécanismes.

Après quelques jours de stimulation, les CD4 activés expriment à leur surface la molécule CTLA-4 qui inhibe la prolifération et l'action d'autres lymphocytes qui, de cette manière, ne pourront plus entrer en jeu. Cet effet s'ajoute à celui d'autres lymphocytes CD4, appelés lymphocytes Treg pour « T régulateurs/suppresseurs* », qui maîtrisent l'activation ou les divisions de tous les lymphocytes activés. De plus, la plupart des lymphocytes sont programmés pour avoir une durée de vie courte, et pour mourir par apoptose. Les trois mécanismes évoqués contrebalancent efficacement le nombre de nouveaux lymphocytes apparaissant après une forte stimulation.

RÉGULATION QUALITATIVE

À côté de la régulation quantitative que nous venons de décrire, il existe aussi une régulation qualitative. Dans chaque arc réflexe immunitaire, et en conséquence dans l'ensemble du réseau immunitaire, chaque caractéristique de chaque réponse immunitaire est contrôlée. Pour les anticorps, par exemple, leurs isotypes ou leurs affinités sont largement régulés soit par des éléments du programme génétique des lymphocytes B, soit par l'action de cytokines produites par les TH1 ou les TH2.

Les interleukines, médiateurs multifonctions

Les cytokines, qui regroupent les interleukines et les chimiokines sont des familles de molécules d'une centaine de membres. Ce sont toutes des entités de petite taille qui peuvent donc diffuser très facilement dans tous les compartiments de l'organisme et jouer un rôle dans la communication et l'intégration du système immunitaire. Comme pour tout système de communication, il existe dans le cas des interleukines un émetteur et un récepteur. Elles sont sécrétées par différentes cellules, y compris par des cellules qui n'appartiennent pas au système immunitaire. En revanche, la grande majorité des interleukines n'agissent que sur des cellules immunitaires. Sur ces cellules, elles reconnaissent des récepteurs qui induisent une cascade de signaux entraînant l'activation d'un programme génétique, propre à chaque interleukine et à chaque cellule. De manière générale, les interleukines sont « pléiotropiques », une même molécule pouvant exercer plusieurs fonctions. Prises dans leur ensemble elles sont aussi redondantes, car une même fonction peut être exécutée par plusieurs molécules.

CONTRÔLER LA DIFFÉRENTIATION DES CD4

La différenciation des lymphocytes T CD4 en TH1 ou en TH2, et en bien d'autres catégories de cellules (TH17, Treg...), est contrôlée par plusieurs interleukines. Ce processus est induit dans les ganglions lymphatiques au cours de l'interaction entre un lymphocyte T spécifique pour un antigène et les cellules dendritiques. Pour illustrer ce phénomène, on peut rappeler un schéma simple dans lequel l'interleukine-12 induit des TH1 et inhibe la formation des TH2 alors que l'interleukine-4 induit les TH2 et inhibe la différentiation vers les TH1. Dans le ganglion lymphatique, si on s'en tient uniquement aux TH1 et aux TH2, on peut donc résumer en disant que la balance interleukine-4/interleukine-12 est un facteur primordial pour orienter vers les réponses humorales ou cellulaires.

COMMENT DES INTERLEUKINES NON SPÉCIFIQUES
AGISSENT DE MANIÈRE SPÉCIFIQUE

Les interleukines interviennent directement ou indirectement dans un très grand nombre d'étapes des arcs réflexes et des réseaux immunitaires. Leur action se manifeste dans deux contextes. Dans le cadre d'une synapse immunologique, l'interleukine devient un médiateur qui, en se glissant dans une fente synaptique, permet à une cellule d'agir sur sa cellule effectrice exprimant le bon récepteur dans la zone synaptique. Dans ce contexte l'action de l'interleukine reste spécifique car elle agit dans une structure prédéterminée, constituée autour de la reconnaissance initiale d'un antigène.

Mais les cellules productrices peuvent aussi sécréter les interleukines et les libérer dans le milieu intérieur, la lymphe ou le sang, en dehors de toute structure synaptique. Dans ce cas, l'interleukine aura une action transversale qui pourra s'exercer sur tous les arcs réflexes et sur de nombreux réseaux immunitaires. Ce mécanisme pourrait avoir des conséquences négatives sur la spécificité des réponses. Mais, pour la plupart, les cellules de l'immunité adaptative ne répondent à une interleukine que si elles sont compétentes, propriété qu'elles n'acquièrent qu'après interaction avec leur antigène spécifique. Ce deuxième mécanisme maintient la spécificité de l'action des interleukines.

LES INTERLEUKINES 2 ET 7

L'interleukine-2 joue un rôle capital dans les phénomènes de régulation contrôlés par les lymphocytes CD4. Elle est un facteur de croissance quasi exclusif pour les lymphocytes CD4 activés, et comme elle n'est sécrétée que transitoirement, elle assure une autorégulation du nombre de ces lymphocytes. Par ailleurs, elle est utilisée comme médiateur dans le mode d'action des lymphocytes CD4. Elle agit sur les lymphocytes B en se glissant à leur surface par la fente synaptique et entraîne leur multiplication puis leur différentiation vers le stade plasmocyte. De la même manière, elle est fondamentale dans le développement et la fonction des lymphocytes T CD8 cytotoxiques. À part quelques rares exceptions, il n'y a pas de réponse anticorps ou de réponse cytotoxique sans lymphocyte CD4, ni sans interleukine-2.

Chaque réponse immunitaire entraîne des changements très importants dans le nombre de lymphocytes spécifiques. D'abord, leur nombre s'accroît énormément puis, en phase de contraction, diminue brusquement. Cependant, ces phénomènes n'affectent pas le nombre total de chaque population ou sous-population de lymphocytes pris dans son ensemble. En effet, le nombre total de lymphocytes CD4 ou CD8 ne varie que très peu entre des personnes en bonne santé. Pour assurer cette régulation homéostatique, l'interleukine-7 joue un rôle fondamental. Par exemple, elle règle finement le nombre de lymphocytes CD4. Leur baisse entraîne une élévation d'interleukine-7 qui entraîne leur multiplication et une restauration de leur nombre. Revenu à la normale, le taux d'interleukine-7 s'abaisse. Cela forme une boucle de régulation comparable à celle de l'érythropoïétine* qui règle le taux de globules rouges et qui est utilisée pour traiter de graves anémies. Cette idée a été reprise avec l'interleukine-7 pour obtenir une amélioration des performances immunologiques (voir plus loin).

La mémoire immunitaire

Le système nerveux et le système immunitaire sont les seuls systèmes de l'organisme humain qui soient doués de mémoire. Cependant, le mot mémoire est le plus souvent utilisé pour parler d'une fonction importante de notre système nerveux central. Cette mémoire nous permet de reconnaître une personne qu'on a déjà vue et de réagir en fonction de la première rencontre. Dans le système immunitaire, de manière semblable, le déjà-vu induit des effets liés à la première rencontre avec l'antigène. Les mécanismes conduisant à la mémoire immunologique demeurent discutés. Les paramètres qui conduisent à un état immun performant, état qui n'est assurément acquis qu'après la mise en place de la mémoire immunologique, font toujours l'objet de nombreuses études.

RÉPONSES PRIMAIRES ET SECONDAIRES

Dans le système immunitaire, la mémoire est révélée par le fait qu'une première rencontre avec l'antigène modifie définitivement les réponses suivantes. Initialement les immunologistes appelaient ce phénomène « le péché originel ». La première réponse spécifique, dite primaire, se met en place lentement et disparaît assez rapidement, la plupart des anticorps produits étant des IgM*. Lors de la rencontre suivante, la réponse de type secondaire s'organise. Elle est rapide, intense, durable et efficace. Au niveau des anticorps, elle implique les IgG*, plus affins que les IgM de départ. Lors de cette deuxième rencontre, le système a gardé en mémoire la réponse primaire, et il a donc réagi différemment.

La durée de la mémoire est variable selon les antigènes. Chez l'homme, après vaccination, elle peut perdurer des années ou des dizaines d'années. Lorsque la mémoire faiblit, un rappel est nécessaire. Ce rappel peut jouer deux rôles. Soit il permet de « rafraîchir » la mémoire pour autoriser une réponse secondaire en cas de nouvelle rencontre avec l'antigène, soit il maintient la mémoire à un bon niveau pour neutraliser l'ennemi immédiatement après son entrée.

LA MÉMOIRE IMMUNITAIRE :
CELLULES OU CIRCUITS ?

Si la mémoire immunitaire est facile à reconnaître aux niveaux fonctionnel et phénoménologique, ses mécanismes demeurent difficiles à établir. Différents éléments peuvent en rendre compte. Au cours de la stimulation primaire, la majorité des cellules spécifiques qui apparaissent au cours de l'étape d'expansion subissent la phase de contraction et meurent. Cependant, certains de ces lymphocytes survivent et deviennent alors des « lymphocytes mémoire ».

Chez les lymphocytes CD4, un stock de lymphocytes mémoire à longue vie, utilisant l'interleukine-2 pour leur multiplication et leur survie, est clairement identifiable. Les lymphocytes T spécifiques du virus de la variole ont été retrouvés quarante ans après la vaccination. De manière comparable, des lymphocytes mémoire ont été retrouvés parmi les cellules du sang.

À côté de cette explication de type strictement cellulaire, quelque peu linéaire, il existe une hypothèse plus fonctionnelle, inspirée par la connaissance des mécanismes de la mémoire du système nerveux : on considère que certains arcs réflexes immuns mis en place au cours de la réponse primaire pourraient subsister sur la base de « synapses spécifiques stabilisées ». La persistance de traces d'antigène pourrait grandement faciliter le maintien de ces synapses et, en conséquence, des arcs réflexes correspondants, conduisant ainsi à une mémoire immunologique plus fonctionnelle.

Quels que soient les mécanismes évoqués pour expliquer la mise en place de la mémoire immunologique lors d'une première rencontre avec l'antigène – cellules mémoires, arcs réflexes mémoires ou autres mécanismes –, ceux-ci rendent compte de la réponse rapide, efficace et éventuellement protectrice observée lors des rencontres suivantes. Bien que complexe, l'étude des cellules mémoires demeure essentielle pour dessiner de nouveaux vaccins.

Interactions entre défenses innées et immunité adaptative

Ces deux formes de protection cohabitent en permanence. Les mécanismes des défenses innées restant constants alors que ceux de l'immunité adaptative varient en permanence pour faire face à l'évolution des attaques venues de l'environnement. Entre les deux, des interactions prennent place et utilisent certains aspects de l'une ou de l'autre pour optimiser la protection globale de l'organisme. Quelques exemples seront développés pour illustrer cette situation.

ACTION DES DÉFENSES INNÉES SUR L'IMMUNITÉ ADAPTATIVE

Il faut d'abord rappeler que c'est un élément des défenses innées, la cellule dendritique, qui joue un rôle capital dans la présentation de l'antigène aux lymphocytes T CD4, et qui de ce fait autorise le démarrage de toutes les réponses spécifiques. Il faut ensuite répéter que la réponse aux signaux de danger détectés par le système des défenses innées est requise pour le démarrage des réponses de l'immunité adaptative. Cela implique une réaction inflammatoire absolument nécessaire pour la production d'anticorps et de lymphocytes cytotoxiques.

Quels sont les mécanismes impliqués dans cette importante chaîne d'interactions ? Sachant qu'avant exposition à l'antigène les lymphocytes spécifiques impliqués dans une réaction de l'immunité adaptative sont très peu nombreux, on peut faire l'hypothèse que la réaction inflammatoire est d'abord essentielle pour amener sur le site de réaction un nombre suffisant de cellules spécifiques. Avant de constituer les réseaux immunitaires et d'obtenir ensuite une réponse mesurable et significative, on sait qu'il est impératif d'atteindre une densité importante de chaque type de cellules spécifiques. On peut donc estimer qu'au cours de la réaction inflammatoire, la vasodilatation, le ralentissement du flux qui s'ensuit et l'extravasation des lymphocytes attirés sur le site par les chimiokines permettent de franchir le seuil de densité cellulaire nécessaire au démarrage d'une réponse de l'immunité adaptative. Il faut ajouter que, arrivés sur le site, ces immunocytes seront retenus par les antigènes présents ce qui ne pourra qu'accroître leur concentration. En accord avec cette vision, on peut rappeler que lorsque le nombre de cellules immunitaires spécifiques est important, comme chez un individu déjà immunisé, la réaction inflammatoire nécessaire pour obtenir une réponse est de moindre intensité.

ACTION DE L'IMMUNITÉ ADAPTATIVE
SUR LES DÉFENSES INNÉES

Inversement, il existe de nombreuses situations où le système de l'immunité adaptative stimule ou régule des réactions des défenses innées. Par exemple lorsque les lymphocytes TH1 sont activés, ils sécrètent une molécule appelée interféron gamma*, ou interféron immunologique, qui, en agissant sur les monocytes et les macrophages, les rend cytotoxiques, plus particulièrement contre les cellules tumorales.

Les cellules des défenses innées peuvent gagner également en efficacité en fixant des anticorps spécifiques à leur surface. Cela se réalise grâce à la partie constante des anticorps sans entamer aucunement leur affinité. Ces anticorps complexés à la surface des cellules sur un récepteur particulier forment avec elles de nouvelles entités possédant à la fois la spécificité et l'affinité des anticorps conjuguées à la fonction cellulaire impliquée. Évidemment, ces mécanismes ne jouent que lorsqu'une réponse anticorps a déjà eu lieu. Avec un mécanisme de ce type, les phagocytes* captent facilement des microbes, des agrégats microbiens ou des cellules cancéreuses et, par un mécanisme appelé opsonisation*, détruisent ainsi les ennemis extérieurs ou intérieurs. Il existe aussi des mécanismes de cytotoxicité utilisant des anticorps spécifiques et des cellules immunitaires du système de défense inné. Ces mécanismes sont appelés cytotoxicité par cellules dépendantes des anticorps* ou ADCC pour *Antibody-dependent cell mediated cytotoxicity*. Dans l'ADCC, les anticorps spécifiques de virus ou de cellules tumorales se fixent aux cellules NK, aux macrophages ou aux polynucléaires, et permettent à la machinerie de lyse de ces cellules de détruire les cibles. Finalement, on peut considérer l'opsonisation ou l'ADCC comme des extensions du système adaptatif utilisant le système inné pour décupler les possibilités de défense.

Chapitre VII

LE CONTRÔLE GÉNÉTIQUE
DES RÉPONSES SPÉCIFIQUES

Le génome humain se compose à partir de 23 000 gènes environ. Ils sont distribués sur 23 chromosomes, chaque chromosome comprenant donc près de 1 000 gènes répartis de manière linéaire. Chacun d'entre nous étant doté de 46 chromosomes, 23 provenant de sa mère et 23 provenant de son père, chaque individu possède donc 46 000 gènes. Parmi ces 23 paires, on distingue deux chromosomes sexuels X et Y, les femmes étant XX et les hommes XY. Chaque gène est donc en double, sauf chez les hommes pour les gènes portés par le chromosome Y.

L'ADN, support du génome dont la séquence détermine la fonction des gènes, est compacté de manière organisée dans chaque chromosome. Les gènes se trouvent sur un site précis des chromosomes, leur locus. Mais les gènes localisés sur un même locus ne sont que très rarement identiques, et varient en séquence d'un individu à un autre. Pour un gène donné, chacune de ces variantes représente un allèle* et l'étendue de la variation représente son polymorphisme*. Pour qu'une maladie génétique se manifeste, dépendant de la mutation et de sa localisation chromosomique, il faut qu'une personne porte un ou deux allèles anormaux.

En plus des 4 000 à 5 000 gènes concernés par le fonctionnement cellulaire en général, 500 à 1 000 d'entre eux sont sélectivement impliqués dans les défenses immunitaires. Certains de ces gènes contrôlent le développement du système de l'immunité adaptative. Leurs mutations, rares en réalité, peuvent engendrer des maladies se traduisant généralement par des immunodéficiences. D'autres gènes, plus ou moins polymorphes, déterminent des caractéristiques propres à chaque individu qui le singularisent tout en définissant les qualités et les particularités de ses réponses immunitaires. Enfin, pour les cellules impliquées dans les réponses adaptatives, il existe des mécanismes de réarrangement très particuliers qui, à partir de segments génétiques séparés sur le génome, conduisent à des gènes uniques contrôlant la spécificité fine de la reconnaissance par les lymphocytes B et les lymphocytes T.

Dans ce chapitre, nous verrons qu'il existe au moins quatre types de reconnaissance des corps étrangers qui tiennent tous une place particulière dans l'articulation entre les multiples étapes des arcs réflexes et des réseaux immunitaires qui structurent les réponses de l'immunité adaptative. Nous discuterons combien ces commandes et contrôles génétiques influencent les performances de chaque individu vis-à-vis des agressions les plus diverses et, en conséquence, comment la sensibilité à certaines maladies est héréditaire.

Déficit génétique
de l'immunité adaptative

Environ 130 déficits immunitaires d'origine génétique sont actuellement caractérisés. Ce sont des maladies dont les plus sévères se manifestent dès la naissance, mettant en jeu le pronostic vital des enfants qui se trouvent très sensibles aux infections. Pour assurer leur survie, on les protégeait autrefois en les isolant dans des dispositifs stériles d'où le nom d'« enfants bulles ». À l'heure actuelle, on les traite par des greffes de moelle osseuse. Certains de ces déficits, souvent moins graves, ne se manifestent qu'à l'âge adulte par des infections ou des cancers.

Les maladies génétiques sont des accidents que l'on utilise comme des « expériences » de la nature. Leur étude permet de disséquer et de démontrer le rôle de différents gènes dans le contrôle du fonctionnement de notre système de défense. Nous ne retiendrons dans ce chapitre que quelques maladies ayant permis de poursuivre plus avant l'analyse et la compréhension du développement du système immunitaire adaptatif.

ANOMALIES DE LA PRODUCTION DES LYMPHOCYTES T

Le syndrome de Di George* est caractéristique de ce groupe de maladies. C'est une embryopathie reconnaissable par le non-développement du thymus et, en conséquence, par l'absence totale de lymphocytes T alors que les lymphocytes B et les immunoglobulines restent détectables. Dans le syndrome de Di George, l'immunité cellulaire est donc préférentiellement abolie. Cette maladie, qui résulte d'une délétion sur le chromosome 22, s'accompagne souvent d'anomalies cardiaques.

L'interleukine-7 (IL-7) étant la principale cytokine nécessaire à la production des lymphocytes T par le thymus, les anomalies de son récepteur s'accompagnent également d'un déficit total de production de ces cellules. Le récepteur de l'IL-7 (RIL-7) est composé de deux chaînes. La maladie génétique qui abolit l'expression d'une de ces chaînes est fréquente, représentant 45 à 50 % des cas des déficits immunitaires combinés sévères. Le déficit de production de cette chaîne abolit la production des thymocytes* et conduit à l'absence de lymphocytes T dans le sang et les ganglions. Il en découle une abolition totale des réponses de l'immunité cellulaire. La mutation concerne un gène porté par le chromosome X. Comme celui-ci est unique chez les garçons, cette affection les touche préférentiellement lorsqu'ils héritent d'un chromosome X de leur mère portant la mutation.

ANOMALIES DE LA PRODUCTION DES ANTICORPS

Dans ce cadre c'est la maladie de Bruton*, ou agammaglobuli-némie liée au sexe, qu'il faut d'abord décrire car elle entraîne l'absence totale de lymphocytes B circulants, d'immunoglobulines et d'anticorps spécifiques. Chez ces patients, l'immunité humorale est inexistante. Dès les premiers mois, ils souffrent d'infections ORL, pulmonaires et digestives sévères. Ici encore, il s'agit d'une mutation portée par le chromosome X abolissant l'activité d'une enzyme essentielle à la formation des lymphocytes B.

À côté de ce déficit total, des déficits partiels de production en immunoglobulines ont été décrits. Dans le syndrome hyper IgM*, on ne trouve que cette catégorie d'immunoglobulines. Tout se passe comme si les lymphocytes B étaient bloqués dans une réponse de type primaire. Ce déficit, lié à l'absence d'expression de la molécule CD40L* sur les lymphocytes CD4, démontre que ceux-ci sont nécessaires pour donner le signal de commutation isotypique* aux lymphocytes B, mécanisme essentiel pour produire les immunoglobulines IgG, IgA et IgE*. Ici encore, le gène muté se trouve sur le chromosome X, mais l'immunodéficience engendrée est moins sévère que les précédentes et ne se manifeste que par des infections vers l'âge de 2 à 3 ans.

Chez les Caucasiens, les déficits en IgA sont très fréquents, touchant 1 personne sur 500. Dans la majorité des cas, ce déficit n'entraîne aucune immunodéficience. Cette anomalie génétique pose donc des questions critiques concernant l'importance des IgA dans l'immunité des muqueuses. Sont-elles si essentielles à leur efficacité ? L'ensemble des connaissances accumulées sur les IgA semble démontrer que c'est le cas. Cependant, en leur absence, il est hautement probable que d'autres immunoglobulines prennent leur place.

La reconnaissance des fragments d'antigènes

LE COMPLEXE MAJEUR D'HISTOCOMPATIBILITÉ (CMH)

Le complexe majeur d'histocompatibilité, CMH*, ou ses produits nommés HLA* (*Human leucocyte antigen*), est un ensemble de gènes localisés sur le chromosome 6. Le nom de ce locus dérive du fait qu'il contrôle le rejet ou l'acceptation des greffes d'organes en fonction de la proximité tissulaire entre donneur et receveur. Le complexe est subdivisé en trois régions. La région CMH de classe I comprend trois gènes « classiques » : HLA-A, HLA-B et HLA-C. La région CMH de classe II regroupe principalement trois groupes de gènes HLA-DP, HLA-DR et HLA-DQ. La dernière région, située entre les deux précédentes, code pour des protéines du complément et des interleukines comme le *Tumor necrosis factor*.

La comparaison des gènes du CMH exprimés par un grand nombre d'individus montre qu'ils sont tous très polymorphes. Pour chaque gène, il existe de très nombreux allèles : 20 pour HLA-A,

50 pour HLA-B, 10 pour HLA-C, 20 pour HLA-DP, 10 pour HLA-DR et 10 pour HLA-DQ. Chaque individu porte sur son chromosome 6 des combinaisons originales de ces gènes. Ces combinaisons, appelées haplotypes*, se transmettent de parent à enfant. En conséquence, tous les individus portent deux haplotypes du CMH, l'un provenant de son père et l'autre de sa mère. Du point de vue tissulaire, ces deux haplotypes sont une carte d'identité propre à chaque individu. Ensemble, ils représentent le soi, ce qui explique leurs rôles déterminants dans l'acceptation ou le rejet des greffes entre donneurs et receveurs différents. Nous examinerons ici les propriétés de ce locus concernant le rôle qu'il joue dans l'initiation et le contrôle des réponses immunitaires. Nous verrons qu'il revêt une importance majeure dans l'espèce humaine.

PIÈGES À ANTIGÈNES

Les deux régions génétiques dénommées classe I et classe II codent pour des protéines exprimées à la surface cellulaire, lesquelles sont dénommées molécules de classe I et molécules de classe II. Reliés à leurs fonctions immunologiques, ces deux groupes de molécules ont des propriétés communes. Au niveau structural, elles présentent à leur surface une fente qui peut recevoir des fragments d'antigène, le plus souvent des peptides, qui se trouvent alors comme insérés entre deux mâchoires. Pour être exprimés à la surface cellulaire, les deux types de molécules doivent obligatoirement avoir leurs mâchoires occupées par des peptides. Il faut souligner que la spécificité et l'affinité de ces molécules pour différents peptides demeurent toujours faibles. En conséquence une même molécule produite par le CMH peut s'associer à un grand nombre de peptides. Ainsi, malgré le nombre limité de molécules du CMH chez chacun d'entre nous, tous les peptides trouvent une molécule présentatrice.

En condition physiologique, les molécules de classe I et II du CMH se lient avec des peptides de l'individu qui les expriment et les complexes correspondants forment la partie du soi, non reconnue par les lymphocytes T. Après une agression, les peptides étrangers se lient aux molécules de classe I et II pour constituer le soi modifié. Cependant, pour que cela se réalise, les peptides exogènes doivent déplacer les peptides endogènes. Cette compétition est de la plus grande importance : elle permet une sélection des peptides les mieux préparés pour occuper la fente de reconnaissance des molécules de classe I ou II, cette propriété conditionnant finalement la capacité à induire une réponse immune.

L'AIGUILLEUR DES RÉPONSES IMMUNES

Les molécules de classe II du CMH ont de remarquables propriétés. Elles ne sont exprimées que par les cellules spécialisées dans la présentation des fragments d'antigène comme le sont les monocytes, les macrophages et surtout les cellules dendritiques. En cas d'agression extérieure, elles captent préférentiellement les peptides ayant été ingérés par phagocytose. De plus, les molécules de classe II se lient aux molécules CD4, sélectivement exprimées par des lymphocytes du même nom. Cette double reconnaissance explique que les peptides exogènes liés aux molécules de classe II induisent exclusivement les lymphocytes CD4, chefs d'orchestre et acteurs majeurs dans la mise en route de tous les arcs réflexes immunitaires.

Les propriétés immunologiques des molécules de classe I du CMH sont différentes. Elles sont exprimées à la surface de toutes les cellules de tous les organes de notre corps. Dès qu'une protéine anormale produite à l'intérieur d'une cellule apparaît, comme ce peut être le cas avec une cellule cancéreuse ou avec une cellule infectée par un virus, ces molécules récupèrent les peptides endogènes correspondants. Ce complexe représentant le soi modifié est alors reconnu comme étranger par les lymphocytes T. Comme les molécules de classe I se lient également avec le marqueur CD8 porté par les lymphocytes cytotoxiques, tout peptide qui leur est associé interagit obligatoirement avec des lymphocytes effecteurs de type CD8. Par ce mécanisme, les molécules de classe I participent au maintien de l'intégrité du corps en permettant le rejet de toutes les cellules anormales qui peuvent apparaître.

La reconnaissance spécifique
de haute affinité

Pour tous les antigènes, chaque personne exprime deux répertoires de reconnaissance spécifique. Celui des anticorps produits puis sécrétés par les lymphocytes B est bien différent du répertoire des récepteurs des lymphocytes T qui, eux, restent membranaires. Cependant, les mécanismes génétiques qui les engendrent apparaissent semblables.

RÉARRANGEMENTS GÉNÉTIQUES

La production des anticorps et des récepteurs des lymphocytes T est en désaccord apparent avec le dogme de la biologie moléculaire « un gène, une protéine ». Elle met en jeu des mécanismes de réarrangements somatiques uniques dans le monde vivant. Ces mécanismes consistent en la recombinaison et en l'assemblage de segments génétiques séparés dans le génome mais formant après réarrangement de nouveaux gènes contrôlant la spécificité propre à chaque lymphocyte. Suivant la théorie de la sélection clonale, maintes fois vérifiée, chaque cellule exprime une seule spécificité. Ainsi, pour les lymphocytes B, se produisent deux assemblages uniques de segments génétiques impliquant les gènes codant pour les régions variables des anticorps retrouvés au niveau des chaînes H et L. Cela différencie chaque lymphocyte de tous les autres et lui confère une seule possibilité de reconnaissance antigénique. Pour que cela soit possible, la création d'un nouveau gène variable sur un des chromosomes parentaux implique le blocage du réarrangement correspondant sur l'autre chromosome, mécanisme unique nommé exclusion allélique*. Si l'on considère les deux régions variables des récepteurs des lymphocytes T, les mécanismes de base menant à leur spécificité sont semblables à ceux des lymphocytes B. Ainsi, après ces réarrangements génétiques, chaque lymphocyte B ou T est un clone unique. Lors de sa rencontre avec l'antigène ou avec ses fragments, ils vont entraîner une multiplication sélective des clones qui le reconnaissent, comme prédit par la théorie de la sélection clonale.

DIVERSITÉ DES ANTICORPS CONTRE LE « NON-SOI »

La production des anticorps met en œuvre trois régions génétiques. Les gènes produisant les chaînes lourdes sont localisés sur le chromosome 14. Ce locus comprend plusieurs groupes de segments génétiques dont 50 gènes variables initiaux (VH), 20 gènes de diversité (DH) et 6 gènes de jonction (JH) localisés à proximité des 9 gènes constants dont nous verrons les fonctions plus loin. Si on considère uniquement les trois premiers groupes impliqués dans la génération de la diversité, après réarrangement au hasard, ceux-ci peuvent créer 6 000 possibilités de nouveaux gènes variables.

Il y a deux locus impliqués dans la production des chaînes légères. Ils codent pour les chaînes de type lambda (chromosome 22) ou de type kappa (chromosome 2). L'organisation de ces locus est semblable à celle des chaînes lourdes. Cependant, l'absence de régions D dans ces deux locus restreint le nombre de possibilités de nouveaux gènes réarrangés. En conséquence, il n'y a que 180 possibilités de nouveaux gènes variables de type lambda et 200 de type kappa. Toutefois, si on considère que chaque chaîne lourde peut se combiner avec chaque chaîne légère, cela donne plus de 2 millions de combinaisons auxquelles s'ajoutent d'autres possibilités acquises au cours du phénomène de recombinaison lui-même.

De plus, au cours de la maturation des lymphocytes B apparaissent des mutations dans les régions variables des chaînes lourdes et des chaînes légères. Au cours des réponses secondaires, ces mutations sont impliquées dans l'accroissement de l'affinité des anticorps. Ces mutations peuvent engendrer plus d'une centaine de gènes différents. En conséquence, on arrive à des nombres extrêmement élevés de spécificités, le répertoire anticorps dépassant plusieurs milliards de possibilités.

Aux mécanismes de reconnaissance liés aux régions variables des anticorps, s'ajoute la variété de fonction due aux 9 régions constantes des chaînes lourdes. Les IgM, essentiellement produites au cours des réponses primaires, sont responsables de l'agglutination et de l'opsonisation des antigènes. Les immunoglobulines IgG, que l'on retrouve majoritairement dans les réponses de type secondaire, sont des anticorps de très haute affinité neutralisant les toxines. Les IgA, probablement impliquées dans l'immunologie des muqueuses, et les

IgE, retrouvées dans les phénomènes inflammatoires et allergiques, occupent une place à part dans les défenses immunitaires. Au cours de la maturation des lymphocytes B, les gènes codant pour les IgM s'expriment d'abord. Par le mécanisme de commutation isotypique – correspondant à un changement génétique de gènes constant sans modification des gènes variables – les clones de lymphocytes B expriment ensuite les autres chaînes, selon les fonctions recherchées.

Au bilan, les anticorps possèdent un immense répertoire de reconnaissance des antigènes du non-soi. À la suite de la commutation isotypique, chaque reconnaissance spécifique peut être aussi associée à différentes fonctions immunitaires.

LES LYMPHOCYTES T EN AVIONS RENIFLEURS

Le récepteur des lymphocytes T est formé de deux chaînes alpha et bêta. Les mécanismes génétiques engendrant ces deux molécules sont semblables à ceux conduisant à la formation des récepteurs des lymphocytes B et des anticorps. Ces chaînes sont engendrées par des recombinaisons et des associations entre segments génétiques séparés dans le génome. Ici encore, ces phénomènes produisent des combinaisons de nouveaux gènes variables aboutissant à un nombre extrêmement élevé de spécificités.

Mais le plus original avec les récepteurs des lymphocytes T est représenté par la restriction de reconnaissance des lymphocytes T CD4 et CD8. Certains points ont déjà été abordés à ce sujet. En résumé, les premiers ne reconnaissent que les fragments antigéniques exogènes portés par des molécules de classe II du CMH alors que les deuxièmes ne voient que des peptides produits de manière endogène après présentation sur des molécules de classe I. Derrière ces observations se cachent deux mécanismes singuliers. D'une part, le récepteur T reconnaît à la fois le peptide et une molécule de classe I ou II modifiée dans sa conformation après liaison avec le peptide. La formation de ce complexe chimique correspondant à la définition moléculaire du soi modifié représente l'élément le plus critique dans le déclenchement puis la mise en œuvre de toute réponse immune. D'autre part, ces mécanismes impliquent aussi que les molécules CD4 et CD8 exprimées sélectivement par les lymphocytes correspondants interagissent directement avec les produits du CMH.

On peut déduire de ces données que la spécificité du système de reconnaissance des lymphocytes T est principalement assurée par leurs récepteurs tournés vers un antigène hybride formé par le complexe entre un produit du CMH et un fragment d'antigène. Par contre, leur affinité est contrôlée par le niveau d'expression d'autres molécules comme les CD4 et les CD8. Ce contrôle de l'affinité de la reconnaissance spécifique par des molécules accessoires non spécifiques mais caractéristiques des deux sous-populations lymphocytaires majeures est d'une très grande originalité. Il introduit un paramètre supplémentaire permettant de comprendre la variation d'efficacité des lymphocytes T par un ajustement quantitatif des molécules CD4 et CD8.

Prenant en compte tous ces éléments, on peut formuler une hypothèse explicative concernant les mécanismes de reconnaissance des lymphocytes T. Au cours de leurs patrouilles du corps humain, grâce à leurs molécules CD4 et CD8, ces lymphocytes rencontrent et interagissent de manière spontanée et permanente avec toutes les cellules portant soit les molécules de classe II, soit les molécules de classe I, et se comportent comme des « avions renifleurs ». Ils ne s'arrêtent que quand leurs cibles moléculaires portent un peptide étranger, le soi modifié. À ce stade, l'addition du peptide exogène permet une reconnaissance spécifique par le récepteur T, entraînant un renforcement de la liaison initiée par les molécules CD4 ou CD8. Les mécanismes qui s'ensuivent stabilisent ce contact et conduisent éventuellement à la formation d'une synapse immunologique.

DYNAMIQUE DES RÉPERTOIRES

Les mécanismes de l'induction et du contrôle de l'expression des répertoires spécifiques des anticorps et des récepteurs T sont très originaux. Lorsqu'on confronte ces questions à la physiologie du système immunitaire, des phénomènes stochastiques, non programmés dans notre génome, apparaissent. L'émergence des répertoires spécifiques est le fruit d'association d'événements moléculaires résultant du hasard. Mais comme la majorité des cellules spécifiques sont à durée de vie courte, l'expression de toute spécificité demeure provisoire. De plus, cette expression est aussi renouvelable car de nouvelles cellules de spécificités semblables se font jour régulièrement. En considérant le côté provisoire et renouvelable, on peut finalement considérer l'expression des répertoires spécifiques comme un phénomène non programmé et réversible. Ces considérations permettent de mieux comprendre que l'expression des répertoires spécifiques n'est pas figée, mais en perpétuel changement et renouvellement. L'étalement dans le temps de l'expression des répertoires B et T permet de garantir l'exploitation de tout le capital de reconnaissance porté par chaque individu, potentiel nécessaire aux défenses, mais dont l'expression n'est pas programmable.

Coopérations cellulaires et marche des arcs réflexes

Parmi les réactions de l'immunité adaptative, on peut donc identifier quatre types de reconnaissance spécifiques. Deux d'entre eux sont partagés par tous les arcs et réseaux immunitaires, alors que les deux derniers sont propres soit aux réponses humorales, soit aux réponses cellulaires conduisant à la cytotoxicité spécifique.

DEUX TYPES DE RECONNAISSANCE COMMUNS

Dans la branche afférente de tous les arcs réflexes, le premier type de reconnaissance correspond à la liaison entre les produits du CMH de classe II et les fragments d'antigène. Il forme un complexe représentant le soi modifié présent à la surface des cellules dendritiques ou de toute autre cellule capable d'exécuter de semblables fonctions. L'origine du fragment d'antigène dérive presque exclusivement de la phagocytose. Le mécanisme est simple pour les molécules ou les particules solubles ou en suspension. Pour les cellules cancéreuses et celles infectées par des virus, les étapes de la phagocytose sont plus compliquées puisque la cellule dendritique doit souvent capter un élément plus volumineux qu'elle. Après phagocytose et apprêtage, la nouvelle structure est vue par un deuxième type de reconnaissance représenté par les récepteurs des lymphocytes CD4 qui chapeautent spécifiquement le complexe et acquièrent ainsi la capacité à intégrer toutes les données, puis à stimuler et diriger les réponses qui vont suivre. Au cours de ces interactions, une différenciation des lymphocytes T CD4 prend place. Pour résumer, nous ne retiendrons ici que les TH1 ou TH2. Les premiers induisent une réponse des lymphocytes T CD8 cytotoxiques, alors que les deuxièmes stimulent les lymphocytes B producteurs d'anticorps.

TH1 ET TH2, EXEMPLES DE RECONNAISSANCES DIFFÉRENCIÉES

Les types de reconnaissance utilisés par les TH1 et les TH2 divergent par leurs modes d'action et par leur participation au fonctionnement des deux branches efférentes ayant pour cible deux types de lymphocytes. Pour les réponses anticorps, l'arc réflexe aboutit à l'interaction entre les lymphocytes TH2 activés et différenciés, et un clone ou des clones de lymphocytes B spécifiques. Par leurs anticorps de surface, ceux-ci ont d'abord reconnu l'antigène naturel, non dégradé, présent dans les fluides tissulaires ou à la surface de micro-organismes. Ils l'ont ensuite apprêté eux-mêmes, imitant ainsi les cellules professionnelles de la présentation d'antigène. L'antigène dégradé est présenté associé aux molécules de classe II exprimées à la surface des lymphocytes B. Le complexe sera alors reconnu par les lymphocytes TH2 activés, qui retrouvent ici une structure identique à celle qu'ils ont initialement vue à la surface des cellules dendritiques. On note que le lymphocyte TH2 reconnaît de manière symétrique les deux cellules avec lesquelles il interagit. La collaboration lymphocytes T/B est ainsi initiée et le lymphocyte B, spécifiquement stimulé, va se multiplier et se différencier en plasmocytes produisant de grandes quantités d'anticorps. Le maintien de la spécificité de reconnaissance de l'antigène naturel est ainsi préservé, alors que le système de reconnaissance intercellulaire impliqué dans ces réponses s'est entièrement réalisé en utilisant des fragments dégradés de l'antigène.

Pour les réponses cytotoxiques, les lymphocytes TH1 doivent coopérer avec un ou plusieurs clones de lymphocyte T CD8. Ceux-ci reconnaissent l'antigène fragmenté présenté par des molécules de classe I à la surface de cellules tumorales ou de cibles infectées par des virus. Les mécanismes précis de la coopération entre lymphocytes TH1 et ces lymphocytes CD8 restent encore discutés. On estime que les CD8 fixés à la surface de leurs cibles reçoivent des signaux des TH1. Parmi eux, les médiateurs produits par les TH1 activés, comme l'interleukine-2, agissent et créent un environnement favorable à la différenciation puis à l'expansion des CD8 effecteurs. Bien que ce schéma de fonctionnement soit opérationnel, il présente quelques imprécisions et, à ce stade, il est raisonnable de considérer que le modèle proposé pour expliquer la coopération TH1/CD8 demeure encore questionnable.

AVANTAGES DES RECONNAISSANCES MULTIPLES

Quels sont les avantages de ces systèmes de reconnaissance où les nécessaires coopérations cellulaires impliquent des fragments dégradés de l'antigène, quelquefois structurellement très éloignés de l'antigène naturel initial ? Tout d'abord, ces mécanismes empêchent le système immun adaptatif de se mettre en route inutilement. Si l'attaque est mineure, les antigènes dégradés n'occupent pas suffisamment de molécules du CMH de classe II capables de déplacer les peptides du soi pour mobiliser un nombre suffisant de lymphocytes CD4 spécifiques. De plus, ces mécanismes évitent que l'antigène naturel n'interagisse et n'inhibe les étapes qui précèdent la réponse effectrice. Dans le fonctionnement de l'arc réflexe immunitaire, il y a ainsi une complète indépendance de communication entre les branches afférentes et les centres de commande qui n'utilisent pas les mêmes mécanismes d'interaction que les branches efférentes.

Ce fonctionnement comprenant de multiples étapes et types de contrôle permet aussi une régulation fine et sophistiquée des réponses. Le démarrage des réponses anticorps, très affines et très efficaces, est des plus contrôlés. Ces réponses, essentiellement dirigées contre des ennemis extérieurs, pourraient être extrêmement dangereuses si leur spécificité, leur qualité et leur quantité n'étaient pas strictement appropriées et cela d'autant plus que les anticorps se répandent facilement dans tout l'organisme. Avec nos ennemis intérieurs, le système permet une régulation précise de la reconnaissance du soi modifié qui doit être strictement contrôlé pour éviter de reconnaître le soi, très proche. Toute erreur dans cette reconnaissance serait dramatique.

Bons et mauvais répondeurs

Il est d'observation courante que tous les individus ne se défendent pas également devant les différentes agressions du système immunitaire. Dans la plupart des maladies, on peut voir des bons et des mauvais répondeurs. L'origine génétique de ces différences a été extensivement analysée.

Le rôle du polymorphisme du CMH dans le contrôle de la sensibilité aux maladies est bien établi. Cela semble lié aux importantes variations dans la capacité des molécules du CMH à s'associer à des peptides en fonction des différents haplotypes. De plus, chaque individu possède des dispositions particulières à faire des catalogues de peptides à partir de ses propres constituants et à partir des différents antigènes exogènes. Le résultat de la compétition entre ces deux sources de peptides est évidemment lié aux propriétés intrinsèques des molécules du CMH. De ces différentes aptitudes découle la situation des sujets bons ou mauvais répondeurs. En l'absence de reconnaissance entre peptide et CMH, certains individus s'avéreront incapables de développer certains arcs réflexes immunitaires précis et efficaces, en conséquence leur immunité anti-infectieuse et anti-tumorale ainsi que la protection conférée par certains vaccins seront altérées. Ces défauts sont subtils et peuvent passer inaperçus lorsqu'on analyse les réponses au niveau des réseaux immunitaires dont la complexité peut cacher la défaillance d'arcs réflexes précis et critiques.

Le polymorphisme important du CMH a probablement été sélectionné au cours de l'évolution pour tenter d'éviter les phénotypes* mauvais répondeurs. En conséquence, tout haplotype conduisant à une situation de non- ou de mauvaise réponse devrait avoir nécessairement disparu lors des grandes épidémies comme la peste ou la variole. Pour un haplotype donné, trois jeux de classe I et de classe II peuvent être utilisés, une redondance certainement mise en œuvre par le système immunitaire pour éviter de possibles « trous » dans les défenses.

Après cette sélection des bons répondeurs, l'évolution a donc conduit à des haplotypes susceptibles de présenter des antigènes avec une très grande efficacité. On peut même penser que certains de ces haplotypes pourraient présenter de manière trop efficace des antigènes issus du soi. La tolérance au soi serait alors mise à mal, voire rompue, et les individus exprimant ces haplotypes pourraient souffrir de maladies auto-immunes. De manière semblable, des antigènes du non-soi pourraient susciter de si fortes réponses que, par réaction croisée, le soi pourrait être reconnu. L'association entre certains haplotypes du CMH et maladies auto-immunes est bien établie (diabète de type I, spondylarthrite ankylosante, sclérose en plaques), une donnée tendant à conforter ces hypothèses.

Le rôle des gènes codant pour les anticorps ou les récepteurs spécifiques des lymphocytes T dans le contrôle des maladies reste discuté. Au niveau des mécanismes concernés par la génération de la diversité des anticorps et des récepteurs des lymphocytes T ceux-ci sont si nombreux et si diversifiés que, face à la grande majorité des agressions, chaque individu a de grandes chances de pouvoir développer toutes les spécificités nécessaires à sa défense. Cela n'exclut pas des variations de répertoires entre individus. Cependant, même si des relations entre certains gènes variables, codant pour les anticorps ou les récepteurs des lymphocytes T, et résistance ou sensibilité à certaines maladies ont été mis en évidence, l'interprétation de ces résultats demeure encore très spéculative.

On peut conclure que la résistance ou la sensibilité à différentes maladies, observées dans la population, dépend de facteurs génétiques. Dans ce contrôle, le CMH joue un rôle indubitable. Certains de ses haplotypes sont incapables d'induire une réponse précise et efficace alors que d'autres peuvent induire des réponses pathologiques. Dans l'ensemble néanmoins, après la sélection darwinienne imposée à notre espèce, la majorité des haplotypes du CMH induisent des réponses protectrices ou bénéfiques.

Tous les modes de reconnaissance génétiquement contrôlés, et strictement régulés, présentent des avantages physiologiques certains. Malheureusement, au niveau médical, ils confèrent au système immunitaire un niveau de complexité qui rend son utilisation thérapeutique problématique. Pour faire un nouveau vaccin et préparer ou synthétiser un nouvel antigène, les chimistes se trouvent toujours en face d'un très grand nombre de difficultés. Nous verrons plus tard que cela a pu participer aux lenteurs de transfert des données immunologiques à la vaccinologie, et laisser cette dernière utiliser des approches très pratiques, souvent bien éloignées des derniers acquis de la science.

Chapitre VIII

LE SYSTÈME IMMUNITAIRE,
SA BIOGRAPHIE, SON LANGAGE

Tous les organes proviennent de l'œuf, cellule unique et totipotente. Durant la gestation, différentes cellules souches intermédiaires et multipotentes vont apparaître pour donner les tissus des différents organes. Parmi celles-ci, les cellules souches hématopoïétiques (ou CSH) ont un destin très particulier. Après de nombreuses pérégrinations, elles acquièrent des dispositions à l'exploration du corps, avant de s'installer définitivement dans la moelle osseuse pour produire toutes les cellules immunitaires. À la naissance, le système immunitaire reste immature, ce qui lui laisse d'immenses possibilités d'apprentissage qui seront critiques pour développer un fonctionnement bien adapté à l'environnement. Sa vie durant, il demeurera disponible pour des ajustements importants en réaction aux agressions les plus diverses. Puis naturellement, comme dépérissent tous les organes, le système immunitaire vieillira, exposant ainsi le corps humain aux risques d'augmentation des pathologies infectieuses et cancéreuses.

À de multiples égards, l'organisation du système immunitaire et son fonctionnement se rapprochent de ceux du système nerveux. Aussi, pour conclure cette première partie de l'ouvrage, nous évoquerons les analogies qui existent entre la parole et les modes de communication de nos systèmes de défense.

L'embryologie du système immunitaire

Portant la moitié des gènes issus de son père, dès la fécondation, l'œuf est un être étranger dans le ventre de sa mère. Il exprime du non-soi et risque d'être rejeté. Sa survie l'oblige donc à se défendre contre le système immunitaire de sa mère. En cas d'échec, c'est la fausse couche. Cette situation perdure tout le long de la gestation, période pendant laquelle les formes successives du système immunitaire de l'embryon puis du fœtus traversent différentes étapes critiques pour son développement.

LE CONFLIT MÈRE-FŒTUS

L'œuf fécondé dans le tiers externe de la trompe utérine commence à se diviser au cours de son cheminement vers l'utérus. Lorsqu'il pénètre dans la cavité utérine, il se présente comme une petite formation sphérique, la morula, comprenant déjà de nombreuses cellules. Bientôt, la morula va se creuser en son centre pour donner le blastocyte*. Celui-ci comprend une couche de cellules externes, le trophoblaste*, qui donnera toutes les annexes, en particulier le placenta. À l'intérieur du blastocyte on trouve le bouton embryonnaire, prémice du fœtus.

Après cette phase « libre » pendant laquelle l'œuf fécondé et l'embryon ne sont pas exposés au système immunitaire maternel, commence, du sixième au douzième jour après la conception, la phase d'implantation. En devenant très invasif et en détruisant l'épithélium utérin, le blastocyte initie sa nidation, caractérisée par son enfouissement. À ce stade, le trophoblaste interagit avec la muqueuse utérine et son système immunitaire. La formation du placenta commence alors et cela permet la mise en contact des circulations sanguines maternelle et fœtale qui restent néanmoins séparées par une membrane semi-perméable. À travers cette membrane passent l'eau, les sucres, les acides aminés et les minéraux nécessaires à l'alimentation de l'embryon. Cette structure joue aussi le rôle de « poumon fœtal » et les globules rouges du fœtus viennent se charger ici de l'oxygène amené par le sang maternel. Mais le placenta, si essentiel à l'avenir du fœtus, demeure un étranger. En contact direct avec la muqueuse utérine riche de cellules immunitaires de sa mère, il suscite des réactions de rejet qu'il doit donc maîtriser pour vivre.

Grâce à de multiples mécanismes mis en œuvre d'abord au niveau du placenta, le fœtus va contrecarrer le système immunitaire de sa mère et éviter son rejet. Tout d'abord, le placenta sécrète une molécule HLA-G* qui neutralise les cellules NK des défenses innées. Cette molécule neutralise aussi l'activité des lymphocytes CD8 cytotoxiques appartenant à l'immunité adaptative. De plus, le tissu placentaire du fœtus diminue l'expression des molécules marquant le non-soi, ce qui réduit d'autant l'agressivité des cellules NK et des lymphocytes CD8 provenant de la mère. À côté de ces mécanismes qui écartent le rejet rapide, existent aussi des systèmes qui contrôlent la réaction inflammatoire à l'interface fœto-maternelle. Dans ces conditions, les signaux de danger que pourraient émettre les cellules maternelles au contact du fœtus sont atténués et les risques de mise en route de nouveaux mécanismes immuns sont réduits.

LE SYSTÈME IMMUNITAIRE DE LA MÈRE :
RÉACTIF MAIS DIMINUÉ

La physiologie de nombreux organes maternels se transforme durant la grossesse. Le système immunitaire continue de fonctionner même si certaines réponses sont affectées. La production par la mère d'anticorps de type IgM et IgG se poursuit. Les IgM, anticorps des réponses primaires, ne traversent pas le placenta alors que les IgG sécrétées au cours des réponses secondaires peuvent le faire et protéger ainsi le fœtus contre des infections. Dans ce registre, il faut rappeler que le filtre placentaire assure également une protection du fœtus contre certaines infections que la mère pourrait contracter. Mais le maintien de ces réponses anticorps peut aussi conduire à des effets néfastes. Si des ruptures, même minimes, se produisent au niveau de la barrière fœto-maternelle, des cellules du fœtus vont pouvoir s'introduire dans la circulation sanguine maternelle. Elles induiront alors des réponses anticorps parfois très pathogènes. Les plus connues de ces complications concernent l'immunisation contre les antigènes des groupes sanguins portés par les globules rouges du fœtus. Parmi celles-ci, la réaction d'une mère Rhésus- portant un enfant Rhésus+

est la plus dangereuse. Heureusement, les effets négatifs de ces passages accidentels de cellules embryonnaires dans le sang maternel sont actuellement maîtrisés. Plus encore, on a pu les exploiter pour faire des diagnostics génétiques précoces concernant le fœtus, évitant ainsi la ponction du liquide amniotique qui reste un acte difficile, voire dangereux.

Mais les effets de la suppression du système immunitaire de la mère par son fœtus, qui prennent place au niveau utérin, demeurent très importants par leurs répercussions pathologiques. Le plus grave concerne l'incidence du paludisme qui s'accroît au cours de la grossesse. Dans les régions endémiques on estime même que des femmes relativement protégées contre le paludisme redeviennent sensibles pendant la gestation. Il en va de même avec la grippe, dont l'incidence et la gravité augmentent chez la femme enceinte. Cette infection se complique souvent de pneumopathies liées à un déficit des défenses innées et de l'immunité adaptative auquel s'ajoute une diminution physique des capacités respiratoires.

La suppression du système immunitaire des femmes enceintes peut avoir des effets bénéfiques se traduisant par l'atténuation de manifestations de maladies auto-immunes. Comme nous le décrirons plus loin (chapitre XI), ces affections, provoquées par une réponse cellulaire exacerbée contre des composants du corps du patient, sont sensibles à tout effet régulateur négatif sur les réponses immunitaires. Dans le cas de la sclérose en plaques on peut donc voir que les poussées disparaissent pendant la grossesse. De manière comparable, dans la polyarthrite rhumatoïde, la moitié des femmes enceintes voient leurs symptômes diminuer. Pour des raisons encore inconnues, il n'y a pas d'amélioration dans le lupus érythémateux, maladie auto-immune où la production anormale d'anticorps joue un grand rôle. Ces améliorations, lorsqu'elles sont observées, s'arrêtent avec la fin de la grossesse, montrant ainsi qu'elles résultaient bien de l'action de mécanismes de suppression induits par le fœtus.

LE DÉVELOPPEMENT EMBRYONNAIRE
DU SYSTÈME IMMUNITAIRE

La question de l'ontogenèse* du système immunitaire est liée à l'origine et aux migrations des cellules souches hématopoïétiques* (CSH). En effet, ces cellules donnent naissance à toutes les lignées de cellules immunitaires des défenses innées (polynucléaires, mono-cytes/macrophages, cellules dendritiques et cellules NK) comme à celles de l'immunité adaptative (lymphocytes B, lymphocytes CD4 et CD8). Chez l'homme, l'hématopoïèse embryonnaire peut se diviser en deux phases.

L'hématopoïèse extra-embryonnaire primitive met en jeu des CSH apparaissant dans les îlots sanguins du sac vitellin, une annexe du fœtus aux fonctions nourricières. Dans les premiers mois, on retrouve aussi des CSH dans le placenta. Il est maintenant établi que ces CSH ne peuvent être à l'origine de l'hématopoïèse adulte car elles ne sont pas pluripotentes et ne peuvent donc donner toutes les lignées sanguines. Elles donnent cependant des globules rouges qui jouent probablement un rôle transitoire durant la période embryonnaire.

L'hématopoïèse définitive se met en place à partir d'une région située dans la paroi ventrale de l'aorte, nommée AGM pour aorte-gonade-mésonéphros. On y retrouve des CSH, certes en faible nombre, mais pluripotentes. À partir de ce site, on observe une migra-tion des CSH vers le foie et la rate du fœtus, suivie d'une hématopoïèse provisoire qui cesse autour de la naissance lorsque les CSH issues de la région aortique colonisent la moelle osseuse pour mettre en place l'hématopoïèse définitive. En fin de gestation et durant les premiers jours de la vie, les CSH continuent à circuler dans le sang du fœtus puis du nouveau-né. C'est ainsi qu'elles se retrouvent dans le cordon ombilical, ce qui permet éventuellement de les utiliser pour pratiquer des greffes de cellules souches à des fins thérapeutiques.

Le rôle de toutes ces étapes complexes n'est pas encore bien com-pris. On peut néanmoins émettre l'hypothèse que les CSH apprennent ainsi à migrer de tissu en tissu, propriété qui sera plus tard essentielle à toutes les cellules immunitaires qui en dérivent.

Petite enfance :
rencontre avec le microbiote

À la naissance, le système immunitaire du nouveau-né apparaît immature et son développement va se poursuivre en fonction de son entourage et de son environnement. Né inachevé, le système immunitaire du petit enfant va terminer sa mise en place vers 2 ou 3 ans. Il aura alors hérité de ses patrimoines maternel et paternel, mais il aura également eu le temps d'apprendre à connaître et à s'adapter à son environnement. Il en sera mieux préparé pour répondre aux agressions sur son lieu de vie.

LE MICROBIOTE, UN PARTENAIRE BIEN SINGULIER

Jusqu'à la naissance, le fœtus reste stérile. Rapidement, pendant et après l'accouchement, par le contact avec sa mère et son environnement, il se peuple de bactéries, de champignons et d'autres microbes. L'ensemble de ces micro-organismes représente le microbiote*, ou flore microbienne. Cette observation s'oppose à l'idée que tout microbe donne une maladie. Au contraire, on considère qu'il peut exister une collaboration utile entre l'homme et certains microbes dits commensaux. La vision moderne qui s'est imposée est que l'organisme humain et le microbiote sont en symbiose, l'un étant nécessaire à l'autre et *vice versa*. Il se forme ainsi une sorte d'hybride primate-microbes qui trouve en général un équilibre au cours des deux premières années de l'enfance, mais qui reste en évolution durant toute la vie adulte.

Depuis l'émergence de ce concept, son importance n'a cessé de croître. Cette symbiose suggère qu'une alimentation mieux élaborée et plus réfléchie pourrait servir dans la lutte contre certaines maladies ou peut-être même améliorer le tonus psychologique et le « moral ». Mais, c'est la relation entre le microbiote intestinal et le système immunitaire qui est la mieux connue et sans doute la plus critique.

LE MICROBIOTE INTESTINAL, UN NOUVEL ORGANE ?

L'importance du microbiote intestinal se déduit facilement des chiffres. L'intestin qui a une surface développée d'environ 400 m², villosités et microvillosités comprises, contient 1 kilo de bactéries actives. Ce microbiote est constitué de 100 000 milliards de cellules, un chiffre de 10 à 100 fois supérieur au nombre total des cellules de notre corps. Le microbiote intestinal humain comprend plus de 1 000 espèces bactériennes, dont seulement la moitié est connue. Dans un groupe ethnique donné, chaque personne possède son propre microbiote, le nombre d'espèces communes à plusieurs individus restant plus limité. De manière attendue, entre différents groupes de population ayant des habitudes alimentaires très éloignées comme des Italiens mangeant des pâtes et des agriculteurs camerounais se nourrissant de légumes tropicaux, la composition bactérienne du microbiote diffère considérablement.

Les fonctions du microbiote intestinal sont critiques et jouent un rôle bénéfique pour notre santé. Il participe activement à la nutrition en synthétisant des vitamines comme l'acide folique, les vitamines K et la biotine, et en dégradant des aliments pour les rendre plus facilement assimilables. De plus, comme tous les autres microbiotes humains (bouche, vagin, etc.), en bloquant l'entrée des microbes pathogènes, il protège aussi les parois intestinales.

MICROBIOTE INTESTINAL
ET DÉVELOPPEMENT DU SYSTÈME IMMUNITAIRE

Le microbiote intestinal est nécessaire au bon développement et au bon fonctionnement du système immunitaire. On dit qu'il a un rôle trophique. En l'absence de microbiote durant la petite enfance, le système immunitaire demeure atrophié. Cela a été clairement démontré en utilisant des souris de laboratoire nées par césarienne et élevées dans des chambres stériles avec des aliments dépourvus de microbes. Ces souris, dites axéniques*, présentent de nombreuses anomalies du système immunitaire avec un nombre de lymphocytes réduit dans la paroi intestinale et une diminution des follicules lymphoïdes et des plaques de Peyer. Les anomalies observées ne se limitent pas à l'intestin puisque la rate et les ganglions lymphatiques sont mal structurés et présentent aussi des zones atrophiées. Par ailleurs, la production d'immunoglobulines, d'anticorps et d'interleukines reste également très réduite chez ces souris. En inoculant un microbiote de souris normale à ces souris axéniques, l'ensemble de ces anomalies peut être corrigé en quelques semaines. La stimulation du système immunitaire par le microbiote intestinal est donc nécessaire à son bon développement et à sa maturation.

Chez le jeune enfant, comme chez l'adulte, le microbiote influence également l'épaisseur et le renouvellement de la muqueuse, la taille des villosités et de la bordure en brosse, jouant ainsi un rôle trophique important sur l'intestin. De plus, il stimule le développement du réseau sanguin, participant ainsi grandement aux fonctions nutritives et défensives de l'intestin.

LA TOLÉRANCE IMMUNITAIRE DE L'INTESTIN

Du point de vue des défenses, nous savons que l'intestin est un organe de la plus grande importance comptant pour la moitié du poids de l'ensemble du système immunitaire. Rappelons que, dans sa paroi, l'intestin contient un système lymphoïde dense et continu, particulièrement bien structuré dans les follicules lymphoïdes et les plaques de Peyer.

Les fonctions de ce système sont néanmoins particulières. Si un micro-organisme pathogène s'y introduit, l'intestin exercera des fonctions de défense en utilisant tout particulièrement les anticorps de type IgA dont nous avons déjà résumé les propriétés. Mais, à l'état normal, il ne doit réagir ni au microbiote physiologique ni à la grande variété d'aliments présents en permanence dans l'intestin. Le système immunitaire intestinal doit donc tolérer tous ces micro-organismes vivants et ces molécules alimentaires. Comment peut-il exercer ces fonctions qui sont en contradiction avec ses objectifs habituels de défense ? Cela revient à définir les lois de la tolérance orale qui modulent au niveau intestinal la non-réactivité aux aliments.

Au-delà de son rôle trophique, le microbiote agit sur des aspects qualitatifs touchant à la programmation et aux fonctions du système immunitaire – expliquant ainsi la tolérance. Face aux dizaines de milliers d'antigènes bactériens et de composants alimentaires qui résident dans l'intestin, cette tolérance implique l'absence de réaction inflammatoire et le silence des défenses innées et de l'immunité adaptative. Cette tolérance s'étend aussi à l'absence de réponse lors de l'irruption accidentelle de certains micro-organismes de type commensal, introduits lors des changements d'alimentation au cours de voyages internationaux par exemple. La tolérance immunitaire de l'intestin n'est pas due à une cécité vis-à-vis des antigènes bactériens. Au contraire, elle met en jeu un mécanisme actif impliquant la reconnaissance des motifs moléculaires conservés (MMC) des microbes par les *Toll-like receptors* (TLR). Ces mécanismes induisent des lymphocytes régulateurs ou suppresseurs et la sécrétion de certaines interleukines anti-inflammatoires aux effets négatifs sur les réponses immunes. De plus, en régulant la tolérance au microbiote, ces mécanismes facilitent l'établissement et le maintien de la tolérance aux antigènes alimentaires. L'ensemble régule donc le maintien de l'homéostasie intestinale qui est faite d'un équilibre avec le microbiote et les aliments, équilibre qui n'altère pas la grande réactivité contre tous les micro-organismes pathogènes qui à tout moment peuvent s'introduire dans l'intestin.

De l'état adulte à l'immunosénescence

L'allongement de l'espérance de vie a créé chez l'homme des étapes additionnelles, définies comme le troisième et le quatrième âge. Avec ce nouveau temps donné aux êtres humains, de nouveaux problèmes de physiologie et de pathologie sont apparus. Dans les pays développés, l'espérance de vie ayant doublé ces 150 dernières années, on est en face de questions et de problèmes majeurs, initialement non envisagés par la médecine.

Pour la plupart des organes, les premiers signes du vieillissement apparaissent très tôt. Dès l'âge de 30 ans, notre cerveau commence à perdre des neurones ! Il en est de même pour les organes immunitaires centraux. Dès 40 ans, le nombre de CSH commence à décliner et on observe une altération de leur programme de différenciation hématopoïétique avec une réduction de leur capacité à s'orienter vers la lignée lymphoïde alors que le potentiel myéloïde (production de polynucléaires et de monocytes) semble augmenter. Après la puberté, on observe une involution thymique accompagnée d'une réduction de production des lymphocytes. Vers l'âge de 50 ans, plus de 80% du thymus est envahi de tissu graisseux non fonctionnel. Cette atrophie du thymus constitue la cause majeure du déclin des compétences immunitaires du sujet âgé. À côté de ces causes premières, il apparaît important de décrire les différentes manifestations du vieillissement du système immunitaire.

AUGMENTATION DES PATHOLOGIES AVEC L'ÂGE

La fréquence et la sévérité des infections augmentent clairement avec l'âge. Cela concerne notamment la grippe et la pneumonie. La résurgence d'infections virales liées à la réactivation de virus latents est aussi observée, comme dans l'exemple des zonas secondaires à la réactivation du virus de la varicelle qui sommeillait depuis l'enfance. Le déficit immunitaire se manifeste aussi par un abaissement de la réponse humorale à certains vaccins, notamment au vaccin antigrippal dont l'utilisation reste néanmoins particulièrement indiquée après 60 ans.

La fréquence de la plupart des cancers augmente aussi avec l'âge. Mais ici, il est beaucoup plus difficile de différencier le rôle d'une baisse de la surveillance immunitaire de celui d'une augmentation des causes du cancer, dû notamment à la mauvaise réparation des accidents génétiques qui s'accumulent avec l'âge. Il est probable que ces deux facteurs sont impliqués et cumulent leurs effets.

À côté des manifestations explicables par une immunodéficience il existe aussi, chez les personnes âgées, d'importantes dysrégulations du système immunitaire entraînant des dysfonctionnements comme ceux que l'on observe dans les maladies inflammatoires ou les maladies auto-immunes.

ALTÉRATION DES BARRIÈRES NATURELLES

Le vieillissement est associé à une altération des barrières épithéliales de la peau et des muqueuses, des poumons et du tractus gastro-intestinal. Au niveau de la peau, le tissu conjonctif du derme s'atrophie et se rétracte, entraînant une déstabilisation de la couche épithéliale et une baisse de son étanchéité. À la surface, les sécrétions diminuant, la peau perd donc de son acidité. Par ailleurs, cette sécheresse accélère la desquamation, diminuant ainsi l'épaisseur de l'épiderme. Ces paramètres fragilisent la peau et abaissent énormément ses capacités protectrices. Avec l'âge, la peau doit donc être particulièrement surveillée car elle peut devenir une porte d'entrée facile pour les microbes pathogènes. Pour cette raison, il faut éviter des agressions comme celles du rayonnement solaire ou des agents toxiques rencontrés dans certaines activités professionnelles.

Alors que la muqueuse nasopharyngée semble relativement préservée avec le vieillissement, les modifications de la muqueuse du tractus respiratoire sont nombreuses. On observe des anomalies mécaniques du trafic muco-cilliaire et une modification du réflexe de toux qui accompagnent une réduction de l'immunité locale. Conjugués à des anomalies de la déglutition, ces phénomènes peuvent expliquer la fréquence des pneumonies chez le sujet âgé mais aussi, en partie, leur sévérité.

Le vieillissement digestif concerne à la fois des aspects moteurs, biochimiques et histologiques. La prévalence de la diverticulose colique témoigne de troubles fonctionnels et majore les infections digestives chez les sujets âgés. La diminution de l'acidité gastrique favorise aussi la prolifération bactérienne qui se ressent dans tout le tube digestif et favorise encore les infections.

BAISSE DE L'ACTIVITÉ DES DÉFENSES INNÉES

Le nombre de cellules de l'immunité innée ne semble pas affecté par le vieillissement. Cependant, leurs capacités fonctionnelles sont notoirement altérées, et tout particulièrement leur capacité phagocytaire. Parmi les cellules les plus affectées, on notera les polynucléaires neutrophiles, mais aussi les monocytes/macrophages et les cellules dendritiques. L'altération fonctionnelle de ces dernières contribue par ailleurs au déficit de l'immunité cellulaire observée au cours du vieillissement.

Parallèlement, on observe une mauvaise régulation des réponses inflammatoires chez les sujets âgés. Les réponses sont prolongées avec une très nette augmentation de la production des interleukines pro-inflammatoires (interleukine-1, interleukine-6, interleukine-8,

Tumor necrosis factor-alpha). Le taux plasmatique d'interleukine-6, faible chez les sujets jeunes, augmente progressivement à partir de 50 à 60 ans. Bien que des niveaux élevés aient été retrouvés chez des centenaires en bonne santé, l'augmentation des taux d'interleukine-6 est le marqueur prédictif le plus puissant de morbidité et de mortalité chez le sujet âgé. Le statut « pro-inflammatoire » du sujet âgé représente une des caractéristiques fondamentales de l'immunosénescence. On pourrait même proposer la mesure de l'équilibre entre interleukine pro- et anti-inflammatoire comme un bio-marqueur de la fragilité et du risque de mortalité chez les sujets âgés.

DYSFONCTIONNEMENTS DE L'IMMUNITÉ ADAPTATIVE

Le compartiment des lymphocytes T responsables de l'immunité cellulaire est aussi profondément affecté au cours du vieillissement. Pour tenter de maintenir leur nombre alors que la production thymique se tarit, leur prolifération périphérique augmente. À cette prolifération périphérique compensatoire s'ajoute la stimulation prolongée par des virus, comme le cytomégalovirus (ou CMV) qui infecte de manière chronique 70 % des sujets âgés de plus de 65 ans. Ces deux stimulations s'ajoutant, elles entraînent préférentiellement le développement des lymphocytes T mémoire aux dépens d'un pool de lymphocytes naïfs, nécessaires pour répondre à de nouveaux antigènes. La baisse de l'activité thymique qui limite l'apparition de nouveaux récepteurs des lymphocytes T et de nouveaux lymphocytes réduit le répertoire lymphocytaire disponible pour faire face à de nouvelles agressions. Cela explique la baisse des défenses reliées à l'immunité cellulaire chez les sujets âgés.

L'atteinte des réponses anticorps des sujets âgés concerne surtout les réponses primaires pour lesquelles les lymphocytes B sont très dépendants de la coopération avec les lymphocytes CD4. La baisse d'expression des molécules accessoires, observée au cours du vieillissement, entraîne une difficulté à former des synapses immunologiques spécifiques. De plus, la production d'IL-2 diminue grandement avec l'âge. Ensemble, ces deux défauts peuvent expliquer la baisse des réponses anticorps. À côté de ces anomalies quantitatives, on observe au cours du vieillissement des anomalies qualitatives dans la production des anticorps. Une perte de leur « précision » et de leur capacité à distinguer le soi du non-soi pourrait expliquer l'augmentation avec l'âge de la sensibilité aux maladies auto-immunes. De plus, chez 10 % des sujets de plus de 80 ans, on observe une production d'immunoglobulines monoclonales* sans signification pathologique. Il ne faut pas confondre ces anomalies avec les myélomes*, tumeurs à plasmocytes toujours graves, dont la fréquence augmente aussi avec l'âge.

On voit donc que le vieillissement du système immunitaire engendre directement ou indirectement de nouvelles pathologies et ajoute de nouveaux problèmes de santé publique à ceux qui se posent déjà gravement durant le troisième et le quatrième âge.

Le langage immunitaire

Bien qu'utilisant des mécanismes différents, les capacités à percevoir et à réagir au danger de l'appareil immunitaire et la réactivité du système nerveux se ressemblent. Leur grande adaptabilité, la flexibilité de leurs réponses et leurs mémoires sont également remarquablement comparables. Tout au long de la vie, le système nerveux exerce tout ou partie de ces fonctions grâce au langage oral notamment. Il est donc tentant de comparer ce langage aux modes de communication de l'appareil immunitaire que celui-ci met en place et utilise sa vie durant pour optimiser ses fonctions.

Les phases de mise en place et d'exécution des actions immunitaires s'articulent autour d'un langage singulier. Les acteurs essentiels, les cellules immunitaires, communiquent intensément pour intégrer, réguler et commander les réponses de défense. Dispersée, mobile, susceptible d'investir différents organes, la société des cellules du système immunitaire s'organise et agit grâce à ce langage. Le terme de langage est approprié puisqu'on va pouvoir retrouver des mots et leurs variantes, des phrases et leur grammaire, avant d'identifier les concepts, assimilables ici à des plans stratégiques qui ne sont pas contenus dans l'information génétique de base, ni dans les actions singulières propres à chaque cellule ou à chaque organe impliqué.

Les *mots* d'abord : on pourrait considérer que les mots sont les molécules de communication, en particulier la centaine de cytokines, interleukines et chimiokines. Leur pléiotropie et leur redondance s'accordent avec le fait que la plupart des mots ont plusieurs significations qui ne se distinguent que par le contexte. Une porte peut signifier une entrée ou une sortie, une invitation conviviale ou une rupture brutale. Il en est de même pour une interleukine. En fonction du contexte, l'interleukine-2 peut entraîner la prolifération cellulaire ou, en cas d'hyperstimulation, induire l'apoptose et donc la mort et la disparition de la cellule reconnue.

Dans ce contexte, les molécules de reconnaissance qui confèrent leur spécificité aux cellules de l'immunité adaptative ont une place à part. Elles apparaissent comme des *mots placés en tête de phrase*, qui l'annoncent et l'initient, pour finalement lui donner tout son sens. Cela rappelle les textes enluminés du Moyen Âge où la première lettre du premier mot de chaque paragraphe était richement ornée, annonçant ou résumant la phrase ou le paragraphe. De la même manière, dans le langage immunologique, la spécificité apporte la signification à toute la phrase et à la réponse qui s'ensuivra.

Les *phrases* ensuite : la phrase immunologique qui s'élabore sur les molécules/mots se structure puis se renforce dans l'arc réflexe immunitaire. Cet arc prend naissance au moment où les cellules présentant l'antigène provoquent le déclenchement de la parole des lymphocytes CD4 qui, après intégration/réflexion, répondent de manière circonstanciée. Les suites ne sont pas toutes écrites à l'avance car à ce stade, différentes phrases demeurent encore possibles. En effet, de cette interaction initiale va dépendre, entre autres, la différentiation des lymphocytes qui va les conduire vers différentes actions comme celles retrouvées dans l'immunité cellulaire ou dans les réponses humorales. Après cette étape, la phrase va donc s'écrire en utilisant les cytokines, interleukines ou chimiokines comme mots. Mais, dépendant de l'échelle temps et de l'ordre dans lequel ces molécules vont apparaître dans la phrase, les conséquences sur l'issue du programme engagé sont très variables.

Enfin, les *concepts* : chaque arc réflexe immunitaire est une phrase et les réseaux qui en découlent, un texte. Après une stimulation antigénique on aboutit au texte le plus élaboré possible pour faire face à chaque agression. Ce texte peut être assimilé à une stratégie, un concept. Ces derniers n'existent pas comme objets préprogrammés. Ils nécessitent donc un développement spécifique à chaque ennemi mais aussi propre à chaque personne concernée. Même si de personne à personne, on peut retrouver des patrons ou des modèles communs, ces stratégies ou concepts partagés ne se formalisent finalement de manière originale que dans le contexte des caractéristiques de chaque personne.

Cette comparaison entre le langage immunologique et le langage parlé peut paraître artificielle. Elle est cependant une manière de résumer la communication immunologique qui pourrait servir à formuler de nouvelles hypothèses concernant le fonctionnement de notre appareil de défense. À une période où notre recherche de connaissance a poussé très loin l'analyse il faut maintenant, sans aucun doute, retrouver une logique supérieure qui unit tous les éléments produits par cette analyse. Cela correspond à une approche dite de biologie systémique* à laquelle le système immunitaire a commencé d'être soumis.

DEUXIÈME PARTIE

Système immunitaire et pathologie

Chapitre IX

LA LUTTE
CONTRE LES MALADIES INFECTIEUSES, ENCORE ET POUR TOUJOURS

Parmi les catastrophes qui ont marqué l'histoire de l'humanité, les grandes épidémies rejoignent les famines et les guerres dans notre inconscient collectif. L'histoire de l'Antiquité et du Moyen Âge est explicite sur l'horreur que suscitaient les épidémies de peste, de variole ou d'autres maladies décimant des villes, s'acharnant sur des groupes qui vivaient parfois ces désastres comme une punition des dieux. Nous portons toujours en nous la crainte de ces drames. Depuis le XIXe siècle, les connaissances scientifiques, initiatrices de progrès médicaux et sociaux, ont néanmoins bouleversé cette donne. Aujourd'hui, nous pouvons facilement voir combien les améliorations apportées ont été immenses. Mais nous pouvons aussi constater que les microbes apprennent à résister aux traitements et que des maladies émergentes très pathogéniques ne cessent d'apparaître. Le combat contre les maladies se doit d'être renouvelé en permanence et la question fondamentale que nous traiterons dans ce chapitre est donc de voir de quelle manière le système immunitaire peut être utilisé pour poursuivre, et éventuellement gagner, cette lutte.

L'origine des maladies infectieuses

À partir des années 1960, les maladies infectieuses furent souvent considérées comme en voie d'extinction ou, pour le moins, sous complète maîtrise médicale. Plusieurs raisons expliquaient cette perception. Dans les pays aux revenus élevés, l'amélioration de la nutrition et des conditions de vie ayant augmenté le niveau de santé des populations, celles-ci résistaient beaucoup mieux aux maladies infectieuses. De plus, et surtout, le succès de l'utilisation des antibiotiques reléguait les infections au rang de maladies faciles à traiter, bénignes donc. S'ajoutait à cette constatation l'efficacité des vaccinations ayant conduit à l'éradication de la variole, à l'espoir d'en faire de même avec la poliomyélite ainsi qu'avec d'autres infections.

Après un demi-siècle de croyance à la « fin des maladies infectieuses », les inquiétudes sont réapparues. Si on mesure leur impact par le nombre de décès qu'elles causent directement, le bilan de ces affections demeure une source de grande préoccupation. Certes, dans un pays développé comme la France, le taux de mortalité directement lié aux maladies infectieuses (environ 4 %) ne se classe qu'au quatrième rang après le cancer (environ 30 %), les maladies cardio-vasculaires (environ 25 %) et les drogues dont l'alcool et le tabac (environ 20 %), soit un total d'environ 25 000 morts pour 550 000 décès déclarés par an. En revanche, au niveau planétaire, la situation est bien différente. Les maladies infectieuses représentent la première cause de mortalité (environ 30 %), loin devant le cancer (environ 15 %) et les maladies cardio-vasculaires (environ 10 %), soit 17 millions de morts sur un total mondial de 57 millions de décès annuels. Étant donné la multiplication des échanges internationaux, les intenses mouvements de population et les bouleversements économiques actuels et prévisibles, les chiffres mondiaux sont de très loin les plus significatifs et démontrent que l'impact des maladies infectieuses n'a finalement pas reculé.

À ce tableau s'ajoute l'effet du réchauffement climatique qui étend le domaine d'activité de certaines infections, jusqu'à maintenant limitées aux régions tropicales. De la même manière, l'apparition ou la réapparition de maladies émergentes pourraient faire des ravages sur des populations immunologiquement non préparées. Ces dernières décennies, à côté du virus du sida, on a ainsi vu apparaître les virus responsables du syndrome respiratoire aigu sévère (SRAS), de la grippe H5N1 et H1N1, du chikungunya et de la fièvre hémorragique à virus Ebola, particulièrement meurtrière puisqu'elle tue 50 % des individus infectés. On considère qu'au moins une maladie émergente apparaît tous les ans et on ne peut pas oublier les menaces de « guerre » ou de « terrorisme microbiologique ». Ces nouveaux risques, s'ajoutant aux anciennes maladies, donnent le sentiment que nous sommes face à un combat sans fin, à l'issue incertaine. Dans cette bataille, conjugué avec la lutte environnementale et l'hygiène, le système immunitaire demeure un élément clé susceptible de nous aider à contenir cette pression mortifère pour l'avenir de l'humanité.

Dans le cadre du vocabulaire utilisé dans ce livre, les maladies infectieuses sont toujours le résultat d'une attaque par un ennemi extérieur capable de multiplication dans notre corps. Ces êtres sont regroupés sous le nom de microbes mais sur l'ensemble de ces organismes, très peu sont susceptibles de donner des maladies. Actuellement, 1 420 agents pathogènes pour l'homme ont été identifiés alors qu'il existe plusieurs dizaines de millions de microbes.

Ces chiffres posent de nombreuses questions. Pourquoi des maladies infectieuses ? Quelle est leur place dans l'évolution ? Comment les microbes deviennent-ils pathogènes ? Nous pensons que les réponses à ces questions peuvent se regrouper autour de deux grandes conceptions. L'une dérive de la théorie darwinienne de l'évolution et l'autre s'articule autour d'une vision plus écologiste du monde vivant.

La théorie darwinienne postule que chaque espèce est née par l'acquisition héréditaire d'une caractéristique lui donnant un avantage qui n'existait pas dans l'espèce qui la précédait. Cet avantage se traduit par une capacité à se multiplier plus rapidement et/ou par une fertilité accrue. Quels avantages certains microbes ont-ils tirés en devenant pathogènes pour les animaux ou pour l'homme ? On peut imaginer qu'en tuant leur hôte, ils immobilisent une niche riche en nutriments et qu'en se transmettant d'un individu à un autre, ils « éternisent » cette niche. Dans ce cadre, les maladies infectieuses découleraient de mutations de micro-organismes devenant pathogènes après ces changements génétiques.

Toujours dans le cadre darwinien, l'espèce humaine aurait utilisé les bactéries pathogènes pour ajuster son évolution. Au cours de ces processus, elle aurait adapté le polymorphisme des gènes contrôlant l'efficacité du système immunitaire. Le groupe humain aurait ainsi gardé en permanence un noyau résistant aux pathogènes alors que tous les autres individus demeuraient sensibles. Ces derniers apparaissent alors comme une variable d'ajustement de la densité de la population humaine, s'équilibrant avec l'abondance de la nourriture et la possibilité de se préserver des rigueurs climatiques. De plus, dans le cadre de cette hypothèse, les infections seraient utilisées pour contre-sélectionner les individus les plus faibles et maintenir ainsi le noyau le plus vigoureux assurant la permanence de l'espèce.

À l'opposé, la conception écologiste des maladies infectieuses donne peu de poids aux changements génétiques. Cette vision est essentiellement bâtie sur des observations récentes dérivant de l'étude des maladies infectieuses émergentes et de la connaissance des paramètres conduisant à leur éclosion et à leur propagation. Selon cette conception, il existe un équilibre d'interactions entre l'environnement de l'homme, celui des animaux et des végétaux. Des événements imprévus peuvent engendrer des déséquilibres et créer des conditions biologiques favorables à la transmission à l'homme d'un agent infectieux préexistant. Dans ce cadre, les maladies infectieuses doivent être comprises comme le résultat d'une dynamique complexe intégrant l'adaptation à l'homme des agents infectieux sans changement génétique de ces derniers. Cette dynamique peut découler de conduites humaines, incluant ainsi des dimensions anthropologiques, démographiques et socio-économiques. Il est implicite que cette analyse établie à partir des maladies émergentes peut s'appliquer à toutes les maladies infectieuses, chacune d'entre elles ayant été, en son temps, une maladie émergente.

Le monde des microbes

Étymologiquement, les microbes ou micro-organismes sont des êtres vivants de petite taille qu'on ne peut observer qu'au microscope optique. Cependant, en médecine, on a pris l'habitude de ranger dans cette catégorie de très nombreux organismes pathogènes et d'en rapprocher des parasites visibles à l'œil nu.

LES MICROBES VIVANTS, PATHOGÈNES POUR L'HOMME

Les bactéries sont des organismes vivants unicellulaires dont la multiplication est extrêmement rapide. Ainsi les bactéries pathogènes peuvent-elles, dans un temps record, envahir un organe ou le corps entier et empêcher son bon fonctionnement. Les bactéries peuvent sécréter des produits délétères appelés toxines. Certaines d'entre elles, les endotoxines, ne sont libérées qu'après la lyse des corps bactériens. Parmi les bactéries les plus connues on compte le pneumocoque, le méningocoque, le staphylocoque responsable de diverses maladies.

Le streptocoque responsable d'angine, le colibacille responsable d'infections urinaires ou intestinales et le bacille de Koch responsable de la très grave épidémie de tuberculose sont également très répandus. Dans certaines conditions qui leur sont défavorables, certaines bactéries arrêtent leur multiplication et se transforment en spores extrêmement résistantes, qui peuvent survivre des milliers d'années comme celles du bacille du tétanos.

Les parasites comprennent deux groupes d'espèces. Les protozoaires se présentent sous la forme d'une cellule unique. Parmi ces protozoaires, on range par exemple les amibes donnant de graves dysenteries et les *Plasmodium* qui donnent le paludisme. Au contraire, les métazoaires sont des êtres vivants pluricellulaires, parfois de grande taille, parmi lesquels les vers parasites tiennent une place importante. Parmi ces vers, les schistosomes provoquent la bilharziose, la seconde endémie parasitaire après le paludisme. Les vers filaires sont responsables de maladies variées comme la loase, la « cécité des rivières » ou les filiaroses lymphatiques engendrant parfois le spectaculaire éléphantiasis dans lequel certains membres deviennent énormes par blocage du retour de la lymphe, le ver s'étant introduit dans un des canaux lymphatiques. Dans nos contrées la pathogénicité de vers comme le ténia ou l'ascaris s'exerce par la gêne qu'ils infligent au bon fonctionnement intestinal et par le détournement de l'alimentation.

Enfin, parmi les microbes vivants, on compte les agents provoquant différentes pathologies regroupées sous le terme de « mycoses ». Certains de ces organismes unicellulaires sont des levures comme *Candida albicans* ou les cryptocoques. D'autres sont des champignons microscopiques à filaments, comme *Aspergillus*. Les mycoses peuvent être superficielles ou profondes, ces dernières mettant souvent en jeu la vie du patient.

VIRUS ET PRIONS, INERTES MAIS INFECTIEUX

Les virus existent sous deux formes. Dans l'état extracellulaire, ce sont des objets particulaires dormants. Au contraire, dans l'état intracellulaire, ils deviennent des éléments génétiques qui peuvent se multiplier, indépendamment des chromosomes de l'hôte, en détournant sa machinerie à leur profit. Les virus sont donc des parasites intracellulaires obligatoires qui exercent leurs effets pathogènes par la destruction des cellules cibles. Chaque cellule infectée libère des milliers de particules virales, ce qui rend la progression d'une infection virale spectaculairement rapide. Parmi les virus, ceux qui provoquent la grippe, les hépatites, la rougeole sont bien connus de même que celui de la varicelle qui est aussi responsable du zona. Nous parlerons du virus du sida au chapitre XII.

Les prions sont des agents pathogènes sans matériel génétique. Chez l'homme, le plus connu est représenté par une protéine ayant adopté une conformation anormale. La protéine normale Prp-c est impliquée dans des fonctions essentielles à la vie des cellules. La protéine anormale Prp-sc, ne pouvant être éliminée, s'accumule dans les neurones et provoque leur mort. De plus, l'exposition à Prp-sc entraîne progressivement la transformation de toutes les protéines normales en protéines anormales et entraîne lentement une dégénérescence globale du système nerveux. Les maladies humaines correspondantes sont le kuru, rencontré en Nouvelle-Guinée, et la maladie de Creutzfeldt-Jakob.

LA RELATION HÔTE-AGENTS PATHOGÈNES : VIRULENCE CONTRE DÉFENSES

Les agents pathogènes sont les microbes responsables d'une maladie après infection d'un sujet en bonne santé. Le pouvoir pathogène d'un microbe se définit donc par la maladie qu'il engendre et qui lui est spécifique. Pour certains microbes, le pouvoir pathogène est un potentiel qui ne se révèle qu'avec certaines caractéristiques de l'hôte comme dans le cas des infections opportunistes.

Pour chaque microbe, le pouvoir pathogène est une notion qualitative alors que la virulence est une notion quantitative. Le pouvoir pathogène du pneumocoque est lié à sa capacité à coloniser les poumons, celui du colibacille à celle d'infecter les voies urinaires ou les intestins. Pour une même espèce microbienne, il peut y avoir des souches également pathogènes mais plus ou moins virulentes. La virulence se mesure par le nombre de microbes nécessaires pour provoquer la maladie. Plus ce nombre est faible, plus la virulence est élevée.

La pathogénicité d'un microbe est essentiellement conditionnée par son tropisme, c'est-à-dire sa capacité à se lier aux cellules de certains organes, définissant ainsi sa porte d'entrée et la plupart des caractéristiques de la maladie qui s'ensuit. Pour les bactéries, cela implique un mécanisme d'adhésion alors que pour les virus la liaison avec un récepteur spécifique de la surface cellulaire est la règle. Au niveau de la porte d'entrée, la colonisation de l'hôte achevée, plusieurs types de pouvoir pathogène peuvent se manifester. Ce pouvoir s'exprime d'abord par le déclenchement d'une réaction inflammatoire locale, secondaire à la multiplication du microbe et à la stimulation des défenses innées, l'ensemble signant la maladie : infection pulmonaire, infection urinaire, infection sur cathéter, etc. Le devenir de la maladie dépend ensuite de l'évolution de cette réaction inflammatoire. En amplifiant les défenses innées et en initiant les réactions de l'immunité adaptative elle peut faire avorter l'infection. Mais si le microbe n'est pas neutralisé, sa pathogénicité se développe par l'accroissement et le prolongement des réactions inflammatoires qui passent de leurs actions positives vers leurs effets pathologiques. La pathogénicité peut aussi se manifester par la diffusion de toxines. Parmi les plus connues, la toxine du choléra responsable des diarrhées entraînant la déshydratation, la toxine de la coqueluche responsable de la toux quinteuse et la toxine tétanique, responsable des contractions musculaires mortelles. Parmi ces toxines, il existe aussi des enzymes qui dégradent les tissus et créent des nécroses. De plus, à partir de cette porte d'entrée on peut avoir des localisations secondaires (endocardites, ostéites, etc.) ou une généralisation de l'infection (septicémie) qui évidemment aggravent la pathogénicité du microbe impliqué.

Parmi les paramètres accroissant la virulence, sont incluses toutes les parades que peuvent développer les microbes en vue de neutraliser les défenses de l'hôte. Certaines bactéries, comme les pneumocoques, peuvent synthétiser une capsule épaisse qui les enveloppe largement et empêche la phagocytose. Des protozoaires, comme *Plasmodium falciparum*, peuvent échapper aux réponses immunes spécifiques par le mécanisme de variation antigénique. Chez eux, pour un antigène de surface donné, il existe plusieurs gènes. Lorsque la réponse immune s'est développée contre le produit d'un de ces gènes, le parasite mute et fait apparaître un nouvel antigène de surface contre lequel le système immunitaire n'est pas préparé. *Plasmodium falciparum* comprend ainsi une cinquantaine de variantes antigéniques utilisables séquentiellement, ce qui lui permet d'échapper à la plupart des réponses de défense de l'hôte. Enfin, certains virus comme les agents de l'herpès ayant capté des gènes humains, codant pour des interleukines et des récepteurs d'interleukines, peuvent neutraliser quelques mécanismes de l'immunité pour favoriser leur propre multiplication.

Une mention particulière doit être faite pour les infections opportunistes. Elles concernent des microbes qui ne donnent pas de maladie sur des sujets sains mais deviennent pathogènes chez des sujets immunodéprimés comme peuvent l'être des patients traités par chimiothérapie ou des patients infectés par le virus de l'immunodéficience humaine ou VIH.

Le développement des infections et le cinquième principe

Lors de la présentation générale du système immunitaire (chapitre III), nous avons expliqué les cinq principes généraux régissant son organisation. Le cinquième principe fait état d'un équilibre entre le système immunitaire individuel et le système immunitaire collectif. Il prévoit que cet équilibre gouverne la progression de toutes les maladies découlant de l'action d'un agent transmissible (maladies infectieuses et certains cancers).

LES RÉSERVOIRS DE MALADIES INFECTIEUSES

De nombreuses maladies infectieuses utilisent un réservoir dans lequel le microbe est stocké, quelquefois de manière inapparente. Dans le cas des zoonoses, la transmission de la maladie se fait de l'animal vers l'homme. Les réservoirs peuvent se trouver chez des espèces domestiques comme dans la grippe aviaire ou porcine. Pour la peste le réservoir se trouve chez le rat. Pour d'autres maladies, le réservoir est humain et on qualifie de porteur sain toute personne contaminée mais non malade. C'est le cas de la méningite pour laquelle une grande proportion des êtres humains porte la bactérie au niveau de la gorge. La maladie ne se déclenche que très rarement chez certains porteurs sains, ceux-ci devenant alors le point de départ d'une épidémie. Dans le cas du tétanos, le réservoir est le sol qui abrite les spores.

Dans d'autres maladies, que l'on qualifie de communautaires, le microbe est porté par un groupe ou des groupes qui entretiennent l'agent infectieux par passage d'un individu à un autre. Ces groupes sont des réservoirs dynamiques en quelque sorte. Pour certaines maladies la transmission se fait par un vecteur. Par leurs piqûres ou leurs morsures, tiques, moustiques, puces sont impliqués. Mais les vecteurs n'ont rarement qu'un simple rôle de transporteur. Souvent, ils sont aussi des hôtes intermédiaires, participant activement au maintien d'un réservoir dynamique. Dans le cas du paludisme, par exemple, la femelle moustique du genre anophèle se contamine en piquant un patient impaludé. Le parasite se multiplie ensuite jusque dans ses glandes salivaires et, lorsqu'elle piquera un nouveau sujet pour se nourrir de son sang, elle pourra le contaminer.

On voit donc que les réservoirs de microbes pathogènes sont nombreux et variés, parfois dormants comme dans le cas des spores du tétanos, parfois actifs comme dans les cas que nous avons appelés réservoirs dynamiques. À remarquer que dans le cas des porteurs sains qui constituent un réservoir important de nombreuses maladies infectieuses humaines, le système immunitaire joue un rôle majeur. S'il fonctionne avec efficacité il protège ces personnes de la maladie et participe de cette manière au maintien d'un équilibre avec le microbe. Au contraire, s'il faiblit il laisse se développer le microbe et peut provoquer ainsi le déclenchement d'une épidémie.

DÉVELOPPEMENT INDIVIDUEL D'UNE INFECTION

Lorsqu'on regarde la progression d'une maladie chez un individu, on peut apprécier au mieux le résultat de la lutte entre les microbes et son système immunitaire. Après exposition, appelée « contact », avec une personne contagieuse, appelée « sujet-contact », la maladie infectieuse entre dans une phase de latence, plus ou moins longue en fonction des individus. Durant cette période, la réaction inflammatoire, les défenses innées et l'immunité adaptative tentent de contrôler l'infection, ce qui peut se réaliser avec succès puisque, heureusement, de nombreux sujets exposés ne tomberont pas malades.

Dans le cas contraire, la période de latence s'achève. On entre alors dans la maladie, qui peut se manifester de manière aiguë ou subaiguë. L'intensité des manifestations pathologiques dépend de l'efficacité des réponses de défense et, en particulier, de la réaction inflammatoire qui dès qu'elle prend une certaine importance est facilement repérable en raison de ses symptômes caractéristiques. Gonflement, rougeur, chaleur et douleur, suivies éventuellement d'impotence fonctionnelle ne peuvent en effet passer inaperçues. Parfois cependant, la maladie peut déboucher directement sur une infection chronique sans aucun symptôme durant la phase d'envahissement.

De la même manière, la progression corporelle dépend de l'efficacité des défenses. L'infection peut rester locale et se manifester par un abcès ou un furoncle qui produisent du pus dans lequel on retrouve de nombreux polynucléaires morts. Mais si toutes les barrières de défense sont franchies, on retrouve alors le microbe dans le sang (septicémie), ce qui est le stade le plus grave d'une infection. Ce stade est d'autant plus grave que le sang redistribue les microbes dans tous les organes y compris ceux dans lesquels les cellules immunitaires sont les moins nombreuses ou peu efficaces.

Il faut souligner à nouveau que la progression et les conséquences d'une maladie infectieuse dépendent aussi de l'âge du patient infecté. Une infection fœtale peut être létale ou entraîner des malformations comme c'est le cas avec la rubéole, qui est par ailleurs une maladie bénigne chez la mère. En général, la majorité des infections infantiles demeurent peu graves. Cette généralité ne doit pas faire oublier les quelques cas d'infections par le virus de la rougeole, par l'hépatite A ou par le virus zona varicelle (VZV) qui peuvent devenir très sérieuses chez l'enfant et le sujet jeune. Mais, de toute façon, les infections des sujets âgés sont toujours plus sévères, comme on peut l'observer dans les maisons de retraite et dans les hôpitaux.

LE SYSTÈME IMMUNITAIRE COLLECTIF

Au sein d'une population bien définie l'importance d'une maladie et sa morbidité se mesurent grâce à trois paramètres. L'incidence représente le nombre de nouveaux cas pendant une période donnée. Lorsque la progression d'une maladie est très rapide, le taux d'attaque représente l'incidence sur une courte période. Quant à la prévalence, elle représente le nombre total de cas à un temps donné ou pendant une période définie. Une épidémie est la traduction d'une augmentation rapide de l'incidence d'une maladie. Lorsque l'épidémie s'étend au niveau mondial, elle devient une pandémie. Au contraire, lorsque l'épidémie se stabilise dans le temps et dans une zone géographique donnée, elle devient une endémie définissable par sa prévalence. Le démarrage d'une épidémie, son extension ou sa régression, dépendent aussi d'aspects sociaux et anthropologiques qui conditionnent les réactions organisationnelles des populations concernées et influencent l'incidence de la maladie. Nous incluons dans les données anthropologiques les aspects génétiques et immunologiques.

Il existe des populations dans lesquelles le système immunitaire de chaque individu est faible, soit pour des raisons génétiques, soit pour des raisons directement liées à la vie du groupe (nutrition, types d'activité). Au bilan, le système immunitaire collectif de cette population est peu efficace. Dans cette population, les maladies infectieuses pénétreront avec une incidence ou un taux d'attaque élevé, allant jusqu'à décimer le groupe. Il en fut ainsi avec les Amérindiens qui, exposés aux maladies apportées par les conquistadors espagnols puis plus tard par les colons anglo-saxons, périrent en grand nombre de la rougeole, de la varicelle et d'autres maladies infectieuses alors que, par rapport à ces infections, les nouveaux venus avaient un système immunitaire collectif efficace. De la même manière, les populations malnutries d'Afrique sont sensibles à la tuberculose car, globalement, la malnutrition affaiblit le système immunitaire des enfants et des adultes. L'incidence élevée de la tuberculose et d'autres maladies infectieuses peut donc s'expliquer par l'affaiblissement collectif des résistances immunitaires. Il en résulte un accroissement de la prévalence de certaines maladies entraînant une exposition plus grande de chaque individu et le développement parfois galopant des infections. L'ensemble de ces données démontre que l'équilibre système immunitaire individuel/système immunitaire collectif est un paramètre fondamental dans la propagation des maladies infectieuses.

Les trois issues :
victoire, cohabitation ou défaite rampante

Dans le corps humain, du conflit ouvert lors de la pénétration du microbe, en passant par les différentes étapes qui s'ensuivent, les stratégies développées par le système immunitaire se sont adaptées au cours de l'évolution et sont relativement standardisées. Aussi, pour chaque maladie infectieuse, les issues sont en général prévisibles.

GUÉRISON SPONTANÉE
DE QUELQUES MALADIES INFECTIEUSES

Dans le cas où le système immunitaire est pleinement efficace, le microbe sera d'abord neutralisé, puis éliminé et le sujet guéri se retrouvera immunisé contre une nouvelle infection identique. Cette situation peut être illustrée par la description d'une maladie infantile, la rougeole.

La rougeole est une maladie éruptive aiguë touchant les enfants à partir de l'âge de 5-6 mois, âge auquel les anticorps maternels transmis à l'enfant ont disparu. Le réservoir est représenté par les jeunes malades. À partir de ceux-ci le virus se transmet par les gouttelettes de salive en suspension dans l'air ou par contact direct avec les sécrétions de la gorge et du nez de personnes contaminées. La maladie évolue en trois phases. La période d'incubation d'environ dix-douze jours est suivie par la période d'invasion pendant laquelle l'enfant présente une forte fièvre ; son nez coule, il tousse, ses yeux sont larmoyants et il est irritable. À la troisième phase, apparaît l'éruption cutanée caractéristique permettant de confirmer le diagnostic de la maladie. À ces trois phases succède une période de convalescence, avec une importante asthénie, après laquelle l'enfant est guéri. Après la guérison, on ne retrouve que très peu de virus dans son corps mais de nombreux anticorps spécifiques dans son sang. Cet enfant n'aura jamais plus la rougeole, il est maintenant immunisé pour la vie. Cette évolution correspond à celle retrouvée chez des enfants bien portants. Mais chez des enfants malnutris, ou vivant dans des conditions précaires, le système de défense devenu déficient est responsable d'une augmentation des cas de rougeole sévère.

INFECTION CHRONIQUE :
ÉQUILIBRE ENTRE LE MICROBE ET LE SYSTÈME IMMUNITAIRE

Dans le cas de certaines maladies infectieuses, le système immunitaire n'arrive pas à se débarrasser du microbe mais le contient sous surveillance active et prolongée, contrôlant ainsi sa multiplication. C'est le cas avec la mononucléose infectieuse, provoquée par le virus d'Epstein-Barr, que nous décrirons ici à titre d'exemple.

Le réservoir du virus d'Epstein-Barr (EBV) est strictement humain et localisé dans l'oropharynx où il se multiplie dans les lymphocytes B des amygdales. Il se transmet par la salive, souvent lors des premiers baisers, et la mononucléose est donc une maladie des adolescents ou des amoureux. L'infection se caractérise par une altération modérée de l'état général avec grande fatigue et une angine pseudo-membraneuse. L'implication du système immunitaire se manifeste par une augmentation de la taille de la rate et l'apparition de nombreux ganglions dans le cou, les aisselles et l'aine. Le diagnostic est confirmé par une augmentation très importante de lymphocytes basophiles et de monocytes dans le sang. L'évolution se fait vers la guérison en trois à quatre semaines avec une phase d'asthénie pouvant se prolonger plusieurs mois. La guérison est obtenue après une importante production d'anticorps spécifiques qui neutralisent les effets de différentes protéines de l'EBV. Mais la guérison n'est qu'un équilibre entre cette réponse immune et le virus qui reste latent, continuant à être produit de manière asymptomatique par les lymphocytes B. La mononucléose infectieuse reste donc une maladie bénigne. Cependant, à long terme, la persistance du virus n'est pas sans risque. Bien que contenue par le système immunitaire, la présence de l'EBV peut se traduire par des maladies plus graves comme le lymphome de Burkitt ou des cancers de l'oropharynx.

INFECTIONS ÉVOLUTIVES :
ÉCHECS DU SYSTÈME IMMUNITAIRE

Dans cette catégorie se classent les trois plus grandes infections du globe qui tuent à elles seules plus de 5 millions de personnes par an. On résumera dans ce chapitre la situation de la tuberculose et du paludisme. On parlera du sida dans un chapitre ultérieur.

La tuberculose est une maladie infectieuse provoquée essentiellement par *Mycobacterium tuberculosis*, bacille de Koch ou BK. Selon la localisation du foyer infectieux la tuberculose peut revêtir différentes formes. La tuberculose pulmonaire est la plus fréquente et les expectorations sont la voie la plus commune de la transmission de la maladie. Le BK arrive dans les alvéoles pulmonaires par voie aérienne. Heureusement, dans la majorité des cas, les moyens de défense sont suffisants pour éviter la multiplication des microbes, ce qui conduit au stade de l'infection tuberculeuse latente. Dans les autres cas, les défenses de l'organisme sont dépassées et on assiste au développement de la tuberculose maladie. En cas d'immunodéficience, comme celle engendrée par l'infection à VIH ou de traitement par certains médicaments immunosuppresseurs, l'infection tuberculeuse latente peut également se transformer en tuberculose maladie. Les symptômes de la tuberculose maladie sont un état fébrile durable, une toux parfois accompagnée d'expectoration, un amaigrissement et des sueurs nocturnes. Une forte positivité de l'intradermoréaction à la tuberculine, révélant une importante réponse immunitaire qui demeure néanmoins insuffisante contre le BK, ainsi qu'une radio pulmonaire établissent souvent le diagnostic, confirmé par la mise en évidence du microbe. En l'absence de traitement, la tuberculose pulmonaire ne guérit pas. Au contraire, elle s'étend à d'autres organes : les os, les ganglions, les méninges et peut même se généraliser comme dans le cas de la tuberculose miliaire. Après des années d'évolution la tuberculose peut entraîner la mort.

L'infection à *Plasmodium falciparum*, responsable d'environ 80 % de tous les paludismes, est aussi la plus grave, représentant la quasi-totalité des décès par cette maladie. Le parasite est transmis à l'homme par un moustique, l'anophèle. Le cycle est complexe avec diverses phases chez le moustique et chez l'homme. Chez ce dernier, il existe une phase sanguine d'infection des globules rouges qui explique en grande partie les signes cliniques. L'éclatement brutal et synchrone des globules infectés est à l'origine d'accès de fièvre et engendre une grande anémie. Le diagnostic de paludisme nécessite obligatoirement la mise en évidence des parasites dans le sang, particulièrement au moment de l'accès palustre où ceux-ci sont les plus nombreux. Après plusieurs années d'infections répétées, certains sujets peuvent acquérir une semi-immunité, appelée prémunition, avec des symptômes atténués lors d'une infection ultérieure de type sévère. Mais cette réponse immune n'est pas stérilisante et, en l'absence de traitement, la disparition totale du parasite *Plasmodium falciparum* n'a jamais été démontrée. Le paludisme ne guérit donc jamais spontanément. L'évolution progressive de la maladie conduit toujours à de graves complications, particulièrement chez les jeunes enfants et les femmes enceintes. Parmi ces complications, le neuropaludisme, expliqué par l'agrégation d'hématies infectées entraînant une obstruction des vaisseaux sanguins cérébraux, peut causer une mort violente.

La révolution antibiotique

Avec l'enrichissement des connaissances scientifiques du XIXe siècle et leur explosion au XXe, le domaine des maladies infectieuses a été profondément bouleversé par deux révolutions. Nous traiterons au chapitre XV des progrès introduits par la vaccination. Ici, nous décrirons quelques aspects de la révolution introduite par l'utilisation des antibiotiques.

LES ANTIBIOTIQUES, BRANCHE ARMÉE DE LA THÉRAPEUTIQUE

Après la découverte des sulfamides puis de la pénicilline, de très nombreuses familles de molécules ayant une activité antibiotique ont été caractérisées et utilisées. Les antibactériens, souvent appelés antibiotiques alors que ce nom désigne toutes les drogues contre tous les microbes, sont de loin les plus répandus. Les antiviraux, les antiparasitaires et les antifongiques sont moins nombreux.

Les avantages des traitements antibiotiques ne sont plus à démontrer. Dans nos pays, on estime que leur seule utilisation a augmenté l'espérance de vie de plus de dix ans. De manière directement mesurable, les antibiotiques sont aussi responsables du raccourcissement de la durée des maladies et d'une récupération plus rapide. Il ne fait aucun doute qu'ils ont transformé la médecine occidentale. Mais, malgré de nombreux progrès dans leur utilisation, leurs effets indésirables demeurent encore notables. En détruisant les micro-organismes commensaux, ils perturbent la physiologie de l'organisme. Par ailleurs, ces destructions peuvent conduire à l'éclosion de nouvelles infections soit par des bactéries commensales devenant pathogènes, soit par l'accroissement de la sensibilité à des germes déjà connus pour leur pathogénicité.

Au cours de ces dernières années, l'utilisation massive des antibiotiques a été la règle. En face du moindre signe infectieux, l'antibiothérapie s'imposait. Ces pratiques se sont étendues à l'élevage industriel, ce qui a permis d'accroître les rendements et la régularité de la production en viande et en lait notamment. Cette utilisation généralisée a donc exposé nos organismes à des traitements antibiotiques itératifs ou prolongés. L'ensemble de ces excès a engendré un immense problème : la résistance des microbes aux antibiotiques. Ainsi quotidiennement, dans les laboratoires d'analyse, on identifie des malades ayant des bactéries résistantes à plusieurs antibiotiques ou des virus insensibles aux antiviraux existants. En conséquence, pour le traitement des maladies infectieuses, l'avenir repose sur la mise au point de nouvelles classes d'antibiotiques par l'industrie pharmaceutique. Nous savons que cette stratégie approche de ses limites.

La gravité de cette situation est rendue plus complexe par le fait que les souches résistantes sont plus fréquemment rencontrées à l'hôpital où se trouvent les patients atteints des maladies les plus graves et ceux ayant donc reçu des traitements antibiotiques prolongés. De plus, la fréquence des maladies nosocomiales est favorisée par la densité accrue des patients dans des hôpitaux de taille croissante. Ensemble, ces deux paramètres créent au niveau de l'utilisation des antibiotiques une situation particulièrement difficile à maîtriser à court terme comme à long terme.

COMMENT RATIONALISER L'UTILISATION DES ANTIBIOTIQUES ?

Comme nous le verrons plus loin, la vaccination doit demeurer une priorité pour lutter contre les maladies infectieuses. Il faut à la fois promouvoir l'utilisation rationnelle des vaccins existants, et développer de nouveaux vaccins et de nouvelles méthodes vaccinales. De la même manière, la promotion de l'immunostimulation pour remplacer ou compléter l'action des antibiotiques s'avère nécessaire. On sait que l'utilisation rapide et massive des antibiotiques empêche l'immunisation contre les germes en cause. Les enfants recevant des traitements antibiotiques réguliers ne s'immunisent jamais contre certaines bactéries et font ainsi des infections à répétition des voies aériennes. De manière complémentaire, on estime que durant les traitements antibiotiques, le système immunitaire est exposé à des microbes modifiés par ces drogues ou à des cadavres de ces microbes. En conséquence, les cellules immunitaires ou les anticorps correspondants auront moins d'effet sur les microbes vivants lorsque ceux-ci apparaîtront à nouveau lors d'une nouvelle infection. De nouvelles études sont donc nécessaires pour mettre au point des protocoles de traitement des maladies infectieuses dans le but d'alléger ou d'éviter les antibiotiques tout en stimulant le développement de réactions de défense immunitaire efficaces. Des molécules comme l'interféron alpha, en combinaison avec l'antiviral ribavirine sont déjà largement utilisées contre l'hépatite C. Dans ce traitement, à côté des effets antiviraux de l'interféron, ce sont aussi ses effets immunomodulateurs* qui sont mis en jeu. C'est un exemple de ce qui pourrait être développé à partir des interleukines ou des défensines humaines (voir le chapitre XVI).

Dans cette situation de questionnement concernant l'utilisation des antibiotiques, certains chercheurs et médecins proposent d'évaluer l'utilisation des bactériophages ou phages. Ce sont des virus infectant et détruisant très efficacement les bactéries. Ils sont faciles à isoler dans la nature et présentent souvent de larges spectres d'activité contre différentes espèces bactériennes. Cependant leur grande taille les empêche de diffuser aussi facilement que les antibiotiques et leur utilisation ne peut être que locale. D'autre part, stimulant des réponses immunes neutralisantes, leur utilisation répétée semble limitée. Très utilisés en Russie et en Géorgie, ils font actuellement l'objet d'études cliniques dans les pays occidentaux. De ces études sortira peut-être la possibilité d'utiliser cette alternative à certains traitements antibiotiques.

Dans l'immédiat, il est nécessaire de rationaliser l'utilisation des antibiotiques en médecine. Les campagnes contre leur utilisation ne doivent pas se solder par des effets négatifs sur des patients qui nécessitent ce traitement. Le corps médical doit apprendre à les utiliser à bon escient, ni de manière excessive ni avec une réserve systématique. Il faut également redécouvrir les moyens thérapeutiques simples. Les règles d'hygiène du corps et de l'alimentation doivent être remises en avant. Les méthodes d'élevage devront être revues pour abolir progressivement l'utilisation des antibiotiques et préférer la vaccination des animaux. Enfin, l'organisation de la santé publique doit être en permanence redéfinie pour mieux ajuster les traitements contre les maladies infectieuses et mettre en place les réactions d'urgence les plus appropriées lors du déclenchement de toute nouvelle épidémie. La lutte contre les maladies nosocomiales doit devenir une priorité, ce qui pourrait impliquer des bouleversements dans le fonctionnement et l'architecture des hôpitaux.

En conclusion, l'extension des vaccinations et la promotion d'une utilisation raisonnée des antibiotiques, complétées par des produits immunostimulants, apparaissent comme les voies prioritaires pour venir à bout des maladies infectieuses. À partir des expériences conduites dans certains pays à haut niveau de revenu, des programmes applicables aux pays moins favorisés seront ensuite nécessaires pour contenir les bombes microbiologiques qui sommeillent toujours à nos portes. Seule la mise en œuvre de ces nouvelles conduites permettra de progressivement dominer les peurs d'antan.

Chapitre X

LE CANCER :
CONSTAT ET NOUVELLES PERSPECTIVES

Contrairement à une idée reçue, le cancer n'est pas une maladie nouvelle. Trois à quatre cents ans avant Jésus-Christ, des tumeurs furent décrites par Hippocrate et ses disciples qui les comparèrent à des crabes, d'où le nom de cancer dérivé du mot grec signifiant crabe ou écrevisse. Des archéologues ont aussi retrouvé des tumeurs osseuses sur des squelettes d'hommes préhistoriques, comme les pithécanthropes de Java ayant vécu 400 000 ans avant notre ère. Il semble donc que les hommes aient toujours vécu avec le risque de cancer. Mais durant ce dernier siècle, en raison des changements de mode de vie et de l'allongement de celle-ci, l'incidence et la prévalence des cancers ont grandement augmenté. Cependant, même si l'accroissement des cas de tumeur est bien réel, les chiffres doivent être relativisés en tenant compte de l'énorme progression des techniques de diagnostic, notamment en imagerie. Sans nul doute les progrès de la science et de la médecine ont désormais un impact important sur la compréhension et les traitements des cancers, mais ces progrès restent en compétition permanente avec l'accroissement constant du nombre et de l'intensité des facteurs de risque du cancer.

Les progrès de la génétique, relayés par ceux de la biologie moléculaire, ont apporté des explications fondamentales concernant l'origine du cancer. Par la suite, lorsqu'il fut découvert que les tumeurs pouvaient exprimer des antigènes reconnus par nos systèmes de défense, les progrès de l'immunologie ont apporté de nouvelles explications concernant l'émergence et la progression des tumeurs. Ensemble, les progrès de la génétique et de l'immunologie ont fait naître d'immenses espoirs. En utilisant ces différentes branches de la science, la « guerre contre le cancer » était déclarée. L'offensive générale prit forme avec le lancement, en 1971, du plan cancer voulu par le président Richard Nixon. Ce plan prévoyait d'éradiquer la maladie en vingt ans. Son esprit était calqué sur celui du programme Apollo qui avait vu les hommes atterrir sur la Lune. Mais ce rêve qui permit d'accomplir de nombreux progrès dans les sciences du vivant tourna court. La grande guerre contre le cancer ne fut pas gagnée. Il subsiste de cette époque l'espoir, celui qui alimente de nombreuses équipes de chercheurs et de médecins non pas de vaincre le cancer dans son ensemble, mais celui de faire reculer cette maladie pas à pas. De multiples fronts ont déjà permis de guérir tel ou tel cancer ou d'en mettre d'autres en rémission. L'optimisme des années 1970 découlant des nouvelles connaissances en biologie s'est donc mué en une lutte opiniâtre, quotidienne, dont les succès parfois les moins spectaculaires sont porteurs d'immenses promesses pour l'avenir.

Dans cette guerre contre le cancer, les défenses immunitaires jouent un rôle considérable. On estime qu'elles éliminent en permanence des cellules devenues malades et que les tumeurs ne sont que les rares cas où les cellules cancéreuses échappent à la vigilance du système immunitaire. À côté des mécanismes génétiques qui induisent la cancérisation, l'étude des voies par lesquelles les cellules cancéreuses contournent le système immunitaire, phénomène désigné sous le nom d'échappement*, est devenue la branche la plus critique de la recherche en cancérologie. Malgré tous nos mécanismes de défense, comment les tumeurs arrivent-elles à croître ? Comment se dérobent-elles devant le système immunitaire ? Comment celui-ci pourrait-il reconquérir le terrain perdu ? C'est dans le décalage entre initiation de la tumeur et mise en route des réactions du système immunitaire que réside une des problématiques majeures de la cancérologie. De plus, la nécessité de comprendre les défaillances du système immunitaire rencontrées chez les patients porteurs de tumeurs est d'autant plus prioritaire que de ces connaissances devraient découler de nouvelles armes thérapeutiques.

Multiplicité des causes, diversité des manifestations

Le cancer est une maladie d'apparition insidieuse dont les manifestations sont d'une extrême variabilité et la progression souvent imprévisible. Nous allons d'abord présenter une analyse de sa fréquence avant d'étudier quelques causes et facteurs de risque rendant compte de l'incidence de cette maladie.

INCIDENCE ET PRÉVALENCE

Dans les pays riches, l'ensemble des différents cancers est l'une des premières causes de mortalité. La France n'échappe pas à cette règle. En 2011, le nombre de nouveaux diagnostics de cancer en France métropolitaine s'est élevé à 365 000 dont 210 000 hommes et 155 000 femmes. En moyenne ces dernières années on a compté environ 150 000 décès par an dus au cancer dont une majorité d'hommes (60 %).

Avec 71 000 nouveaux cas estimés chaque année, le cancer de la prostate reste de loin le cancer le plus fréquemment diagnostiqué chez l'homme, devant le cancer du poumon (27 500 cas) et le cancer colorectal (21 500 cas). Le cancer du sein est le plus fréquemment diagnostiqué chez la femme avec 53 000 nouveaux cas estimés par an, devant le cancer colorectal (19 000 cas) et le cancer du poumon (12 000 cas). À côté de ces chiffres, grandement influencés par les méthodes de détection utilisées, il faut aussi mentionner le classement du nombre de morts par catégorie de cancer. Chez l'homme celui du poumon domine, suivi par celui du côlon puis de la prostate. La comparaison entre les chiffres des nouveaux cas diagnostiqués et ceux des morts par cancer de la prostate indique qu'il existe un surdiagnostic de ce cancer principalement dû à la banalisation du dosage du *Prostatic specific antigen*, ou PSA. Chez la femme c'est le cancer du sein qui demeure le plus meurtrier, suivi par celui du poumon puis du côlon. Chez les deux sexes confondus, la mortalité par tumeur est majoritairement due au cancer colorectal. Il faut aussi noter certaines évolutions, notamment chez la femme. Principalement à cause du diagnostic précoce découlant de la pratique systématique des mammographies, le nombre de morts par cancer du sein ne cesse de diminuer. En revanche, toujours chez la femme, le cancer du poumon gagne du terrain. Inexistant il y a quarante ans, ce cancer ne cesse de progresser en relation avec le tabagisme accru chez les plus jeunes d'entre elles.

EXPOSITION À DES PRODUITS TOXIQUES

Le tabac est indiscutablement responsable de très nombreux cancers. Sa combustion produit des goudrons composés de milliers de produits chimiques qui ont des effets carcinogènes directs sur la bouche, la langue ou les poumons. En passant par le sang, les carcinogènes de la fumée vont plus loin dans l'organisme, ce qui explique leurs effets sur l'émergence de cancers des voies digestives, de la vessie, du rein ou du col de l'utérus. On estime qu'un quart de l'ensemble des décès dus au cancer est imputable au tabagisme. Concernant le cancer du poumon, cause d'environ 28 000 décès par an en France, 80 % d'entre eux sont directement attribuables au tabac.

L'alcool est également une cause majeure de cancer. Sur tout son trajet, bouche, gorge, œsophage, intestin, l'alcool cause des dégâts et accroît le risque de cancer. En passant dans le sang, l'alcool devient un facteur de risque pour d'autres cancers. On estime que l'alcool est directement responsable d'environ 10 000 décès par cancer et par an et qu'il est impliqué dans l'émergence de 10 % de l'ensemble des cancers. Associé au tabac, l'alcool augmente l'incidence des cancers de manière considérable.

Les cancers d'origine professionnelle sont aussi très nombreux. Les huiles minérales sont responsables de cancers de la peau, l'amiante de cancers du poumon et de la plèvre, alors que le benzène induit des cancers de la moelle osseuse. Dans les mines d'uranium, le radon est à l'origine de cancers du poumon et près des centrales nucléaires, les rayonnements ionisants sont également suspectés dans de nombreux cancers. Dans l'agriculture, le cas des pesticides est encore en question, plusieurs de ces molécules étant des cancérigènes potentiels. Ces cancers professionnels sont à rapprocher de ceux influencés par des facteurs environnementaux. Bien que cette question reste débattue il semble bien que des agents physiques (rayonnement, ondes), chimiques (métaux, résidus de médicaments) ou biologiques (toxines, virus) soient clairement mis en cause dans de multiples cancers.

CANCERS D'ORIGINE INFECTIEUSE

Moins connus que les cancers d'origine toxique, les cancers d'origine infectieuse sont pourtant très répandus. Ils ne touchent pas de la même manière toutes les régions du globe. Dans les pays à faible niveau de revenu, les cas de cancers par infection sont plus fréquents (37 % en Afrique subsaharienne contre 3,3 % en Australie ou 5 % en France). Cependant, dans l'ensemble du monde, un cancer sur six est d'origine infectieuse.

Les virus sont les plus fréquemment impliqués. On recense les virus B et C de l'hépatite qui donnent des cancers primitifs du foie et le virus d'Epstein-Barr (EBV) provoquant des lymphomes et des carcinomes du nasopharynx. Le virus herpétique HHV8 est quant à lui impliqué dans le sarcome de Kaposi, une tumeur dérivée des cellules des vaisseaux sanguins. Chez la femme, certains virus de type papillome (notamment HPV-16) donnent des cancers du col de l'utérus. Conséquences des changements dans les pratiques sexuelles, on a récemment constaté que ces mêmes sous-types de HPV se retrouvent associés à plus de 20 % de cancer de la sphère ORL (40 % aux États-Unis). Au Japon, le rétrovirus HTLV-1 (*Human T-lymphotropic virus-1*) est endémique et provoque des leucémies et des lymphomes chez l'adulte. À côté des virus, d'autres microbes et parasites jouent aussi un rôle dans l'apparition de tumeurs. Les bactéries comme *Helicobacter pylori*, qui provoquent l'ulcère de l'estomac, favorisent aussi le cancer de cet organe ainsi que des lymphomes digestifs. En Afrique de l'Est, et surtout en Égypte, le parasite *Schistosoma haematobium* à l'origine de la bilharziose est aussi un facteur de risque majeur du cancer de la vessie.

CANCERS HÉRÉDITAIRES

Il existe des gènes hérités des parents sous une forme qui entraîne l'apparition de certains cancers avec une fréquence très élevée. Parmi ces gènes qui prédisposent aux cancers, certains ont été très étudiés. Les gènes BRCA1 et BRCA2 jouent un rôle majeur dans le cancer du sein héréditaire alors que le gène APC conditionne l'apparition d'un cancer de l'intestin appelé polypose adénomateuse.

On connaît aussi le gène RB qui entraîne un cancer de la rétine et le gène MTS1 qui conditionne l'apparition de cancers de la peau comme le mélanome héréditaire. Même si ces cancers sont rares, leur importance est majeure dans la recherche car c'est grâce à leur étude que de nombreux gènes prédisposant au cancer sont découverts.

À côté des gènes induisant fortement l'apparition de cancers, il existe clairement des familles où l'incidence de cancers est plus élevée que dans la moyenne de la population. Parmi ces cancers, on met en évidence régulièrement des cancers héréditaires comme ceux que nous venons de décrire. En l'absence de découvertes de ce type, on parle de terrain prédisposant au cancer. Bien sûr, il faut accepter que cette notion manque encore de précision et que l'environnement général ou professionnel dans lequel évolue une famille peut jouer un rôle. Cependant, il y a actuellement suffisamment d'observations pour montrer que cette sensibilité est réellement congénitale. Il pourrait s'agir de gènes de prédisposition au cancer non encore décrits car plus rares ou de faible pénétrance, ou de défauts du système immunitaire. Ces questions ayant un fort impact médical, on peut espérer que les bases scientifiques de ces susceptibilités familiales au cancer seront un jour éclaircies.

LES CANCERS DES DEUX EXTRÉMITÉS DE LA VIE

Heureusement, les cancers pédiatriques sont rares. En France, chez les enfants de moins de 15 ans, on en compte 1 700 nouveaux cas par an. Par leurs caractères histopathologiques et biologiques, les cancers de l'enfant diffèrent complètement des cancers de l'adulte. Chez l'enfant, les cancers dérivés du système hématopoïétique dominent (leucémies et lymphomes), suivis par les tumeurs du système nerveux central et les tumeurs provenant de tissus embryonnaires ayant survécu au développement postnatal (néphroblastomes, neuroblastomes, rétinoblastomes, etc.). À la différence des cancers de l'adulte les cancers pédiatriques évoluent de manière explosive mais demeurent beaucoup plus sensibles à la chimiothérapie. À ce jour, les causes des cancers pédiatriques demeurent très mal connues.

L'association entre cancer et vieillissement est par contre une donnée bien acquise. L'incidence du cancer augmente régulièrement au cours de la vie, le cancer étant surtout une pathologie du sujet âgé. En 2011, sur les 365 000 nouveaux cas de cancer, 210 000 concernaient des personnes âgées de 65 ans et plus dont 34 000 avaient plus de 85 ans. Dans cette tranche d'âge, le cancer de la prostate domine même s'il est en partie surdiagnostiqué en raison du dosage systématique du PSA chez les hommes âgés. Rappelons, dans ce contexte, que les centenaires présentent tous à l'autopsie un cancer de la prostate qui n'avait jamais fait parler de lui et dont ils ne sont pas morts. Prise dans son ensemble, la fréquence des cancers chez les personnes âgées diffère de celles retrouvée dans la population globale, orientant de ce fait vers des mécanismes initiaux différents. Pour expliquer cet accroissement, deux types d'explication convergent. Nous avons déjà vu que le système immunitaire vieillit et devient beaucoup moins efficace avec l'âge. D'autre part, l'instabilité génétique et la faillite des systèmes de réparation de l'ADN liées au vieillissement aboutissent à l'accumulation de mutations, causes de cancers comme nous le verrons plus loin. Ensemble, ces deux paramètres sont susceptibles d'expliquer l'accroissement des cancers des sujets âgés.

DES MANIFESTATIONS D'UNE GRANDE DIVERSITÉ

Si les manifestations des cancers dépendent essentiellement de l'organe atteint, elles sont aussi liées au retentissement de la tumeur sur l'état général. L'amaigrissement et une intense fatigue sont fréquemment observés.

Les manifestations des cancers dépendent également du stade de la découverte. À titre d'exemple, on peut mentionner le cancer de la vessie qui se manifeste assez précocement par la présence de sang dans les urines (hématurie). Au contraire, le cancer du côlon et celui de la prostate restent longtemps silencieux et on ne les suspecte que lors de troubles du transit ou de la miction, accompagnés de vagues douleurs abdominales. Quant aux cancers du sein, bien que certains soient reconnus par la détection d'une petite masse indolore, la majorité sont maintenant découverts au cours des mammographies de dépistage systématique.

Dans l'ensemble de ces maladies, la localisation initiale peut être suivie d'une phase d'envahissement, avec apparition de métastases. Les manifestations dépendent alors de la localisation de ces métastases. Chaque cancer a des localisations métastasiques pré-destinées. Les cancers primaires du poumon font surtout des métastases dans les glandes surrénales, le foie, le cerveau et les os. Mais, le poumon est aussi un site fréquent pour le développement de métastases provenant de tumeurs d'autres parties du corps. Ces cancers secondaires, reconnaissables par la nature des cellules qui les composent, sont désignés en fonction de l'organe d'origine. Une métastase du cancer du sein dans le poumon est reconnue comme une extension secondaire du cancer primitif localisé dans la glande mammaire.

Le cancer, maladie de la cellule

Nous montrerons maintenant que tous les cancers découlent d'événements singuliers, le plus souvent génétiques ou épigénétiques* qui, par accumulation, entraînent la production d'une cellule cancéreuse. À partir de cette cellule, de multiples étapes conduisent au développement de tumeurs.

LES CELLULES CANCÉREUSES

À la suite d'agressions ou de dommages, une cellule normale peut être prise d'une sorte de folie, ce qui la rend totalement incontrôlable et la transforme en cellule cancéreuse. Cette altération intime de la cellule constitue la base même de tous les cancers. La cellule n'arrête plus de se multiplier, et reste en vie dans un organe où habituellement les cellules se renouvellent et meurent rapidement. Dans les cellules normales, chaque phase du cycle amenant à la production de deux cellules filles est rigoureusement contrôlée. Toute prolifération entraîne immédiatement un effet rétroactif qui freine le cycle suivant en des points précis. Chez les cellules cancéreuses, ces *checkpoints* ayant disparu, leur horloge biologique est déréglée et leur cycle cellulaire n'étant plus contrôlé, leur division se poursuit à l'infini.

Chez la plupart des êtres vivants, le nombre de divisions que peut effectuer une cellule est limité. Cette sénescence représente un autre contrôle de la multiplication cellulaire. Elle s'explique par le raccourcissement des télomères, les extrémités des chromosomes, à chaque division cellulaire. Le nombre de cycles possibles est donc limité par la longueur de ces télomères. Les cellules normales possèdent une enzyme appelée télomérase qui allonge modérément ces télomères et permet ainsi la poursuite de quelques divisions cellulaires. Dans les cellules cancéreuses, l'activité télomérase est très élevée, et rend les cellules cancéreuses immortelles.

Une cellule normale ne prolifère que si elle reçoit des signaux adéquats en provenance des autres cellules de son organe ou d'organes en interaction. Parmi ces signaux, les facteurs de croissance jouent un rôle essentiel dans le maintien de l'homéostasie des organes. Ils agissent sur des récepteurs activateurs de la division cellulaire. Les cellules cancéreuses peuvent proliférer en l'absence de ces facteurs de croissance car leurs récepteurs sont activés en permanence. En conséquence, elles n'obéissent plus à aucune règle homéostatique. Parallèlement, elles acquièrent une résistance aux phénomènes de mort cellulaire, ou apoptose, qui chez les cellules normales accompagne la privation en facteurs de croissance.

L'ensemble de ces caractéristiques se résume facilement en laboratoire. Ensemencées dans des boîtes de culture, les cellules normales tapissent le fond et s'arrêtent de croître dès qu'elles forment une couche monocellulaire continue. Au contraire, les cellules tumorales s'empilent les unes sur les autres, le fond de la boîte se recouvrant de multiples couches de cellules. Ce phénomène, appelé « perte de l'inhibition de contact », reproduit expérimentalement la prolifération continue des cellules, leur immortalité et la perte totale de réactions aux signaux provenant des autres cellules, ensemble de caractéristiques retrouvées dans les cancers humains.

L'ORIGINE GÉNÉTIQUE DES CELLULES CANCÉREUSES

Dans le cas des cancers héréditaires, les gènes impliqués se manifestent plus ou moins tôt dans la vie des patients mais se traduisent toujours par l'apparition de cellules ayant une multiplication anormale. De manière plus générale, les tumeurs découlent d'accidents génétiques affectant uniquement les cellules somatiques, et ne sont donc jamais transmissibles à la descendance. La cause de ces mutations et de ces remaniements chromosomiques découle de facteurs de risque que nous avons décrits plus haut. Les agents toxiques sont directement et particulièrement impliqués.

Parmi les accidents génétiques, les mutations sont les plus fréquentes. Elles proviennent d'erreurs au cours de la duplication de l'ADN qui se produit lors des divisions cellulaires normales. À côté de ces mutations, il existe de nombreux accidents chromosomiques qui se traduisent par des aberrations dans la transmission de l'information génétique. Les plus fréquentes sont des translocations d'une partie de chromosome sur un autre, ou des inversions de segments génétiques sur un même chromosome. Les fractures engendrées par ces remaniements peuvent entraîner l'inactivation de gènes ou au contraire amener à la création de nouveaux gènes. Certains accidents se traduisent par l'amplification de régions chromosomiques, multipliant ainsi dangereusement les effets des gènes qui s'y trouvent. De plus, la prolifération cellulaire continue des cellules cancéreuses entraîne l'apparition de chromosomes aberrants par leur aspect et leur nombre (aneuploïdie*). Alors que le nombre normal de chromosomes est de 46 pour une cellule saine, on peut observer jusqu'à 200 chromosomes dans une cellule cancéreuse. Cette aneuploïdie augmente l'instabilité génétique au sein de la cellule malade et fait progresser le cancer.

Plus précisément, la cancérogenèse implique des accidents génétiques au niveau de trois systèmes génétiques : les oncogènes*, les gènes suppresseurs de tumeurs et les mécanismes de réparation du matériel génétique. Les oncogènes sont des gènes qui, après altération génétique, entraînent la transformation d'une cellule normale en cellule cancéreuse. La forme non altérée du gène est appelée proto-oncogène*. Les proto-oncogènes sont impliqués dans des mécanismes de contrôle du cycle cellulaire normal. Après mutation, ils deviennent hyperactifs et stimulent en permanence la prolifération des cellules cancéreuses. Parmi les oncogènes, on retrouve des gènes codant pour des facteurs de transcription contrôlant l'expression du génome, des gènes impliqués dans la transmission des signaux intracellulaires et des gènes qui règlent la vie et la mort des cellules. On a également identifié parmi les oncogènes des récepteurs de facteurs de croissance qui, après mutation, donnent des signaux de manière constitutive sans nécessité de liaison avec le facteur dont ils sont spécifiques : c'est le cas des récepteurs de l'EGF (*Epidermal growth factor*), très souvent impliqués dans les tumeurs du sein. Les virus cancérigènes sont à rapprocher de ce groupe. Ces virus sont capables de stimuler la prolifération cellulaire en utilisant certains de leurs gènes comme oncogènes.

Le rôle des gènes suppresseurs de tumeurs, régulateurs de la prolifération, est tout aussi capital. Ces gènes sont normalement des garde-fous qui empêchent la dérive d'une cellule vers la malignité. Or, dans les cancers, ils sont fréquemment mutés. Alors que l'action d'un oncogène est dominante et qu'il suffit qu'un des gènes soit muté pour observer des effets sur la croissance cellulaire, il n'en est pas de même pour les gènes suppresseurs de tumeurs, où les deux gènes hérités des parents doivent être mutés pour obtenir l'inactivation de l'effet suppresseur. Parmi ces gènes, p53 joue un rôle très important. On le trouve muté dans plus de 50 % des tumeurs humaines. Dans une cellule agressée, p53 arrête le cycle cellulaire, ce qui conduit à la réparation de l'ADN ou à la mort. Le gène suppresseur p53 est donc indispensable au maintien de l'intégrité des cellules. Lorsque p53 est muté, le risque de transformation maligne d'une cellule devient considérable.

Enfin, les gènes spécifiquement impliqués dans la maintenance du génome forment le troisième système impliqué dans l'oncogenèse. En général, lorsque des dommages surviennent sur l'ADN, comme des mutations ou des cassures, des mécanismes de réparation sont mis en jeu. Mais souvent, la signalisation de ces dommages se trouve défaillante dans les cellules cancéreuses, ce qui veut dire que les nouvelles mutations ne sont plus détectées. Sans réparation, les aberrations génétiques sont donc conservées et s'accumulent dans le génome des cellules cancéreuses. Les accidents génétiques ainsi conservés augmentent la probabilité d'activation de nouveaux oncogènes et d'inactivation des gènes suppresseurs de tumeurs, ce qui favorise l'oncogenèse et la progression des tumeurs.

PROGRESSION ET DÉVELOPPEMENT TUMORAL

Le développement d'une tumeur implique l'accumulation de très nombreux accidents génétiques. Ces événements s'étalent sur plusieurs années, voire une dizaine d'années. Il est difficile de reconstituer avec précision toutes les étapes que traversent les cellules normales pour devenir cancéreuses et produire une tumeur. Cependant, on peut résumer ce développement en trois étapes.

L'*initiation* est la première phase. Elle ne concerne à ce stade qu'une seule cellule qui acquiert des prédispositions pour devenir immortelle. Ce premier stade est souvent lié à l'activation d'un oncogène, après mutation. On suppose que cette phase n'est provoquée que par un seul facteur (chimique, physique, infectieux) et que ce phénomène ne survient qu'une fois. Du point de vue de cet événement, la tumeur sera clonale, car découlant d'une seule cellule originale. Mais, la nature génétique de cet événement reste mal connue. Même dans le cas des cancers héréditaires l'événement initial n'est pas obligatoirement constitué par l'anomalie génétique responsable de l'incidence élevée des cancers qui en découlent.

La *promotion* représente la phase suivante. La cellule acquiert par mutation ou accidents génétiques successifs les caractéristiques qui lui permettent de se multiplier anormalement et de créer un cancer. De multiples facteurs sont impliqués dans la phase de promotion. Pour un organe donné, il en résulte que les cellules peuvent traverser des phases de promotion variées, débouchant ainsi sur différentes formes et types de cancers plus ou moins malins en fonction des patients. Il est probable que les deux premières étapes, initiation et promotion, demeurent très sensibles à l'action du système immunitaire.

La troisième phase, la *progression*, voit les cellules transformées par les multiples événements génétiques successifs échapper au système immunitaire pour donner des ensembles cellulaires de plus en plus malins et finalement déboucher sur la phase clinique durant laquelle la tumeur sera détectable et diagnostiquée, alors qu'aux phases d'initiation et de promotion, la tumeur reste infraclinique.

HÉTÉROGÉNÉITÉ GÉNÉTIQUE

La vision d'une tumeur caractérisée par son origine tissulaire et faite de cellules cancéreuses quasi identiques est maintenant dépassée. Après les nombreuses études sur l'origine et l'évolution génétiques des tumeurs, nous savons que la majorité est une mosaïque de sous-population de cellules cancéreuses. La mutation qui a donné le clone originel est noyée dans tous les autres événements génétiques qui ont permis la promotion et la progression de la tumeur. Ces événements sont acquis par le hasard des mutations apparaissant dans les multiples cellules composant rapidement la tumeur. Ensuite, ces variantes génétiques sont plus ou moins bien sélectionnées par rapport à leur influence sur la croissance de la tumeur et à leur rôle dans l'échappement à la pression immunologique. Au bilan, les tumeurs sont très hétérogènes et constituent une sorte d'écosystème évoluant sans cesse. Une analyse génétique globale des tumeurs provenant d'un même organe de différents patients confirme cette vision et permet, en classant les différents types de cancers, de prévoir leur agressivité et d'ajuster le traitement.

Cancers et systèmes de défense

Les défenses contre les micro-organismes, ennemis extérieurs, ont une logique simple à comprendre, mais les défenses contre les tumeurs sont plus ambivalentes. Les cellules tumorales dérivent de cellules normales et leur restent proches. La différence entre des cellules souches de la peau qui se divisent intensément et une cellule cancéreuse du même organe n'est pas toujours évidente. Le système immunitaire doit donc mettre en jeu une capacité de discrimination exceptionnellement fine, tout en restant efficace, de manière à réagir dès les premières phases de développement de la tumeur. L'immunologie des tumeurs est calquée sur la connaissance des défenses contre les micro-organismes, mais sa nature est différente car l'ennemi intérieur apparaît de manière plus insidieuse et ses capacités d'adaptation sont bien plus grandes.

LA THÉORIE DE L'IMMUNOSURVEILLANCE

D'abord formulée par Paul Ehrlich en 1909, cette théorie fut reprise par Frank Macfarlane Burnet dans les années 1950. Même si elle est aujourd'hui largement dépassée, elle n'a cessé d'être actualisée en fonction des progrès de l'immunologie et d'offrir ainsi des explications sur l'émergence des tumeurs. Le dénominateur commun entre ces théories successives peut se résumer ainsi. Conséquence de l'instabilité du génome, des cellules cancéreuses apparaissent régulièrement dans notre corps. Le système immunitaire les détruit et empêche leur initiation et leur promotion. Le cancer n'est donc qu'un événement extrêmement rare résultant soit d'une défaillance du système de défense, soit de l'apparition d'une cellule particulièrement maligne échappant à ces défenses. Cette théorie pourrait se résumer par une lutte entre des clones lymphocytaires spécifiques et affins et les cellules tumorales issues d'un clone originel malin. Un aphorisme pourrait la récapituler : « Le combat des clones, les plus affins contre les plus malins. »

Cette théorie et ses variantes ont connu des fortunes diverses. Elle fut d'abord confortée par la description de nombreux antigènes tumoraux qui dévoilait ainsi tout le rôle que pouvait jouer le système immunitaire. Elle fut ensuite dénigrée lorsqu'on s'aperçut que des enfants dépourvus à la naissance des mécanismes de l'immunité adaptative ne développaient pas beaucoup plus de tumeurs. Cette dernière limite étant maintenant comprise, comme on l'expliquera plus loin, la théorie de la surveillance immunitaire est aujourd'hui globalement accepté.

Chez l'homme, une série d'observations s'inscrivent complètement dans cette vision d'immunosurveillance. Les patients immunodéficients, comme les patients greffés traités par immunosuppresseurs ou les patients infectés par le VIH, ont une incidence accrue de cancers. Parmi ces cancers, les virus jouent souvent un rôle déterminant. Dans les lymphomes, le virus EBV est impliqué alors que dans le sarcome de Kaposi, le virus herpès HHV8 est en cause. De manière générale, on trouve une forte corrélation entre l'infiltration lymphocytaire des tumeurs et la survie des patients, ce qui démontre le rôle actif et protecteur du système immunitaire.

LE MICROENVIRONNEMENT DE LA TUMEUR

Les tissus cancéreux comportent deux composantes : les cellules cancéreuses et le stroma. Le stroma est un tissu non tumoral qui provient de l'hôte. Comme le tissu conjonctif qui cimente tous nos organes, il est composé de fibroblastes et de fibres moléculaires comme le collagène. Le stroma joue un rôle très important dans la croissance des tumeurs car il sécrète de nombreux facteurs de croissance. De plus, il exerce une fonction nourricière et soutient la croissance de la tumeur. Une tumeur est donc un système écologique dominé par les cellules cancéreuses.

Dans la croissance tumorale, parmi un ensemble d'événements critiques, l'angiogenèse* joue un rôle fondamental. La vascularisation tumorale est induite par les cellules cancéreuses et les cellules du stroma. Ces néovaisseaux* apportent l'oxygène et les éléments nutritifs à la tumeur. Ils sont évidemment critiques dans l'accroissement de la taille de la tumeur et dans sa capacité à métastaser. En cas de déficience de la vascularisation, la tumeur peut se nécroser, ce qui est un phénomène fréquent lorsque les tumeurs dépassent une certaine taille.

La lutte engagée par le système immunitaire contre la tumeur emprunte les voies des vaisseaux et du stroma. C'est dans ce tissu que se regroupent les cellules immunitaires et les produits qu'elles sécrètent pour limiter la croissance des tumeurs. C'est donc dans ces conditions que sont mis en jeu les différents mécanismes de défense qui peuvent parfois conduire au rejet de la tumeur.

TUMEUR ET RÉPONSES ANTITUMORALES

Les relations entre la tumeur et son hôte peuvent se résumer en trois possibilités. En accord avec la théorie de l'immunosurveillance, l'élimination initiale des tumeurs est la plus fréquente. Au cours de l'étape de promotion, on peut également aboutir à un état d'équilibre. Dans ce cas, le système immunitaire exerce une pression suffisante sur la tumeur pour la contrôler mais celle-ci n'est pas assez efficace pour l'éliminer. Si au cours de cette phase d'équilibre, qui peut durer des années, des variantes de cellules tumorales plus agressives apparaissent, ou si l'efficacité des défenses baisse, on entre alors dans la phase d'échappement, et donc de progression de la tumeur.

Les principaux mécanismes de lutte contre les tumeurs impliquent la plupart des branches du système immunitaire. Les enchaînements de ces mécanismes sont mal connus et nous ne pouvons exposer ici que les scénarios les plus probables. Au départ, en accord avec les notions exposées au chapitre V, on peut estimer que les motifs moléculaires conservés (MMC) de la tumeur – bien qu'ils soient encore mal caractérisés – peuvent stimuler les cellules des défenses innées. Il est probable que beaucoup de cellules cancéreuses soient éliminées par ce mécanisme. Mais cette interaction peut aussi entraîner le déclenchement de la réaction inflammatoire qui, couplée à la néoangiogenèse, amène sur le site de nouvelles cellules immunitaires. De très nombreuses cellules des défenses innées peuvent alors agir. Les lymphocytes NK vont directement tuer leurs cibles, ainsi que les macrophages activés. En situation habituelle, chez un sujet en bonne santé, il est raisonnable de penser que peu de cellules tumorales franchiront ce cap. Néanmoins, si les cellules cancéreuses persistent, les lymphocytes spécifiques mettent les arcs réflexes et les réseaux immunitaires en route. Les lymphocytes CD4 spécifiques arrivés dans le ganglion drainant la tumeur sont particulièrement actifs. Ces chefs d'orchestre vont rapidement induire des lymphocytes CD8 et des anticorps. Ensemble, ces deux types d'effecteurs spécifiques peuvent entraîner la lyse d'une tumeur naissante. Rappelons qu'en l'absence de réaction inflammatoire, ni les réactions des défenses innées ni celles de l'immunité adaptative ne peuvent prendre leur juste place.

IMMUNOSÉLECTION ET VARIATIONS GÉNÉTIQUES

À côté des actions positives du système immunitaire, dans certaines conditions, son intervention peut également avoir des retombées négatives sur l'émergence des tumeurs. En effet, il participe à l'immunosélection* des variantes de cellules tumorales les plus agressives, et peut ainsi favoriser les passages entre les phases d'élimination, d'équilibre et d'échappement. L'immunosélection représente un des phénomènes les plus critiques de l'immunologie des cancers. Avec elle, nous sommes replongés dans la théorie darwinienne de l'évolution. En raison de l'instabilité génétique des tumeurs, il apparaît sans cesse de nouvelles mutations et réarrangements génétiques produisant parfois des cellules très malignes. Tant que le système immunitaire contrôle le développement de ces cellules, la tumeur demeure infraclinique. Mais cette pression constante des tumeurs pour déborder le système immunitaire finit par produire des variantes avec des propriétés de multiplication très importantes qui échappent bientôt à tout contrôle. Paradoxalement, le système immunitaire participe parfois à la sélection des tumeurs les plus malignes. Cela explique en grande partie pourquoi les enfants dépourvus d'immunité adaptative ne font pas plus de cancers que des enfants en bonne santé. Dans cette situation, la sélection des variantes les plus malignes ne prenant pas place pour échapper à l'immunité adaptative, les tumeurs restent vulnérables et sont probablement rejetées par les défenses innées.

Après cette phase d'immunosélection, les tumeurs utilisent plusieurs mécanismes pour échapper définitivement au système immunitaire. Certaines peuvent se développer dans des sites où le système immunitaire a peu accès. C'est le cas des tumeurs oculaires ou cérébrales. D'autres se développent parce que les protéines associées à leur membrane sont faiblement immunogéniques. En effet, beaucoup de molécules de surface d'une cellule cancéreuse sont des molécules du soi que le système immunitaire a appris à tolérer. Ce sont des antigènes embryonnaires, des molécules exprimées par d'autres organes ou simplement des antigènes normaux surexprimés par la tumeur. On comprend que dans ces cas, le système immunitaire a du mal à réagir à ces molécules. Dans d'autres cas enfin, les cellules malades cachent leurs antigènes tumoraux sous des couches de sucres et elles deviennent donc invisibles.

Dans d'autres exemples d'échappement, ce sont les mécanismes de présentation de l'antigène qui sont déficients. Les tumeurs ont tendance à présenter des peptides mineurs à leur surface en évitant ainsi de mettre en œuvre les systèmes majeurs de reconnaissance élaborés par le système immunitaire. De la même manière, pour éviter d'être détruites par les lymphocytes cytotoxiques, les tumeurs sous-expriment les antigènes du complexe majeur d'histocompatibilité de classe I. Dans ces conditions, elles ne présentent pas à leur surface le soi modifié en quantité suffisante pour être lysées.

Finalement, on a découvert que les patients porteurs de tumeurs présentent des signes d'immunodéficience de certains compartiments immunitaires. On a pu observer par exemple que de nombreuses tumeurs favorisent le développement de lymphocytes T régulateurs/ suppresseurs inhibant les réseaux immunitaires. Ces cellules pourraient donc annihiler les réponses spécifiques antitumorales. Comme elles sont retrouvées en nombre important à l'intérieur de multiples tumeurs (poumon, ovaire, sein, pancréas), leur rôle semble avéré et critique. D'autres mécanismes d'immunosuppression ont été décrits chez les patients souffrant de cancers.

Dans les réponses antitumorales, lorsque la réaction inflammatoire, qui est bénéfique au départ, devient incontrôlée, elle peut jouer un rôle délétère et participer à l'échappement des tumeurs. En effet, en désorganisant le tissu normal, l'inflammation favorise l'envahissement local des cellules tumorales, puis leur détachement.

Celles-ci empruntent alors les néovaisseaux de la tumeur pour engendrer des métastases, leur formation représentant le stade ultime de l'échappement.

La malignité des tumeurs : une histoire de relativité

De manière générale, on peut estimer que les chances d'échappement des tumeurs ou de réussite du système immunitaire dans son objectif de rejet, se mesurent dans les cinétiques respectives de trois événements importants qui se déroulent principalement pendant les phases d'initiation et de promotion de la tumeur. La capacité des cellules transformées à stimuler les défenses innées et à induire ainsi des signaux de danger est un événement prédominant pour la mise en route des différents systèmes de défense incluant l'effet amplificateur de la réaction inflammatoire. Celui-ci est de la plus grande importance et en son absence, aucune tumeur ne pourrait être rejetée. Vient ensuite l'apparition des antigènes tumoraux reconnus par les mécanismes de l'immunité adaptative, inducteurs puis cibles des acteurs immunitaires à fonction antitumorale puissante. Ces deux événements sont en compétition avec un troisième paramètre résultant de la diversification de l'écosystème tumoral et de l'immunosélection qui retient la partie la plus maligne des tumeurs.

Ces trois paramètres se conjuguent pour contrôler la malignité des tumeurs. Dans une tumeur stimulant rapidement les défenses innées et déclenchant des signaux de danger accompagnés d'une réaction inflammatoire, les chances d'élimination de la tumeur sont très grandes. Si la barrière des défenses innées est franchie, la présence d'antigènes tumoraux peut stimuler l'immunité adaptative et entraîner le rejet de la tumeur ou l'obtention d'un équilibre avec le système immunitaire. Au contraire, si des accidents génétiques précèdent de très loin la stimulation des signaux de danger et l'expression des antigènes tumoraux, les chances de rattrapage de la situation par le système immunitaire seront faibles. La malignité peut donc s'apprécier dans ces temps relatifs d'apparition de ces trois paramètres critiques dans le développement et le contrôle des

  171

tumeurs. En d'autres termes, l'avance que peut prendre le système immunitaire sur l'acquisition de l'ensemble des événements génétiques conduisant à une pleine expression du caractère cancéreux sera favorable au contrôle de la tumeur.

Cette hypothèse sur le rôle des trois paramètres retenus comme majeurs doit permettre d'expliquer la majorité des relations hôte-tumeur. On peut même penser que cette hypothèse puisse rendre compte de situations extrêmes. D'abord celle des tumeurs redoutablement malignes comme celles du cancer du pancréas. Pour les sujets qui ne sont pas opérables, la médiane de survie ne dépasse pas six mois après le diagnostic. Chez ces malades, le système immunitaire n'a probablement eu aucune occasion de se mettre en action, et des événements génétiques particulièrement cancérogènes sont apparus très précocement avant toute stimulation immunitaire. Grâce à notre hypothèse, on doit pouvoir également expliquer les observations relatives à la guérison spontanée de cancers. Bien que certains de ces rares cas demeurent discutés, cette situation représente une réalité. Le plus souvent, la guérison semble résulter d'une action du système immunitaire ayant entraîné la destruction de tumeurs alors même qu'elles avaient atteint le stade clinique. Ici, on peut penser que ces tumeurs ont exprimé tardivement des structures de type MMC et/ou antigènes tumoraux ayant entraîné une très forte réponse de rejet à un stade inattendu, suggérant que dans la lutte contre les tumeurs, les défenses immunitaires ne sont jamais complètement neutralisées.

Cette nouvelle vision déborde largement la théorie de la surveillance immunitaire du cancer, qui demeurait trop statique et trop proche de la simple notion de rejet du non-soi que la tumeur était censée exprimer. Les nouvelles données, et leurs interprétations, montrent que les cellules cancéreuses et leurs hôtes sont en interaction durant de nombreuses années dans une dialectique de compétition entre contrôle et débordement. L'issue de ce dialogue n'est pas écrite à l'avance, et on peut en conclure que l'apparition d'une tumeur clinique résulte toujours d'une longue série de réactions et de confrontations perdues, au détriment du patient. Cela éclaire également d'une manière nouvelle la prophylaxie des tumeurs. Non seulement les facteurs toxiques, les agents infectieux ou certains gènes familiaux sont des initiateurs de la cancérisation mais, sur des tumeurs existantes, ils sont aussi des facteurs favorisant les variations génétiques, permettant la promotion des plus malignes d'entre elles.

Traitements : des progrès constants dans l'attente d'innovations majeures

Le traitement du cancer est actuellement dominé par le triptyque chirurgie, chimiothérapie, radiothérapie, trois voies qui ont largement fait leurs preuves mais qui restent des traitements lourds et parfois mutilants. La chimiothérapie comme la radiothérapie visent à « casser » les cellules qui se divisent très vite et donc préférentiellement les cellules cancéreuses. Malheureusement, ces traitements atteignent aussi les cellules normales, tout particulièrement celles à division rapide. En conséquence, leurs effets indésirables sont nombreux. Depuis de nombreuses années, des traitements efficaces et plus faciles à accepter sont à l'étude. Ils visent à alléger ou à soustraire les patients aux traitements les plus lourds rappelés ci-dessus. Ces nouveaux traitements dérivent tous des connaissances sur la biologie des tumeurs, comme des nouvelles approches concernant la mobilisation des systèmes de défense, et constituent en cancérologie le début d'une nouvelle ère riche de perspectives.

PERSPECTIVES DE PERSONNALISATION DU TRAITEMENT DES TUMEURS

Les connaissances de certaines tumeurs ont permis de mettre en place des approches thérapeutiques spécifiques. Dans ce contexte, l'hormonothérapie s'est d'abord imposée. Pour le moment elle est limitée à certaines tumeurs comme celles de la prostate et du sein. Le cancer de la prostate est dit hormonosensible, c'est-à-dire que la croissance des cellules cancéreuses y est stimulée par des hormones spécifiquement masculines : les androgènes, dont la testostérone. L'hormonothérapie consiste à empêcher l'action stimulante des androgènes sur les cellules cancéreuses portant des récepteurs pour ces hormones. Il existe deux types d'hormonothérapies. La première vise à supprimer la production des hormones mâles, soit par l'ablation de la partie testiculaire directement impliquée dans leur synthèse, soit par l'inhibition médicamenteuse de cette production. Avec les antiandrogènes, la deuxième méthode vise à empêcher l'action des hormones mâles sur les cellules cancéreuses. Ces thérapies freinent le développement de la tumeur et de ses éventuelles métastases.

Les mêmes principes sont applicables aux cancers du sein. Environ 70 % des tumeurs possèdent des récepteurs pour les hormones féminines – œstrogène et/ou progestérone –, et voient leur croissance stimulée par ces hormones. Dans ces cas, et uniquement dans ces cas, on peut soit inhiber la production des hormones féminines, soit utiliser des inhibiteurs de leurs récepteurs. Il est à remarquer que dans le cas des traitements du cancer de la prostate et du sein, le terme d'hormonothérapie, largement utilisé, est inapproprié : il s'agit en réalité de traitements antihormonaux.

Pour d'autres cancers, dans la perspective d'empêcher sélectivement la croissance de la tumeur, on utilise des inhibiteurs des facteurs de croissance ou des inhibiteurs de la signalisation. La signalisation résulte de l'activation de récepteurs de facteurs de croissance ou d'oncogènes. Par un ensemble de mécanismes, elle conduit à la mise en œuvre de programmes génétiques entraînant la division cellulaire. Les inhibiteurs des facteurs de croissance seront décrits dans le chapitre XVI, consacré à l'immunothérapie. De nombreux inhibiteurs de la signalisation se sont avérés très efficaces. Le plus connu concerne le traitement de la leucémie myéloïde chronique engendrée par l'oncogène BCR-abl, résultant de la fusion de deux gènes après une translocation chromosomique. Le produit de cet oncogène est une enzyme, ayant une importante activité tyrosine kinase stimulant la division cellulaire. Cette activité peut être inhibée par une petite molécule, l'imatinib, commercialisée sous le nom de Glivec®. En donnant des résultats spectaculaires, l'utilisation de ce traitement a transformé le pronostic de cette leucémie et révolutionné les approches thérapeutiques du cancer.

À l'image de ce qui a été réalisé avec le traitement de la leucémie myéloïde chronique, on peut espérer que, les connaissances génétiques sur les tumeurs s'accumulant, on pourra isoler de nouveaux médicaments dirigés contre les systèmes de prolifération propres à chaque cancer. On peut même penser que l'on pourra tenir compte de ce type de résultats pour appliquer à chaque patient le traitement le plus approprié en fonction des gènes que sa tumeur utilise pour croître et déborder le système immunitaire.

TRAITEMENTS IMMUNOLOGIQUES :
VACCINATION ET IMMUNOSTIMULATION

Lorsque les cancers sont dus à des agents infectieux, la vaccination est une voie de traitement préventif très efficace. Dans le chapitre XV, nous présenterons aussi les nouvelles stratégies pour vacciner contre les cancers d'origine non infectieuse.

De nombreuses approches d'immunothérapie sont actuellement utilisées dans le traitement curatif des cancers, et d'autres sont à venir (voir chapitre XVI). Il faudra beaucoup de temps pour développer les meilleurs protocoles d'immunothérapie et ajuster leur association avec les multiples drogues utilisées en chimiothérapie. Dans cette direction, le choix des drogues utilisées en chimiothérapie devrait représenter une ouverture importante, certaines d'entre elles pouvant s'avérer capables de libérer des antigènes tumoraux susceptibles de stimuler le système immunitaire, au lieu de l'affaiblir par leurs effets cytotoxiques.

À long terme, la prévention doit demeurer un axe important dans la lutte contre le cancer. En effet, au moins 50 % d'entre eux pourraient être évités puisque 40 % découlent d'expositions à des produits toxiques et qu'environ 15 % sont d'origine infectieuse. Pour les 5 à 10 % de cancers d'origine héréditaire, les conseils génétiques couplés aux méthodes de contre-sélection des gènes défectueux devraient permettre d'améliorer la situation des plus graves d'entre eux. Cette contre-sélection implique l'utilisation de la fécondation *in vitro*, ou procréation médicalement assistée (PMA), associée avec une analyse génétique des œufs produits pour ne retenir et ne réimplanter que ceux ne portant pas l'anomalie génétique que l'on souhaite écarter. Malgré les perspectives d'amélioration de la prophylaxie et de la prise en charge des cancers, il faut rappeler que pour environ 40 % d'entre eux, les causes demeurent inconnues. Pour ceux-ci, la compréhension de leur biologie et la mise au point de nouvelles thérapeutiques incluant la mobilisation du système immunitaire doivent demeurer prioritaires.

Chapitre XI

LES DÉRÈGLEMENTS : INFLAMMATION CHRONIQUE, AUTO-IMMUNITÉ, ALLERGIES

Les maladies que nous venons de décrire naissent de la confrontation de nos défenses immunitaires avec les ennemis extérieurs ou intérieurs. Mais il en existe d'autres résultant directement du dérèglement de nos défenses. En effet, étant donné le nombre de ses composantes et la multiplicité de ses modes de fonctionnement, le système immunitaire peut être affecté par des désorganisations partielles ou totales qui conduisent à de nouvelles maladies.

Ces dérèglements peuvent prendre différentes formes. Ils touchent parfois les défenses innées, provoquant des réactions inflammatoires incontrôlées qui se soldent par une désorganisation, puis une destruction des organes où siègent ces réponses intempestives. Dans d'autres maladies, ils touchent l'immunité adaptative avec une perte de la discrimination entre le soi et le non-soi, ce qui conduit à des réactions auto-immunes dont l'évolution se solde par une altération importante des organes cibles reconnus comme étrangers. Dans la troisième situation, l'allergie, le dysfonctionnement concerne à la fois les défenses innées et l'immunité adaptative. En effet, dans les affections allergiques on observe une stimulation exacerbée des cellules des défenses innées, stimulées après liaison de l'allergène avec des anticorps de type IgE. Cette réaction induit rapidement une très forte et rapide réaction inflammatoire. Enfin, seront décrits les dérèglements majeurs impliquant des mécanismes conduisant à des états de choc, éventuellement mortels, dans lesquels de multiples acteurs immunitaires sont concernés. Bien qu'apparemment disparates dans leurs manifestations, toutes ces maladies résultent de dérèglements présentant de nombreuses similitudes. On retrouve toujours une hyperactivité du système immunitaire et une implication des réactions inflammatoires, ces dernières servant de déclencheurs ou de facteurs influençant l'évolution de la maladie.

Dans ce chapitre, nous décrirons tour à tour ces quatre grands types de dérèglements le plus souvent à partir de quelques pathologies caractéristiques. À la fin de chaque section, pour mieux comprendre les désordres et les dysfonctionnements en cause, nous discuterons brièvement les mécanismes d'hyperactivité et les réactions inflammatoires impliqués. L'importance de ces phénomènes en pathologie et dans la compréhension générale du système immunitaire sera aussi abordée.

Les dérèglements des défenses innées : les maladies inflammatoires

Pour de multiples raisons, et contrairement à bien d'autres pathologies, il est malaisé d'apprécier l'impact des maladies inflammatoires dans la population. Il est certain qu'avec le vieillissement leur incidence ne cesse de croître, et chez les sujets âgés on retrouve très souvent des signes d'inflammation anormale que l'on peut quasiment corréler avec l'âge ou l'état de santé. Il reste que la prévalence des maladies inflammatoires demeure mal connue en raison de la multiplicité de leurs manifestations et de la difficulté à standardiser leur diagnostic.

De ce contexte, il faut d'abord écarter les inflammations réactionnelles ayant une cause précise. De nombreuses maladies connues sont en effet accompagnées d'une inflammation aiguë qui participe de la pathologie. En fonction des organes atteints, on décrit des encéphalites, des colites, des bronchites qui désignent le site agressé et la manifestation inflammatoire qui s'ensuit. En général, dans ce type d'inflammation, avec la disparition de l'agresseur, soit spontanément, soit après traitement, on assiste à un arrêt progressif des manifestations.

Dans les maladies inflammatoires, l'inflammation est essentielle, constitutive et indépendante de toute cause exogène clairement identifiée. De plus, la réaction inflammatoire est chronique et domine totalement la pathologie. Avec le temps, cette situation clinique s'accompagne de remodelage des tissus infiltrés par des cellules provenant du sang, de la lymphe et du tissu conjonctif de soutien. La réaction inflammatoire n'est plus régulée et des mécanismes d'autoentretien et d'amplification sont en marche sans possibilité d'arrêt ni de retour. Petit à petit, les inflammations entraînent des destructions tissulaires et des altérations de fonction des organes touchés. Pour illustrer ce type de maladie, trois exemples seront décrits.

ARTHROSES ET ARTHRITES

De nombreuses maladies des os se caractérisent par une inflammation chronique avec destruction des tissus articulaires. Ce sont principalement l'arthrose, ou arthrite dégénérative, et la polyarthrite rhumatoïde.

Dans la polyarthrite rhumatoïde, l'inflammation atteint les membranes synoviales des articulations. Celles-ci sécrètent du liquide qui s'accumule dans l'articulation, provoquant un épanchement de synovie. En conséquence, l'articulation gonfle et devient douloureuse. Plus tard, les cellules de la membrane synoviale se multiplient anormalement et constituent une lame épaisse appelée « panus synovial ». L'ensemble de ces anomalies entraîne des modifications pathologiques des articulations. C'est pourquoi les mains des malades atteints de polyarthrite rhumatoïde sont toujours gravement déformées.

Les causes de la polyarthrite rhumatoïde ne sont pas clairement identifiées. Des facteurs hormonaux, environnementaux et psychologiques sont impliqués, comme le sont les gènes HLA-DR1 et HLA-DR4 du CMH de classe II. Alors qu'aucune autre cause ne peut être identifiée, on retrouve toujours de très nombreuses cellules immunitaires dans le liquide synovial, y compris des cellules des défenses innées. De plus, l'abondance dans ce même liquide de cytokines pro-inflammatoires comme les interleukines 1 et 6 et le *Tumor necrosis factor* ne laisse aucun doute sur la nature inflammatoire de cette maladie.

MALADIES IMMUNOLOGIQUES DE L'INTESTIN

Les maladies inflammatoires chroniques de l'intestin (ou MICI) recoupent essentiellement deux pathologies : la maladie de Crohn et la rectocolite hémorragique. Bien que différentes dans leurs manifestations tissulaires, ces deux maladies présentent de grandes similitudes quant à leurs manifestations cliniques avec des troubles du transit, parfois sanglants, et des douleurs abdominales dont l'intensité peut imposer l'hospitalisation.

Les causes exactes de ces deux maladies restent inconnues, mais différentes explications sont possibles. Il existe dans la maladie de Crohn une susceptibilité génétique avec notamment des mutations du gène NOD/CARD15, qui code pour un récepteur de « motifs moléculaires conservés ». Cela démontre que des défauts de l'immunité innée sont en cause. Par ailleurs, dans ces maladies, des déséquilibres du microbiote intestinal ont été retrouvés ainsi que des réponses inappropriées contre les antigènes de bactéries commensales. La morphologie de la paroi intestinale est grandement modifiée, avec altération fonctionnelle des tissus lymphoïdes associés à la muqueuse. Parmi ces défauts immunologiques, le manque de lymphocytes Treg, qui habituellement participent au contrôle de l'activation lymphocytaire, semble impliqué. Mais l'augmentation considérable des médiateurs de l'inflammation, et notamment des interleukines pro-inflammatoires IL-1 et IL-6, ainsi que de la chimiokine IL-8, domine le tableau biologique de ces maladies et démontre leur appartenance au groupe des maladies inflammatoires.

LES MALADIES CARDIO-VASCULAIRES

L'athérosclérose, terme générique désignant un épaississement de la paroi vasculaire artérielle, représente par ses complications (infarctus du myocarde, accident vasculaire cérébral) la première cause de morbidité et de mortalité des populations adultes des pays industrialisés. C'est un processus multifactoriel évoluant sur plusieurs dizaines d'années. Dans la paroi vasculaire, les plaques d'athérome se développent en lésions nodulaires créant un rétrécissement de la lumière des vaisseaux dénommé sténose. Mais les accidents vasculaires ne sont pas dus à une occlusion complète par ces plaques d'athérome. En effet, c'est la rupture d'une plaque qui provoque localement la formation d'un caillot, lequel, en s'agrandissant, entraîne l'occlusion de la lumière artérielle et provoque l'accident vasculaire. Ce caillot peut aussi migrer à distance et provoquer une embolie.

Dans les mécanismes conduisant à la formation de la plaque d'athérome, les processus inflammatoires jouent un rôle prédominant. Les artères normales sont constituées de trois parties, l'endothélium (couche monocellulaire tapissant la paroi intérieure du vaisseau et séparant le sang du reste de l'artère), la media (couche musculaire lisse) et l'adventice externe. La plaque d'athérome découle d'une petite lésion des endothéliums suivie d'un dépôt de lipides initiant une réaction inflammatoire. Les macrophages affluent sur ce site et captent de plus en plus de lipides pour se transformer en macrophages spumeux, amplifiant la réaction inflammatoire locale. Ce processus entraîne l'arrivée de lymphocytes T sécrétant de l'interféron gamma, ce qui accentue l'activation des macrophages et aggrave la lésion. En se chargeant de lipides, de fibrinogènes, de calcifications et en envahissant la media, la formation de la plaque d'athérome se poursuit progressivement. L'ensemble de ces constatations renforce l'idée que plusieurs mécanismes immuno-inflammatoires sont impliqués et jouent un rôle prépondérant dans l'athérogenèse.

DÉFAUTS DE RÉGULATION

Les maladies décrites dans ce paragraphe résultent toutes de dérèglements des mécanismes des défenses innées se traduisant par une inflammation chronique. Ces dérèglements sont la conséquence d'une hyperactivité des cellules correspondantes. Dans certaines de ces pathologies, on observe parfois des autoanticorps pouvant laisser penser que cette maladie pourrait être d'origine auto-immune. En réalité, il s'agit d'anticorps engendrés secondairement à partir des tissus lésés. De manière plus générale, ces processus d'inflammation chronique, gravement pathologiques, représentent une exacerbation de réactions normales. Cela démontre le rôle essentiel des mécanismes de régulation dans le maintien de l'homéostasie immunitaire. À long terme, on peut espérer que les causes de ces inflammations essentielles et chroniques seront explicitées et qu'avec ces nouvelles données, des traitements plus spécifiques seront développés.

Les maladies auto-immunes

Les maladies auto-immunes ont actuellement une prévalence de 5 % dans la population française. À côté de leurs causes, qui restent le plus souvent énigmatiques, leur augmentation constante depuis quelques années représente maintenant un grand problème médical. Pour comprendre ces maladies, il faut revenir sur le troisième principe organisateur relatif au fonctionnement du système immunitaire. Il concerne la dialectique entre le soi et le non-soi. Rappelons brièvement que le non-soi regroupe les ennemis extérieurs (microbes) et intérieurs (cellules cancéreuses) qui engendrent une réponse de rejet par le système immunitaire. Le soi, représenté par les cellules, les tissus et les organes d'un individu sain, n'entraîne pas de réponse de son propre système immunitaire. Cette non-réponse, appelée tolérance au soi, dépend de mécanismes qui contraignent le système immunitaire à ne pas réagir contre les éléments de son propre corps. Les mécanismes des défenses innées et surtout de l'immunité adaptative jouent un rôle majeur dans le maintien de cette tolérance au soi.

L'origine des maladies auto-immunes reste hypothétique. On considère qu'à la suite d'un événement demeurant souvent inconnu, n'importe quels cellule ou tissu peuvent devenir la cible d'une réaction auto-immune, conséquence d'une altération de la tolérance au soi. Dans ces conditions, une fraction du corps est alors perçue par le système immunitaire comme un ennemi intérieur. Bien que leurs rôles soient importants, la place exacte des défenses innées et de l'inflammation dans ce phénomène pathologique demeure mal définie. En revanche, les mécanismes de l'immunité adaptative mis en jeu sont bien analysés. Ils passent par des cellules autoréactives et des autoanticorps, absents ou inactifs chez des personnes en bonne santé, qui deviennent les principaux acteurs entraînant le développement de toutes les maladies auto-immunes. Par ailleurs, derrière chacune de ces maladies se cache un antigène devenu immunogène, que l'on appelle « autoantigène ».

LA TOLÉRANCE AU SOI

La tolérance au soi résulte de nombreux mécanismes incluant les défenses innées et l'immunité adaptative. Concernant cette dernière, la tolérance est une qualité qui s'acquiert progressivement par des étapes de maturation multiples, différentes pour les lymphocytes T et pour les lymphocytes B.

Les lymphocytes T apprennent la tolérance, ils s'éduquent à ne pas reconnaître le soi. Cela commence au niveau central, au contact des cellules de l'épithélium du thymus. Dans un premier temps, seuls les lymphocytes qui reconnaissent le soi, c'est-à-dire les molécules du complexe majeur d'histocompatibilité (CMH) associées à des peptides normaux, prolifèrent et sont sélectionnés positivement. Dans un deuxième temps, par un processus de sélection négative, ne sont retenus que les lymphocytes n'ayant plus qu'une très faible affinité pour le soi. Après cette double sélection, ces lymphocytes éduqués et maintenant différenciés en lymphocytes CD4 ou CD8 passent dans le sang. Ils conservent cependant une certaine autoréactivité* résultant d'un compromis entre les processus de sélection positive et négative. Aussi, pour consolider leur tolérance au soi, les lymphocytes T doivent-ils poursuivre leur éducation à la tolérance au soi au sein des ganglions. Là, des mécanismes de tolérance additionnels sont mis en jeu. Ils impliquent des phénomènes de délétion par apoptose des clones de lymphocytes T ayant gardé une autoréactivité trop élevée, mais aussi des mécanismes d'anergie*, où les clones subsistent mais deviennent incapables de réagir.

Les lymphocytes B, autres cellules spécifiques de l'immunité adaptative, acquièrent aussi la tolérance au soi. Au niveau central, dans la moelle osseuse, comme au niveau périphérique, ils subissent des phénomènes de délétion ou d'anergie. Cependant, dans la plupart des phénomènes de tolérance au soi, la perte de réactivité des lymphocytes B s'explique par l'absence d'effets positifs des lymphocytes CD4 devenus tolérants.

Les mécanismes de tolérance mettent également en jeu des mécanismes actifs impliquant les lymphocytes T régulateurs/suppresseurs. Malgré les mécanismes déjà décrits, leur action demeure capitale dans le contrôle de l'auto-immunité. Dans une maladie génétique liée à la mutation du gène FoxP3, ces lymphocytes sont absents et les enfants héritant de cette affection meurent durant leur première année de désordres auto-immuns massifs et variés (eczéma, diabète, anémie hémolytique, neutropénie, thrombocytopénie).

Il faut remarquer qu'aucun des mécanismes conduisant à la tolérance au soi n'est absolu. En permanence, dans notre corps, subsiste un potentiel autoréactif. En situation physiologique, cette autoréactivité permet aux lymphocytes T de reconnaître le soi modifié lorsque les molécules de CMH servent de présentoir à des peptides étrangers. En situation pathologique, cette autoréactivité peut s'exacerber et conduire aux maladies auto-immunes.

L'AUTO-IMMUNITÉ

L'apparition d'une maladie auto-immune signe toujours une désorganisation du système de contrôle de la tolérance. Ces désordres apparaissent dans des contextes très caractéristiques. Il existe des facteurs ethniques favorisant les maladies auto-immunes. Pour certaines de ces maladies, comme la sclérose en plaques ou le diabète de type I, décrits plus loin, un gradient nord-sud est clairement observable et l'incidence de ces deux maladies est clairement plus élevée dans les pays scandinaves et en Angleterre que dans les pays méditerranéens. Cela est très probablement associé à la distribution de certains gènes, comme ceux du CMH, qui influencent l'incidence des maladies auto-immunes. À côté des facteurs génétiques, l'environnement joue également un rôle significatif. Chez les enfants de Pakistanais ayant migré en Angleterre, l'incidence du diabète de type I est la même que celle des Anglais alors que chez leurs parents, restés au Pakistan, l'incidence demeure beaucoup plus faible. Ces données suggèrent que l'alimentation et le microbiote intestinal jouent un rôle critique dans l'émergence des maladies auto-immunes. Enfin, les systèmes hormonaux ont également une importance majeure dans l'éclosion et le développement des maladies auto-immunes, et elles affectent plus souvent les femmes (78 %) que les hommes. De plus, l'évolution, la gravité et le pronostic de nombre de ces maladies varient selon le sexe.

Les effecteurs impliqués dans les maladies auto-immunes sont d'abord les autoanticorps. Ils se retrouvent dans le sang et exercent leurs effets pathogènes en se fixant directement sur les tissus de l'organe cible ou des différents organes touchés par la maladie. Ils peuvent aussi se combiner avec des autoantigènes circulant dans le liquide sanguin, et former des complexes antigènes-anticorps initiant les effets pathogènes. À côté des autoanticorps, des lymphocytes T autoréactifs sont aussi très impliqués.

Dans ce contexte, et même s'ils demeurent mal identifiés, il doit exister des événements déclenchant les maladies auto-immunes. Tout phénomène capable d'induire des signaux de danger peut devenir un déclencheur d'auto-immunité. En effet, en stimulant l'inflammation, il peut mettre en opération des acteurs spécifiques qui voient leur autoréactivité exacerbée. Par ailleurs, les infections qui peuvent directement ou indirectement élever le niveau d'expression des molécules du CMH et de leurs molécules accessoires peuvent aussi réveiller et stimuler l'autoréactivité. De manière analogue, des expositions à des produits chimiques ou à des traumatismes peuvent, en élevant le niveau de « visibilité » de certaines molécules, rompre l'équilibre des mécanismes de tolérance. Dans ces conditions, des molécules du soi demeurées silencieuses deviennent des autoantigènes et déclenchent des réactions auto-immunes.

LES MALADIES AUTO-IMMUNES SPÉCIFIQUES

Lorsque l'autoantigène déclenchant est exprimé par un organe précis, les manifestations de la maladie resteront limitées à cet organe. Des maladies auto-immunes dirigées contre les glandes endocrines, le système nerveux, les yeux, le foie, la peau, le sang ou le rein ont été décrites. Leurs manifestations sont liées au dysfonctionnement de l'organe touché, et les tableaux physiopathologiques et cliniques sont donc extrêmement divers. À titre d'exemple, nous décrirons le diabète de type I.

Ce diabète, aussi appelé juvénile ou insulinodépendant, apparaît généralement de manière brutale chez l'enfant ou chez l'adulte jeune. De nombreux facteurs de risque sont souvent évoqués. Les gènes DR3 et DR4 du CMH de classe II jouent un rôle important, et les sujets hétérozygotes* HLA-DR3/HLA-DR4 ont 50 fois plus de risques de devenir diabétiques que la population générale. Des infections par le virus de la rubéole, le cytomégalovirus ou le virus des oreillons sont suspectées, mais rien n'a été prouvé. Des facteurs toxiques sont également soupçonnés. Ainsi donc, alors que le diabète de type I se classe parmi les maladies auto-immunes les plus graves et que l'on connaît de plus en plus clairement les mécanismes qui y conduisent, on ne peut toujours pas en expliquer les causes.

Cette maladie consiste en l'attaque du pancréas et en la destruction des cellules bêta des îlots de Langerhans, responsables de la sécrétion de l'insuline et donc de la régulation du taux de sucre dans le sang. L'immunité cellulaire joue un rôle prépondérant dans l'émergence du diabète de type I, notamment par l'action des lymphocytes CD4 responsables de l'initiation des réponses auto-immunes pathologiques. Les lymphocytes CD8 cytotoxiques qu'ils induisent détruisent ensuite les cellules bêta produisant l'insuline. Dans le diabète de type I, le rôle des autoanticorps semble donc secondaire.

LES MALADIES AUTO-IMMUNES SYSTÉMIQUES

Dans ce groupe de maladies, l'autoantigène est un composant retrouvé dans de nombreux tissus. Ainsi, la réaction auto-immune touche plusieurs organes et donne de ce fait des manifestations très variées. Dans les vascularites, des autoanticorps ou des leucocytes auto-agressifs attaquent les parois des vaisseaux, et les manifestations varient énormément en fonction de l'organe touché par l'altération de ses vaisseaux. Dans la maladie de Gougerot-Sjögren, les autoanticorps atteignent d'abord la bouche, les yeux et les glandes salivaires, entraînant un assèchement des sécrétions, après quoi les manifestations auto-immunes peuvent s'étendre et toucher d'autres organes. Pour mieux comprendre la situation des maladies auto-immunes systémiques, on décrira le cas du lupus érythémateux disséminé.

Le lupus atteint 9 femmes pour 1 homme, principalement des femmes jeunes entre 20 et 40 ans. Ses manifestations sont très hétérogènes, allant de signes généraux comme fièvre, malaise, fatigue et douleurs musculaires à des manifestations plus précises, conséquences des atteintes des reins ou des systèmes nerveux et cardiovasculaire.

Les causes du lupus restent largement méconnues. Ici encore, on retrouve des facteurs génétiques liés au CMH, y compris des anomalies du système du complément. D'autres régions génétiques sont aussi impliquées et l'on pense même que plusieurs mutations de ces différents locus sont nécessaires pour induire la maladie. L'exposition à des produits toxiques ou à certains médicaments semble impliquée. L'infection par le virus d'Epstein-Barr pourrait jouer un rôle. Cependant, ici encore, comme dans la plupart des maladies auto-immunes, alors que l'on connaît de mieux en mieux les mécanismes impliqués dans l'émergence et l'évolution de la maladie, sa cause reste toujours inconnue.

Le lupus résulte de la production d'autoanticorps dirigés contre des éléments cellulaires essentiels, principalement contenus dans le noyau (ADN, nucléosomes). La lyse des cellules détruites par les autoanticorps libère d'autres composants intracellulaires, ce qui ne fait qu'amplifier la maladie. Dans le lupus, les complexes autoanticorps/autoantigènes jouent également un rôle important dans l'évolution de la maladie.

MÉCANISMES DE L'INTOLÉRANCE AU SOI

On doit encore constater que les dérèglements observés dans les maladies auto-immunes posent toujours la difficile question de la distinction entre le soi et le non-soi et de la place des défenses innées et de l'immunité adaptative dans cette discrimination. De manière générale, il est certain que l'hyperactivité du système immunitaire constatée dans ces maladies doit participer du défaut de tolérance au soi. Il faut en outre admettre que ces maladies impliquent clairement des effecteurs spécifiques de l'immunité adaptative, sans exclure un rôle pour les défenses innées : une inflammation accompagne toujours les réactions auto-immunes. Cependant, il demeure difficile de savoir si celle-ci a participé à son émergence ou si elle est seulement la conséquence de la destruction des tissus atteints par l'attaque auto-immune. Nous avons vu au chapitre V comment les mécanismes des défenses innées et de l'immunité adaptative pourraient interférer dans l'établissement de la tolérance au soi. Dans la mesure où on connaît peu de chose sur l'origine de ces maladies, la question du rôle respectif des deux types de défense dans les maladies auto-immunes reste donc posée.

Les allergies

L'Organisation mondiale de la santé considère l'allergie comme la sixième maladie de la planète, touchant plus particulièrement les enfants. En France, on estime à 30 % le nombre de personnes souffrant d'allergie. Le phénomène d'hypersensibilité allergique est une réponse immunitaire anormale, très excessive par rapport à la dangerosité de l'agression. L'allergie est engendrée par le contact avec une substance étrangère à l'organisme. Alors que l'on appelle antigènes les substances qui induisent les réponses immunitaires, on appelle allergènes celles qui déclenchent l'allergie. En général, ces molécules sont bien tolérées. Cependant, chez certaines personnes potentiellement allergiques, il existe une susceptibilité, souvent d'origine familiale, appelée « terrain atopique », qui favorise l'hyperréactivité aux allergènes.

LES DIFFÉRENTES MANIFESTATIONS DE L'ALLERGIE

Tout dépend du site où se déroule la réaction allergique. À la surface de la peau, l'urticaire, le *rash* ou l'eczéma sont les manifestations les plus fréquentes. Au niveau de la face, les rhinites, sinusites et conjonctivites sont gênantes, mais peu dangereuses. Au contraire, l'œdème de Quincke, qui se manifeste par un gonflement de la peau du visage, du pourtour de la bouche et de la muqueuse buccale avec une augmentation de volume de la langue pouvant nécessiter une intubation trachéale pour éviter l'asphyxie, est particulièrement inquiétant. Concernant le tube digestif, les allergies doivent être distinguées des intolérances alimentaires. Toutes deux se traduisent par des douleurs abdominales, des vomissements et des diarrhées, mais la première est immunologique alors que la deuxième découle le plus souvent de déficits enzymatiques.

Une attention particulière doit être consacrée aux allergies de l'appareil respiratoire et en particulier à l'asthme. Il se présente comme une affection bronchitique chronique, marquée par une inflammation de l'épithélium bronchique, une bronchoconstriction (conséquence de la contraction des muscles lisses bronchiques) et une hypersécrétion de mucus, l'ensemble engendrant les difficultés respiratoires. C'est une maladie de plus en plus fréquente, souvent invalidante, parfois mortelle. Certains asthmes dits « intrinsèques » sont non allergiques, mais la plupart, dits « extrinsèques », sont d'origine allergique. Ils sont fréquemment accompagnés d'autres manifestations d'hypersensibilité comme rhinite, conjonctivite, eczéma ou antécédents d'œdème de Quincke. Ces asthmes évoluent par poussées, en fonction de l'exposition à l'allergène causal, mais aussi en fonction de facteurs psychologiques et d'influences climatiques.

SIGNIFICATION DES RÉACTIONS ALLERGIQUES

Les réactions allergiques mettent en jeu certaines cellules des défenses innées, comme les polynucléaires éosinophiles, et des mécanismes de l'immunité adaptative, notamment les lymphocytes TH2 et les lymphocytes B sécrétant des anticorps d'isotype IgE. On a longtemps considéré que ces mécanismes étaient caractéristiques de l'allergie. Plus récemment, cette hypothèse a été revue en considérant que ces mêmes acteurs immunitaires étaient également utilisés dans la lutte contre les parasites, les venins de serpent et d'hyménoptères (abeilles, frelons), et contre les aliments défectueux ou les particules aériennes présentant un danger. En condition normale, ces acteurs engendrent des réactions de rejet permettant de se débarrasser d'un parasite par grattage induit par le prurit, d'expulser un intrus aérien par la toux, l'éternuement, les sécrétions nasales, ou d'éliminer un aliment toxique par vomissement et diarrhée. En situation pathologique, les réactions allergiques recoupent l'ensemble de ces mécanismes tout en les portant à l'excès. Elles sont donc une déviance des réponses protectrices qui dépassent largement la dangerosité de l'agresseur. Il faut encore noter que ces réactions démesurées et excessives ne se mettent en place que chez des patients présentant un « terrain atopique », incluant certains traits génétiques.

LES MÉCANISMES DE LA RÉACTION ALLERGIQUE

Les allergènes sont des molécules disparates, d'origines très diverses, sans relation structurale ni fonctionnelle entre elles. Malgré de nombreuses études, on ne peut leur attribuer des propriétés singulières qui en feraient des antigènes particuliers. En conséquence, on peut penser que c'est la voie d'exposition qui transforme un antigène en allergène. Mais les règles qui gouverneraient ce mode d'exposition allergisant restent inconnues. Pour le moment, on se contente donc de classer les allergènes. On distingue les aéroallergènes comme ceux des acariens, des poussières, des moisissures ou des pollens. Les allergènes alimentaires se retrouvent dans les protéines des œufs, les crustacés ou les poissons. Enfin, les venins injectés lors de piqûres ou de morsures d'insectes contiennent aussi de nombreux allergènes.

La mise en place d'une hypersensibilité allergique se déroule en trois étapes. La sensibilisation représente le premier contact avec l'allergène. Elle est suivie d'une phase de latence dans laquelle les réactions immunitaires conduisant à l'allergie se mettent en place. Au cours du dernier temps, lors d'une nouvelle exposition, la réaction d'hypersensibilité se manifeste et révèle que le patient est devenu allergique.

Deux types de réactions allergiques, tous deux accompagnés d'une importante réaction inflammatoire, sont décrits. La réaction allergique d'apparition très rapide, ou hypersensibilité immédiate, implique des anticorps de type IgE spécifiques pour l'allergène. Après fixation de l'allergène sur l'anticorps, le complexe se fixe à la surface des mastocytes ou des polynucléaires basophiles qui, par dégranulation, libèrent immédiatement un très grand nombre de substances déclenchant les réactions allergiques. Parmi ces substances, l'histamine entraîne une réaction inflammatoire, avec notamment une importante dilatation des vaisseaux, ce qui permet l'afflux sur le site initial d'autres anticorps IgE et d'autres cellules qui amplifient la réaction allergique.

La réaction allergique d'apparition lente, ou hypersensibilité retardée, implique des lymphocytes T spécifiques de type TH1 et des lymphocytes cytotoxiques qui se manifestent beaucoup plus lentement sur le site où l'allergène a été introduit. En conséquence, avec ce mécanisme, il faut vingt-quatre à quarante-huit heures pour voir se manifester les signes de l'allergie. Cette réaction est utilisée dans la détection de l'infection tuberculeuse. On injecte la tuberculine produite par le bacille de Koch dans la peau ; si le sujet est infecté, il développe une réaction allergique lente visible sous la forme d'une zone inflammatoire. Cette technique est appelée « intradermoréaction à la tuberculine » ou IDR.

L'ALLERGIE, DÉVIANCE IMMUNOLOGIQUE

Les dérèglements immunitaires observés dans l'allergie et décrits dans ce paragraphe pointent à nouveau vers une hyperactivité du système immunitaire, avec exacerbation de l'immunité adaptative et des réactions inflammatoires. De plus, comme les réactions allergiques n'utilisent que des mécanismes de défense qui sont normalement protecteurs pour l'organisme, on voit clairement ici que la pathologie découle d'un excès de réponse du système immunitaire. Ce dysfonctionnement transforme donc un mécanisme physiologique en phénomène pathologique. Cette notion, particulièrement évidente dans le cas de l'allergie, se retrouve dans d'autres circonstances, montrant qu'au-delà des acteurs opérationnels, la régulation quantitative et qualitative des réponses immunes demeure un paramètre majeur.

Les chocs d'origine immunologique

Comme nous venons de le voir, les dysfonctionnements du système immunitaire engendrent en général des maladies chroniques, de progression lente, ne mettant en jeu le pronostic vital qu'à long ou très long terme. Cependant, dans des circonstances exceptionnelles, les dérèglements immunitaires aboutissent à des chocs, violents et brutaux, mettant en jeu le pronostic vital de manière immédiate, impliquant une hospitalisation et des traitements d'urgence.

De manière générale, l'état de choc découle toujours d'une insuffisance circulatoire aiguë. Il se traduit par un apport insuffisant de sang riche en oxygène aux cellules du corps, engendrant une défaillance de nombreux organes. Le choc peut être dû à la perte d'efficacité brutale du cœur (choc cardiogénique), à la diminution brutale du volume du sang (choc hypovolémique absolu) ou à la dilatation du système vasculaire entraînant un effondrement de la pression artérielle (choc hypovolémique relatif). Les conséquences de ces troubles sur le fonctionnement des organes vitaux sont catastrophiques et, en l'absence de traitement d'urgence, le choc provoque la mort. Deux types de chocs sont d'origine immunologique.

LE CHOC SEPTIQUE,
UNE TEMPÊTE DE RÉACTIONS INFLAMMATOIRES

Le choc septique, ou sepsis sévère, est une complication fréquente retrouvée dans les services d'urgence ; c'est l'une des premières causes de mortalité en réanimation (50 %). On doit penser à un choc septique dès que le malade est agité, avec des troubles de la respiration et de la vigilance, accompagnant une hypotension avec accélération du rythme cardiaque et diminution de la production d'urine. Lorsque le diagnostic est confirmé, un traitement d'extrême urgence s'impose. Le choc septique demeure la complication la plus grave découlant d'une infection mal contrôlée suivie de désordres majeurs du système immunitaire.

Les infections bactériennes sont la cause la plus fréquente des chocs septiques. En effet, une bactérie est retrouvée chez 40 à 60 % des patients présentant un choc septique. Les sites infectieux les plus souvent impliqués sont les poumons, l'abdomen et le tractus urinaire. Chez ces patients, les microbes les plus fréquemment identifiés sont des bacilles parmi lesquels *Escherichia coli*, *Pseudomonas*, *Proteus*, *Serratia*, ainsi que les coques tels les streptocoques ou les staphylocoques. Des levures, des virus ou des parasites, comme l'agent du paludisme *Plasmodium falciparum*, sont aussi impliqués dans l'induction de chocs septiques.

Le choc septique découle d'une cascade de réactions inflammatoires incontrôlées, accompagnées d'un « orage » de médiateurs qui perturbent gravement le fonctionnement de nombreux organes. L'agent impliqué peut être la bactérie elle-même ou des dérivés membranaires comme les lipopolysaccharides (LPS ou endotoxines). La liaison des bactéries ou de leurs toxines aux cellules, notamment aux cellules immunitaires, déclenche la production de nombreuses interleukines telles que IL-1, IL-2, IL-6, IL-8, TNF, ainsi que de bien d'autres substances violemment pro-inflammatoires et vasoactives. Cet ensemble, produit sans aucun équilibre et dans un total excès, entraîne des effets sur le système cardio-vasculaire engendrant un collapsus cardio-vasculaire, et finalement un choc. Des effets sur la coagulation, les poumons, les reins et le système nerveux central sont également observés, ainsi que des défauts de fonctionnement de multiples organes. En l'absence de prise en charge d'urgence, cet ensemble de défaillances précipite le patient vers la mort.

LE CHOC ANAPHYLACTIQUE,
UNE RÉACTION ALLERGIQUE EXTRÊME

En France, plus d'un adulte sur deux a déjà été piqué par un insecte, mais personne ne sait qui développera un choc anaphylactique après une nouvelle piqûre. Chaque année, ce choc est la cause de quelques centaines de morts. D'un point de vue clinique, au cours du choc anaphylactique, on retrouve des signes cutanés comme éruptions, prurit et œdème du visage. Les signes respiratoires (dyspnée, œdème de la glotte, toux) et digestifs (vomissement, douleurs abdominales) sont aussi fréquents. Vertiges, palpitations, frissons et pertes de connaissance signent l'hypotension et annoncent le collapsus cardio-vasculaire qui peut conduire à la mort.

Parmi les allergènes susceptibles d'induire un choc anaphylactique, on retrouve les agents anesthésiques (24 % des cas), les piqûres d'insectes notamment d'hyménoptères (17 %), les antalgiques (15 %), les dérivés iodés (13 %), les antibiotiques (9 %) et certains aliments (poissons, fruits de mer, noix, œufs, arachides). Les chocs anaphylactiques d'origine médicamenteuse sont donc les plus nombreux, ce qui justifie les précautions prises, notamment, par les anesthésistes.

Le choc anaphylactique est une complication grave de la réaction allergique. On se rappelle que cette réaction découle de la fixation sur les membranes des mastocytes et des polynucléaires basophiles des complexes anticorps IgE/allergènes, entraînant la dégranulation de ces cellules avec libération de médiateurs vasoactifs tels que l'histamine, la sérotonine, les prostaglandines, les leucotriènes ou les bradykinines. Les mécanismes distinguant la réaction allergique classique du choc anaphylactique ne sont pas clairs. On estime que dans le choc anaphylactique, la libération des substances vasoactives serait plus massive, entraînant une importante vasodilatation responsable d'une hypovolémie relative, et une augmentation brutale de la perméabilité capillaire conduisant à des œdèmes et finalement à une hypovolémie absolue. Dans un premier temps, la chute de la pression artérielle est compensée par l'augmentation du rythme cardiaque, mais rapidement, la pression artérielle et le débit cardiaque chutent, entraînant un collapsus, puis la mort.

POURQUOI DES EXCÈS IMMUNITAIRES ?

Nous ne pouvons que constater les conséquences dramatiques que peuvent prendre les dérèglements du système immunitaire découlant d'une hyperactivité de certains de ses composants. Dans les accidents décrits ici, l'emballement de certaines cellules conduit à une réaction inflammatoire produisant de nombreuses substances incluant celles responsables de l'état de choc. Il est également remarquable que la gamme de réponse du système immunitaire est extrêmement large, allant de l'urticaire, qui fait suite à une allergie alimentaire, à des chocs mortels. Pourtant, au départ, la différence entre les réactions impliquées n'est pas si évidente. Cela tend à souligner le rôle des boucles amplificatrices qui règlent de nombreuses étapes des réponses immunes. La vitesse de leur mise en action, puis leur intensité peuvent rendre compte des écarts énormes observés après exposition à des agents sensiblement comparables. La nature des dérèglements immunitaires demeure donc liée à cette notion d'amplification incontrôlée de mécanismes qui, à l'origine, pouvaient s'inscrire dans les normes physiologiques.

Principes thérapeutiques et traitements futurs

Les causes exactes des maladies décrites dans ce chapitre restant souvent inconnues, la plupart de leurs traitements actuels ne s'adressent donc qu'à certaines de leurs manifestations pathologiques. À ce stade, nous évoquerons quelques principes généraux de traitement symptomatique de ces maladies, en particulier ceux qui sont également appliqués dans d'autres pathologies immunitaires. Dans le chapitre XVI consacré à l'immunothérapie, nous décrirons des traitements plus spécifiques à chaque grand type de maladie provoqué par des désordres de notre système de défense, faisant notamment appel à des médicaments d'origine immunologique comme les anticorps monoclonaux ou les inhibiteurs de cytokines.

MÉDICAMENTS IMMUNOSUPPRESSEURS ET ANTI-INFLAMMATOIRES

Les immunosuppresseurs sont utilisés dans le traitement des maladies auto-immunes. Parmi eux, les glucocorticoïdes, ou corticoïdes, sont les plus utilisés. Ils diminuent l'immunité cellulaire par inhibition de l'expression des gènes codant pour de nombreuses interleukines. En conséquence, ils réduisent l'expansion des clones de lymphocytes CD4 autoréactifs, freinant donc toutes les réponses immunitaires. À côté des glucocorticoïdes, on peut également utiliser des drogues cytostatiques* qui freinent la prolifération des lymphocytes autoréactifs. Ces dernières agissent sur la production ou la duplication de l'ADN cellulaire.

Les anti-inflammatoires sont aussi très utilisés dans le traitement des maladies auto-immunes, des allergies et des inflammations chroniques. À côté de leurs actions immunosuppressives, les glucocorticoïdes sont aussi employés pour leur activité anti-inflammatoire. Il existe également des anti-inflammatoires non stéroïdiens (AINS) qui, en plus de l'inflammation, réduisent la douleur et la fièvre. Tous ces médicaments inhibent la production des médiateurs de l'inflammation (prostacyclines, prostaglandines, thromboxanes et leucotriènes). Il est intéressant de rappeler que l'aspirine est l'AINS le plus anciennement utilisé.

MÉDICAMENTS ANTIALLERGIQUES

L'histamine demeure le médiateur principal de la crise allergique. Brusquement libérée par les mastocytes, elle entraîne une dilatation des vaisseaux et une augmentation de leur perméabilité induisant l'œdème et la rougeur ainsi que la congestion nasale et le larmoiement du rhume des foins, par exemple.

Les antihistaminiques sont donc le traitement de choix de la crise allergique. Ceux de dernière génération, se fixant uniquement aux récepteurs spécifiques de l'histamine H1, inhibent uniquement les effets de la vasodilatation sans effets indésirables comme la somnolence observée avec les anciens antihistaminiques, qui se fixaient également aux récepteurs de l'acétylcholine.

Le traitement de fond de l'allergie, la désensibilisation, sera décrit au chapitre XVI consacré à l'immunothérapie.

L'origine des dérèglements immunologiques

Les études récentes montrent toutes que l'incidence des dérèglements immunitaires liés à une hyperréactivité du système de défense ne cesse de croître. Le plus spectaculaire concerne l'allergie, qui pourrait toucher jusqu'à 50 % de la population dans un proche avenir. Existerait-il une cause commune à toutes ces affections, expliquant l'augmentation parallèle de leurs impacts ? Certes, le vieillissement de nos sociétés est en cause. Nous avons déjà vu que chez les personnes âgées, au cours du temps, un syndrome inflammatoire s'installe. Il pourrait favoriser l'induction ou le développement des maladies caractérisées par une hyperréactivité immunitaire. Mais une réflexion plus générale à ce sujet doit être conduite, et la théorie hygiéniste doit être évoquée. Cette théorie, d'abord développée pour comprendre l'accroissement du nombre de sujets allergiques, peut être reprise pour expliquer les différents dérèglements immunologiques. Son point de départ repose sur la constatation que dans les sociétés à niveau d'hygiène élevé, le développement du système immunitaire se réalise sans confrontation majeure avec nombre de maladies infectieuses et dans des conditions alimentaires très assainies. En conséquence, la flore commensale et le microbiote intestinal de l'homme contemporain seraient bien différents de ceux de nos ancêtres. En l'absence de ces confrontations et de ces interactions, il semblerait que le système immunitaire ne puisse pas s'organiser de manière satisfaisante. De plus, on peut penser que l'équilibre entre le microbiote et le système immunitaire est rompu par les changements rapides du mode de vie et l'amélioration des procédés d'alimentation. Ainsi, paradoxalement, les maladies provenant de la désorganisation du système immunitaire seraient le tribut que nous paierions aux progrès de notre santé.

Donnant une explication sur l'origine des désordres immunitaires se manifestant par une hyperréactivité, la théorie hygiéniste suggère aussi de nouvelles formes d'interventions. Dans ce cadre, on pourrait imaginer induire des lymphocytes T régulateurs/suppresseurs pour contrecarrer cette hyperréactivité. Il faudrait pour cela caractériser des inducteurs spécifiques de ces cellules, sans action sur celles déjà activées par la maladie. De nombreux travaux sont en cours dans cette direction.

Pour rester plus proche de la physiologie, pourra-t-on un jour reproduire les effets positifs des microbes et des maladies infectieuses sur la bonne programmation de notre système immunitaire ? À ce sujet, quelques observations méritent commentaires. Les enfants grandissant dans les fermes, et de ce fait plus exposés à une grande variété de microbes, ont moins d'allergies que ceux ayant uniquement vécu dans les villes modernes. Il est vraisemblable que les enfants élevés dans les villes insalubres du XIXᵉ siècle devaient aussi présenter moins d'allergies. On peut donc imaginer manipuler le microbiote pour traiter les désordres immunologiques. On pourrait également chercher à identifier les microbes responsables de cette protection et créer des traitements prophylactiques ou des « vaccins » contre l'hyperréactivité immunitaire. Dans ce contexte, on peut également proposer de créer de nouveaux aliments, des alicaments, enrichis d'une flore susceptible d'induire, puis de maintenir de manière stable et durable, le bon fonctionnement du système immunitaire, reproduisant ainsi la situation des enfants naturellement exposés aux microbes. Des efforts ont été consacrés à ces « approches alimentaires » mais il reste encore difficile d'analyser la pertinence des produits commerciaux actuellement proposés à la consommation.

Chapitre XII

LA NEUTRALISATION
DU SYSTÈME IMMUNITAIRE PAR LE VIH

Face à l'infection par le virus de l'immunodéficience humaine (VIH), la médecine a battu de nombreux records. Entre la description d'une nouvelle maladie, le syndrome d'immunodéficience acquise ou sida, puis la découverte de son agent causal, le VIH, à peine quatre années se sont écoulées. La description de méthodes de diagnostic fiables a rapidement suivi. Enfin, en une dizaine d'années, des traitements efficaces ont été mis au point.

Malgré ces progrès, la pandémie VIH/sida n'a cessé de progresser. À son apogée, 40 à 45 millions de personnes étaient infectées dans le monde entier. Même si cette infection marque actuellement le pas, notamment par la généralisation des traitements antiviraux, environ 35 millions de personnes restaient encore touchées en 2012, principalement dans les pays à faible revenu.

Comme toutes les maladies infectieuses, celle-ci aura marqué son temps. La peste, la lèpre et la variole ont transformé l'organisation sociale et l'économie du Moyen Âge. Au cours du XXe siècle finissant, avec l'introduction de la contraception puis de l'interruption volontaire de grossesse, la prise en compte des multiples aspects de l'épidémie de VIH a également participé au vaste mouvement de transformation des mœurs. Mais cette évolution a créé de nouveaux problèmes médicaux. Par ailleurs, le sida a mis en exergue la nécessaire solidarité entre les pays du Nord et ceux du Sud : il faut définitivement admettre que le monde n'est plus cloisonné et que pour s'améliorer, la santé doit se partager.

Le sida a aussi influencé l'immunologie. Pour la première fois, on découvrait un agent infectieux qui s'attaquait sélectivement aux lymphocytes CD4, centre névralgique du système immunitaire. Les connaissances accumulées sur nos défenses étaient mises en lumière et validées par cette nouvelle infection. Il est certain que la vitesse de progression dans la lutte contre le VIH a été grandement facilitée par la valeur des concepts immunologiques. Inversement, nous verrons dans ce chapitre combien les recherches sur le VIH ont fait progresser l'immunologie.

Des virus qui descendent du singe

Le VIH-1 est le principal responsable de la pandémie mondiale alors que le VIH-2, moins infectieux et moins pathogénique, prédomine en Afrique de l'Ouest, sous forme endémique.

ORIGINE DU VIH-1 ET DU VIH-2

Les deux virus dérivent de virus de singe (VIS pour virus de l'immunodéficience simienne). Plus de 40 espèces de primates non humains sont infectées par des VIS. Le passage interespèces vers l'homme est probablement lié à des activités de chasse, à l'utilisation de viande d'animaux contaminés ou à l'équarrissage, toutes activités ayant entraîné des contacts sanguins. Après de nombreuses et minutieuses études moléculaires, on estime que le VIH-1 provient du VIS-cpz retrouvé chez le chimpanzé d'Afrique de l'Ouest et d'Afrique centrale, alors que le VIH-2 proviendrait du VIS-smn infectant les singes mangabeys. Ces transmissions interespèces se seraient produites au début du XXe siècle.

LES RÉSERVOIRS DU VIH

L'infection par le VIH peut être considérée comme une anthropozoonose au même titre que d'autres maladies virales comme la grippe, où les réservoirs animaux sont bien identifiés. Cependant, avec le VIH, cette vision doit être nuancée car nous ne sommes pas en face d'une anthropozoonose classique. Contrairement aux autres virus animaux pouvant directement infecter l'homme, le VIS a dû subir de très importants changements génétiques avant de pouvoir s'adapter à notre espèce au point de s'y multiplier intensément. Il est probable que de multiples tentatives de transmission ont eu lieu entre singes et hommes avant que ne s'établisse définitivement l'infection humaine que nous connaissons aujourd'hui. C'est à partir d'événements exceptionnels de ce type, qui ne se sont produits que très peu de fois au cours du XXe siècle, que la pandémie s'est développée. Pour les VIH, on peut donc considérer qu'il y a deux sortes de réservoirs. En premier, les singes, ce qui implique que de nouveaux virus pourraient un jour émerger, infecter l'espèce humaine et déclencher de nouvelles pandémies à VIH-3, VIH-4... Cependant, pour le moment, les réservoirs de VIH fonctionnels et actifs, qui entretiennent la pandémie, demeurent essentiellement les humains infectés par le VIH-1 et le VIH-2.

L'attaque du chef d'orchestre du système immunitaire

Comme pour tout micro-organisme, la pathogénicité du VIH implique son tropisme et sa virulence, incluant sa capacité à se multiplier. Dans le cas de notre virus, ces paramètres sont particulièrement bien connus. Mais globalement, les effets délétères de l'infection à VIH s'expliquent par sa capacité à neutraliser et détruire le système immunitaire en s'attaquant à son cœur, le lymphocyte CD4.

LA MULTIPLICATION DU VIH

Comme tous les virus, pour survivre et se multiplier, le VIH a besoin de pénétrer dans sa cellule cible, ou cellule hôte, et d'utiliser tout l'appareillage de celle-ci pour son propre compte. Le VIH étant un rétrovirus*, son cycle viral présente quelques particularités additionnelles. D'abord, il se fixe sur sa cellule cible, essentiellement le lymphocyte CD4, l'enveloppe du virus et la membrane de la cellule fusionnant ensuite. Après s'être débarrassé des protéines virales, le matériel génétique du VIH (ARN) pénètre alors dans la cellule. À l'intérieur de la cellule, cet ARN est transformé en ADN grâce à une enzyme appelée transcriptase inverse*. Ces ADN s'intègrent alors dans les chromosomes de la cellule comme s'ils devenaient des gènes appartenant au génome humain. Ensuite, comme pour des gènes normaux, cet ADN est transcrit puis traduit en protéines qui, assemblées, produisent des millions de particules virales. Le cycle viral permet donc une explosion du nombre de virus.

L'étape de propagation de l'infection dans l'organisme implique deux sortes de mécanismes. Soit les virions libérés par l'infection circulent dans les fluides de l'organisme et infectent d'autres cellules cibles. Soit la propagation virale se fait par contact cellulaire, une cellule infectée se rapprochant d'une cellule non infectée et lui transmettant ainsi le virus infectieux. Avec la première forme de propagation, la particule virale est directement exposée aux défenses immunitaires, en particulier aux anticorps, qui peuvent la neutraliser. Au contraire, avec la deuxième forme de propagation, la particule infectieuse reste cachée et peut ainsi échapper au système immunitaire.

On peut estimer que le VIH a optimisé ses capacités à se maintenir dans le monde vivant. En effet, il ne tue les patients infectés que très lentement. Ceux-ci survivent une dizaine d'années, ou plus, et pendant cette longue période, le virus utilise ses victimes comme réservoir pour de futures contaminations. De plus, chez les sujets malades, en utilisant sa forme ADN qui sans expression le rend indétectable, le VIH peut se dissimuler très efficacement. Il ne réapparaîtra que dans des circonstances qui peuvent lui être favorables, quand les défenses de l'hôte seront affaiblies, par exemple.

TROPISME

Le virus est entouré d'une enveloppe portant à sa surface une glycoprotéine appelée gp120. Cette molécule détermine le tropisme du VIH. En effet, elle se fixe spécifiquement sur les lymphocytes CD4 par un système de reconnaissance utilisant deux récepteurs. Cette double fixation de gp120 confère au virus une extraordinaire affinité et un tropisme très sélectif pour ces lymphocytes. Ceux-ci, après infection, produisent un très grand nombre de virions avant d'être détruits. Cette intense production virale et sa libération rapide expliquent que la charge virale retrouvée dans le plasma des sujets infectés peut être extrêmement élevée. Il faut remarquer que les monocytes/macrophages peuvent être également infectés par le VIH.

Ils sont donc une deuxième cible pour ce virus. Cependant, chez ces cellules, la multiplication virale est moins intense que chez les lymphocytes CD4.

Nous verrons plus loin dans ce chapitre que, à côté des effets directs de l'infection sur les lymphocytes CD4, il existe aussi des effets indirects, non liés au virus, qui entraînent des dysfonctionnements importants de l'ensemble du compartiment CD4 et, de là, de toutes les branches du système immunitaire.

VIRULENCE

La virulence de ce microbe découle de sa très grande variabilité génétique, qui engendre un processus d'évolution extrêmement rapide. Chez le VIH, ces variations sont très nombreuses : plus de 1 000 fois plus élevées que dans le génome humain. Cela est dû aux erreurs de la transcriptase inverse qui engendrent un très grand nombre de mutations. Comme la production de virions est très élevée, pouvant atteindre le million par cellule infectée, le nombre de variants génétiques par cycle viral est considérable. Ainsi, de nombreux virions portent des mutations leur conférant des propriétés nouvelles, et les plus prompts à infecter et à se multiplier vont être sélectionnés, ce processus participant au développement de la virulence.

Chaque cellule de chaque organisme humain possède des mécanismes de défense intracellulaires qui limitent la production virale. Les virus mutants capables d'échapper puis de déborder l'effet de ces mécanismes vont se développer préférentiellement. De plus, pour chaque sujet, les virus ayant la capacité de se multiplier très rapidement vont être sélectionnés. Au bilan, des virus mutants les mieux adaptés à chacun des organismes infectés vont émerger.

Il existe un deuxième mécanisme de virulence. Les nombreuses mutations des virions leur permettent d'échapper au système immunitaire. Ainsi, si une réponse anticorps neutralise un virus en reconnaissant un épitope précis, des mutations de cet épitope vont inévitablement apparaître et le virion correspondant échappera à ce moyen de défense. Une nouvelle réponse anticorps contre l'épitope muté peut maintenant se développer, mais une deuxième mutation peut en faire disparaître l'efficacité. Avec le VIH, on assiste donc à une course infernale au cours de laquelle le système immunitaire poursuit un virus, sorte de mirage qui lui échappe sans cesse.

Contaminations par le VIH

Certaines contaminations découlent d'actes médicaux ou de manipulations d'objets souillés. D'autres se font au cours d'événements fondamentaux de la vie humaine. Ces deux modes de contamination sont bien connus mais la mise en œuvre d'actes de prévention efficaces qui devrait s'ensuivre reste inégalement comprise et suivie.

CONTAMINATIONS ARTIFICIELLES

Initialement, c'est la transfusion de sang ou l'utilisation de ses dérivés pour le traitement des hémophiles qui, provenant de sujets contaminés par le VIH, ont été mises en cause. La haute surveillance de ces produits a permis d'éliminer ce risque. Cependant, dans certains pays, des campagnes de collectes massives de sang effectuées sans précautions ont encore récemment entraîné des contaminations importantes. Les actes de chirurgie ou de chirurgie dentaire avec des instruments mal décontaminés restent encore responsables de quelques infections. Mais dans ce type de contamination, ce sont les seringues souillées qu'utilisent et partagent les toxicomanes qui demeurent la source majeure de transmission du VIH. Une politique d'information et de prévention efficace sera nécessaire pour réduire la toxicomanie et, en conséquence, éloigner ce mode de contamination.

CONTAMINATIONS NATURELLES

Au niveau mondial, la transmission verticale mère-enfant est extrêmement fréquente. Il faut rappeler que 1,5 million de femmes vivent avec le VIH dans les pays à faible revenu et que, au niveau mondial, le VIH est la première cause de mortalité des femmes en âge de procréer. En l'absence de traitement, un tiers des enfants issus de femmes séropositives sont contaminés et 50 % d'entre eux meurent avant l'âge de 2 ans. La transmission s'effectue par voie sanguine, soit au cours de la grossesse *via* le placenta, soit au cours de l'accouchement. La transmission par l'allaitement est aussi très importante.

Enfin, la transmission sexuelle demeure la plus fréquente. Elle se fait le plus souvent par le sperme, qui contient trois sources majeures de virus : des globules blancs infectés, des virions libres dans le liquide séminal et des virions associés à la surface des spermatozoïdes. Ces différentes formes de virus pénètrent ensuite à travers les muqueuses rectales ou vaginales, après capture par des cellules dendritiques ou après infection de lymphocytes CD4 ou de monocytes/macrophages résidents. Il est également possible que les virus pénètrent directement dans le flux sanguin par des brèches endommageant ces muqueuses. Cela est le cas chez des sujets souffrant de maladies sexuellement transmissibles ou après des rapports traumatisants. Heureusement, quels que soient les mécanismes impliqués, la transmission sexuelle demeure peu efficace : 1 rapport sexuel sur 200 serait contaminant.

La primo-infection,
cette période où tout se décide

Les manifestations de la primo-infection peuvent s'étaler sur les deux à trois premiers mois qui suivent la contamination. Elle passe souvent inaperçue, ou se manifeste de manière peu spécifique, ce qui n'alerte ni les personnes concernées ni les médecins.

MANIFESTATIONS CLINIQUES

Lors d'études approfondies, on peut constater que, après la contamination, plus de 80 % des sujets présentent des manifestations cliniques que l'on désigne comme syndrome rétroviral aigu, ou primo-infection symptomatique.

Chez ces sujets, les premiers symptômes apparaissent dix à quinze jours après la contamination. Ils sont très peu caractéristiques et s'apparentent à un syndrome pseudo-grippal ou à une mononucléose infectieuse. La fièvre est présente dans 80 % des cas avec maux de tête, douleurs musculaires, fatigue et amaigrissement. On observe souvent une angine rouge, parfois à pseudomembranes et parfois des ulcérations buccales ou génitales et des éruptions généralisées. Parmi ces manifestations, l'augmentation de volume de nombreux ganglions lymphatiques des régions cervicales, axillaires ou inguinales, conjuguée ou non avec d'autres symptômes, est très révélatrice d'une infection par le VIH.

LES RÉACTIONS IMMUNOLOGIQUES

Au cours du premier contact avec le VIH, les réactions biologiques sont très intenses. La virémie mesurée par le nombre de copies d'ARN viral par millilitre de sang peut atteindre 1 million. Ces virus atteignent tous les organes où circulent des lymphocytes CD4. Une destruction massive de ces lymphocytes présents dans la muqueuse intestinale est observée très précocement, altérant définitivement les fonctions de celle-ci. Coïncidant avec le pic de multiplication virale, le nombre de lymphocytes CD4 chute brutalement dans le sang.

Durant la primo-infection, le système immunitaire est extrêmement actif. Les défenses innées sont impliquées avec destruction de virus et de cellules infectées par des macrophages et des cellules NK. Une réaction inflammatoire importante s'ensuit également. Cependant, on connaît mieux le rôle de l'immunité adaptative, incluant une réponse spécifique des lymphocytes CD4 et CD8 et une production importante d'anticorps dirigée contre le VIH. Conjointement, ces réponses arrivent à réduire la virémie et les manifestations de l'infection. En conséquence, en fin de primo-infection, on observe une baisse du nombre de copies d'ARN viral et une remontée significative du nombre de lymphocytes CD4 dans le sang. Tout l'avenir de la maladie se joue alors. En effet, dans la très grande majorité des cas, cette réponse n'est pas suffisamment efficace pour éliminer ou neutraliser le virus, et on passe donc à la phase chronique.

Pour diagnostiquer une primo-infection par le VIH, on recherche la présence d'anticorps anti-VIH, d'ARN et quelquefois d'un antigène viral s'exprimant précocement (p24). Il faut aussi noter que l'intensité des symptômes cliniques de la primo-infection est souvent corrélée à la sévérité de la progression vers la maladie car elle traduit une forte virémie et donc un risque élevé de dissémination dans tout l'organisme.

L'évolution de la maladie immunologique

L'INFECTION CHRONIQUE À VIH

La phase chronique de l'infection à VIH peut se diviser en deux parties. La phase chronique asymptomatique, pendant laquelle le sujet infecté ne manifeste aucun problème alors que le virus continue de se multiplier à bas bruit. Le seul signe peut être la présence de ganglions lymphatiques pathologiques, mais cela reste aléatoire. Cette phase peut durer plusieurs années, de sept à huit ans en moyenne. Pendant cette période, même si elle ne ressent aucun symptôme, la personne infectée peut transmettre le virus. Après cette longue période, on passe à la phase chronique symptomatique. Des manifestations témoignant de l'affaiblissement de l'organisme apparaissent alors. On retrouve des fièvres persistantes, des diarrhées avec perte de poids, une augmentation du volume des ganglions et des infections de la peau ou de la bouche.

Cette phase chronique débouche immanquablement sur le sida. Des complications graves, liées à la baisse puis à l'effondrement des défenses immunitaires, sont alors observées. Des infections opportunistes apparaissent, souvent causées par des microbes inoffensifs profitant de la faiblesse immunitaire. Des cancers, en particulier du système immunitaire (lymphomes), se manifestent à leur tour. À ce stade de la maladie, le sarcome de Kaposi, causé par le virus herpès HHV-8, avec ses manifestations cutanées, nodules et plaques violacées, est aussi un cancer fréquent. Dans certains cas, plus rares, l'atteinte du cerveau conduit à une démence progressive. À la fin, les malades très amaigris décèdent, un peu à la manière des patients porteurs de tumeurs.

POURQUOI L'IMMUNODÉFICIENCE ?

Nos travaux de laboratoire ont démontré que, très insidieusement, dès le début de la phase chronique asymptomatique, une maladie immunologique affectant la majorité des lymphocytes CD4 s'installe, alors que très peu d'entre eux sont infectés (1/1 000 à 1/10 000). Cette maladie immunologique n'est donc qu'une conséquence indirecte de l'infection. À cause d'elle, les lymphocytes CD4 deviennent anergiques, c'est-à-dire incapables de réponses immunologiques normales. Ces anomalies de fonction des lymphocytes CD4 précèdent la chute de leur nombre, ou lymphopénie CD4. Anergie et lymphopénie* caractérisent l'immunodéficience de la phase chronique. Dans cette période où la maladie immunologique domine le tableau, on peut résumer la situation par un aphorisme : « Peu de lymphocytes CD4 infectés, mais tous malades. »

Plus précisément, nous avons montré que l'anergie et la lymphopénie, qui caractérisent la maladie immunologique des patients infectés par le VIH, peuvent s'expliquer par l'existence d'une activation aberrante du système immunitaire découlant de réactions inflammatoires elles-mêmes anormales. Cet état d'activation aberrant rend les lymphocytes CD4 réfractaires à des stimulations par des signaux physiologiques comme ceux des interleukines. La non-réponse à l'interleukine-2 explique l'anergie. En effet, en l'absence de perception des signaux de cette cytokine, les lymphocytes CD4 ne peuvent plus ni répondre, ni stimuler d'autres réponses. La non-réponse à l'interleukine-7 explique la lymphopénie. La destruction progressive des lymphocytes CD4 par le VIH entraîne leur baisse dans le sang. La boucle de régulation IL-7/CD4 se met alors en route, et l'IL-7 s'élève. Mais chez les patients infectés, les lymphocytes CD4 restant dans un état réfractaire aux signaux de l'interleukine-7, leur perte ne peut plus être compensée et la lymphopénie ne peut que s'aggraver.

La perte de fonctionnalité du compartiment CD4 affaiblit toutes les réponses de l'immunité adaptative, et c'est ainsi que les lymphocytes CD8 et les lymphocytes B perdent de leur efficacité et de leur spécificité. Le rôle stimulant des lymphocytes CD4 sur les défenses innées s'amoindrissant, les fonctions de ces dernières se désorganisent à leur tour. La majorité des désordres retrouvés dans le système immunitaire des patients infectés par le VIH peuvent finalement s'expliquer par l'anergie et la lymphopénie CD4.

En phase chronique, les sujets infectés sont suivis avec régularité en mesurant notamment la charge virale et le taux de lymphocytes CD4 dans le sang. Il serait judicieux d'ajouter à ces mesures des tests fonctionnels pour apprécier la qualité et l'intensité des fonctions physiologiques des lymphocytes CD4, paramètres très pertinents, et certainement mieux corrélés à l'immunodéficience réelle que le nombre des lymphocytes CD4.

Le contrôle naturel du VIH : rare mais instructif

Dans ce paragraphe, trois grands types de situation seront envisagés : des sujets qui, exposés aux virus, ne sont jamais infectés pour des raisons génétiques, des individus qui ne se contaminent pas en conséquence de mécanismes immunologiques et enfin des sujets infectés mais qui n'évoluent pas vers le sida, soit parce qu'ils contrôlent le nombre de virus, soit parce qu'ils en maîtrisent les effets délétères.

RÉSISTANCE GÉNÉTIQUE

Nous avons vu que la liaison du VIH à ses cibles nécessitait deux récepteurs. Une grande partie (10 à 14 %) de la population européenne du Nord porte à l'état hétérozygote une petite délétion du gène codant pour un de ces récepteurs (CCR5) celui-ci participant au contrôle de l'entrée du VIH dans les lymphocytes CD4. Lorsqu'un individu se retrouve avec les deux copies parentales de ce gène muté, une résistance totale à l'infection par le VIH est observée.

L'origine de cette mutation a fait l'objet de nombreuses discussions. Pour certains, elle serait également impliquée dans la résistance à la peste et aurait été sélectionnée durant ce dernier millier d'années, pendant lesquelles les sujets dépourvus de CCR5 auraient préférentiellement survécu. Pour d'autres, cette mutation, identifiable dès 5 000 ans avant notre ère, pourrait avoir été retenue par l'évolution de l'espèce humaine pour résister à de graves maladies infectieuses de l'Antiquité.

SUJETS EXPOSÉS NON INFECTÉS

Cette situation est la mieux illustrée par les « couples discordants » dans lesquels un des deux partenaires est infecté alors que l'autre reste négatif. Dans ce groupe, on retrouve aussi des prostitué(e)s très exposé(e)s ou des prisonniers utilisant des seringues souillées par leur entourage comprenant une proportion importante de sujets contaminés.

Les mécanismes impliqués dans la résistance à l'infection des sujets exposés non infectés restent mal établis. L'implication des réponses adaptatives (cellules T spécifiques du VIH ou anticorps neutralisants) reste controversée. Le rôle des défenses innées, et en particulier des lymphocytes NK, semble mieux démontré.

LES SUJETS CONTRÔLEURS DU VIH

Chez certains sujets, la phase chronique asymptomatique se prolonge : ils gardent un nombre de lymphocytes CD4 élevé avec une charge virale modérée. Cependant, bien que très lentement, ces sujets évoluent vers la phase sida. Seuls y échappent quelques sujets, les contrôleurs du VIH, qui dès le départ contrôlent complètement la réplication virale au point que pendant dix ans ou plus, elle demeure indétectable dans le plasma.

Ces sujets contrôleurs demeurent très rares, moins de 0,5 % des sujets infectés, mais leur étude s'est avérée particulièrement riche en informations. Leurs lymphocytes cytotoxiques tuant les cellules infectées sont très efficaces. On retrouve au niveau de leurs lymphocytes CD4 les caractéristiques d'une mémoire immunologique particulièrement active. Ces lymphocytes sécrètent d'importantes quantités d'IL-2, qu'ils utilisent comme facteur de croissance, ce qui leur permet de vivre quasi indéfiniment et de perpétrer la mémoire immunologique. À leur surface, on retrouve des molécules leur permettant de rejoindre les sites infectés avec une grande efficacité.

Enfin, ils ont une affinité très élevée pour les antigènes du VIH et réagissent donc à la moindre tentative de multiplication de celui-ci. Ensemble, ces propriétés peuvent expliquer, chez ces patients contrôleurs du VIH, la non-évolution vers la maladie.

L'origine des patients contrôleurs du VIH reste l'objet de spéculations. Des facteurs héréditaires tels que certains gènes du complexe majeur d'histocompatibilité sont clairement impliqués. Nous pensons qu'ils ont été atteints par une primo-infection modérée ayant permis au système immunitaire de prendre le dessus dès le début de l'infection. Mais les raisons de cette primo-infection modérée nous échappent. Une maladie intercurrente ayant préalablement stimulé le système immunitaire pourrait aussi être en cause. La capacité des patients contrôleurs du VIH à produire des substances antivirales pourrait également expliquer cette situation clinique exceptionnelle.

Étant donné les caractéristiques de leur mémoire immunologique, les sujets contrôleurs du VIH se comportent donc comme s'ils étaient vaccinés. Pour la première fois, ils autorisent l'étude de systèmes immunitaires humains contrôlant l'infection. Nul doute qu'ils seront des références clés pour mettre au point de nouvelles stratégies thérapeutiques ou vaccinales.

Les traitements actuels : tous contre le virus

On distingue plusieurs classes de médicaments contre le VIH. Il existe des molécules qui se fixent au récepteur CCR5, empêchant la liaison du virus aux lymphocytes CD4, et des inhibiteurs de la fusion des membranes virales et cellulaires bloquant l'entrée du virus. De très nombreuses molécules réduisant l'action de la transcriptase inverse et inhibant la multiplication virale sont utilisées. Enfin, les antiprotéases bloquant la maturation du virus et limitant sa production sont aussi couramment prescrites. Ces différentes classes de médicaments sont toujours associées, ce qui augmente l'efficacité de la thérapie et réduit le taux d'apparition de virus résistants. La définition de la période optimale pour la mise sous traitement des patients infectés a fait l'objet de nombreuses études. Actuellement, une mise sous traitement la plus rapide possible est privilégiée, de manière à préserver le système immunitaire dont les altérations interviennent très vite. De plus, ces traitements précoces semblent augmenter le nombre de patients contrôlant le virus.

Après le blocage de la multiplication et de la production virale, on assiste à une reconstitution partielle du système immunitaire. Les patients traités récupèrent un nombre significatif de lymphocytes CD4, même si ceux-ci ne recouvrent qu'une partie de leurs fonctions. Au-delà des bénéfices individuels directs pour les patients, ces traitements diminuent leur contagiosité et ralentissent l'expansion de la pandémie. Il faut aussi souligner que certains de ces traitements sont utilisés pour bloquer la transmission mère-enfant.

Ces combinaisons de drogues antivirales, aux effets spectaculaires, connaissent cependant certains échecs et sont confrontées à des limites. Des résistances virales apparaissent, en particulier lorsque le traitement n'est pas pris de manière très régulière. On peut heureusement surmonter cet aléa par de nouvelles associations de drogues. Dans d'autres situations, la reconstitution immunitaire peut être lente, et certains patients traités demeurent avec un taux de lymphocytes CD4 très bas. Nous avons montré que l'immunothérapie associant de l'interleukine-2 avec les drogues antivirales peut stimuler la remontée des CD4 et corriger partiellement cet échec.

Vers de nouvelles mises en jeu du système immunitaire

La plus grande limite des traitements antiviraux demeure le fait qu'ils n'éliminent jamais le virus, qui reste soit intégré dans les chromosomes, soit séquestré dans des sanctuaires mal définis. En conséquence, à l'arrêt des traitements, la multiplication virale reprend intensément. Pour le moment, les patients doivent donc prendre ces traitements à vie en supportant leurs effets indésirables et les pathologies qui les accompagnent. Il faut quand même souligner que de nouveaux traitements, simplifiés et mieux tolérés, sont actuellement prescrits.

Deux voies d'avenir très différentes se discutent aujourd'hui. Certains cherchent de nouveaux antiviraux, ou de nouveaux protocoles, dans le but d'éliminer le virus et de guérir définitivement les patients.

Pour notre part, nous privilégions l'hypothèse qu'il devrait être possible de stimuler les mécanismes de défense pour obtenir chez les patients un équilibre entre le VIH et les différentes branches du système immunitaire. L'étude des patients contrôleurs du VIH prouve que c'est possible : leur système immunitaire, très réactif, contrôle un virus qui ne peut plus se multiplier. Les résultats obtenus avec d'autres infections chroniques, comme celle de l'herpès, montrent encore que le système immunitaire peut atteindre un équilibre et contenir seul un virus, sauf au cours de poussées épisodiques nécessitant la prise d'antiviraux. Une fois cet équilibre atteint chez les patients infectés par le VIH, les drogues antivirales ne seraient plus nécessaires, du moins de manière continue. Les sujets ainsi traités ne reprendraient de drogues que lors d'échappements épisodiques du virus. À l'heure actuelle, comme nous le développerons au chapitre XVI, l'immunothérapie par des cytokines se présente comme une solution possible pour atteindre cet équilibre. L'interleukine thérapeutique retenue serait d'abord administrée par cycles à des patients traités par des drogues antivirales. Alternativement, on peut envisager d'utiliser des inhibiteurs de médiateurs de la réaction inflammatoire anormale décrite ci-dessus. Ces inhibiteurs pourraient neutraliser les effets négatifs de la surproduction de médiateurs de l'inflammation anormale, ce qui traiterait l'anergie et la lymphopénie des lymphocytes CD4. À terme, après ces traitements par des cytokines ou par des inhibiteurs de l'inflammation anormale, les drogues antivirales devraient pouvoir être allégées puis supprimées. De plus, conjuguées avec un traitement antiviral précoce, ces approches thérapeutiques devraient contribuer à augmenter la fréquence des patients contrôleurs du VIH.

Pour l'avenir, la question la plus importante pour contrôler la pandémie demeure la mise au point d'un vaccin anti-VIH. Pour l'instant, toutes les équipes de recherche suivent les mêmes objectifs : utiliser des produits ou antigènes viraux pour induire une protection immunitaire contre de nouvelles infections. Malheureusement, les résultats obtenus jusqu'à présent restent incertains, les stratégies butant sur trois difficultés majeures. D'une part, le virus varie en permanence et peut donc échapper aux réponses préalablement induites par un vaccin. D'autre part, il peut se transmettre de cellule à cellule et, au cours de la primo-infection, comme par la suite, rester inatteignable par les anticorps et par les lymphocytes spécifiques induits par les vaccins. Enfin, le virus affectant directement le chef d'orchestre du système immunitaire et se multipliant très rapidement, un vaccin partiellement protecteur ne pourra que retarder la maladie, mais pas empêcher son apparition. Or l'obtention, par les approches traditionnelles, d'un vaccin totalement actif semble bien lointaine.

Dans ce contexte, de nouvelles stratégies vaccinales doivent être envisagées. Rappelons que, après infection par le VIH, le plus grave demeure les désordres que le virus introduit dans le système immunitaire, ce qui rend celui-ci rapidement inopérant. Cela permet au virus de contourner les réponses de son hôte. *Nous proposons donc de vacciner les personnes, non pas contre le virus, mais contre les acteurs moléculaires de la désorganisation des défenses qu'il introduit.* Cette immunisation pourrait induire des anticorps vaccinaux susceptibles de moduler les effets pathologiques liés à l'hyperproduction de certains médiateurs inflammatoires spécifiquement retrouvés dans l'infection à VIH et sans rôle physiologique. De cette manière, dès les premières étapes de l'infection par le VIH, la réduction des effets délétères sur le système immunitaire pourrait être obtenue. En conséquence, il resterait efficace et, sans rejeter obligatoirement le virus, il entraînerait son contrôle comme chez les patients contrôleurs du VIH.

Chapitre XIII

LE CERVEAU ET LE SYSTÈME IMMUNITAIRE

Depuis des millénaires, la notion selon laquelle le stress rend malade fait partie de la culture populaire. Bien avant Hippocrate, les Grecs élevaient des temples pour adoucir la vie et promouvoir la bonne santé. Chez nos contemporains, l'idée que le rire, symbole du bien-être, le contraire du stress, serait une méthode de prévention des maladies est couramment admise. Les médecins sont longtemps restés réticents à ces idées, se méfiant de concepts qui n'avaient pas de réels fondements scientifiques.

Ces dernières décennies, trois types d'approches ont influencé l'esprit médical et rendu les praticiens plus accessibles à ces notions. D'une part, le concept de stress, qui recoupe de trop nombreuses situations mal définies, a été remplacé par la notion de « stresseur », désignant un événement précis générant un déséquilibre biologique, psychologique ou sociologique, et entraînant des réactions d'adaptation mesurables. D'autre part, certaines études de corrélation et de statistiques ont bien montré qu'un événement grave rend les individus plus sensibles à la maladie et, en particulier, aux affections impliquant le système immunitaire. Enfin, les chercheurs ont découvert que le système immunitaire est bien interconnecté avec le cerveau. Les mécanismes impliqués suggèrent que l'effet des « stresseurs » peut être répercuté au niveau de nos défenses immunitaires. Du rapprochement de ces disciplines est née la neuro-immunologie*.

Ce champ nouveau demeure encore complètement ouvert à l'acquisition de nouvelles connaissances permettant de mieux apprécier les conséquences des interactions entre le neurologique et le système immunitaire concernant l'apparition et l'évolution de certaines maladies. Il est également ouvert sur la prévention de ces maladies et sur la mise en place de nouveaux traitements prenant en compte les individualités de chaque patient.

La neuro-immunologie

Le fonctionnement de l'organe immunitaire a longtemps été perçu comme complètement autonome, uniquement en charge des défenses, indépendamment de toutes les autres fonctions de l'organisme. Cependant, les études comparées entre le système nerveux et le système immunitaire montraient de nombreuses analogies. Les fonctions de ces deux organes couvrent l'ensemble du corps. L'un, le système nerveux, avec ses nombreuses ramifications, dendrites et axones, s'étale en un réseau physique de câbles de communication. L'autre, le système immunitaire, par la circulation permanente de cellules capables d'émettre et de recevoir des signaux moléculaires, tisse un réseau cellulaire s'infiltrant dans tous les tissus. Dans ces deux systèmes, les cellules peuvent aussi interagir directement en formant des contacts organisés, les synapses, dans lesquelles se concentrent des médiateurs neuronaux ou immunitaires agissant localement à très haute concentration et très courte distance.

Plus récemment, il a été démontré que le système nerveux et le système immunitaire interagissent dans l'accomplissement de fonctions communes : l'adaptation et la défense contre des agresseurs. En effet, ces systèmes sont les deux seuls organes capables de capter les changements du milieu extérieur afin d'y réagir de manière appropriée et efficace, dans l'intérêt de l'individu. Leur coopération recouvre des interactions physiques entre fibres nerveuses entrant en contact avec des cellules immunitaires, et des interactions chimiques, certaines interleukines agissant directement sur des régions spécifiques du cerveau.

La découverte de ces interactions a permis de fournir un substratum à toutes les observations montrant que le stress avait une influence sur les fonctions immunitaires et que, au-delà, l'état mental pouvait influencer l'apparition ou l'évolution de certaines maladies. À l'inverse, le système immunitaire peut modifier des dispositions et des états psychologiques. La neuro-immunologie recouvre tous ces aspects. Elle prend en compte aussi bien la dimension psychologique des individus, avec leur histoire personnelle et leurs émotions immédiates, que la dimension physiologique concernant le fonctionnement du cerveau et du système immunitaire, incluant leurs capacités de collaboration pour répondre à des agressions aiguës ou à des affections chroniques.

Stress et stresseurs

Considéré dans son aspect évolutif, le stress est représenté par tout événement mettant en jeu la survie ou le bien-être d'un sujet. Plus couramment, il s'agit d'un événement mettant en jeu l'équilibre d'un individu agressé par le décès d'un proche, la perte d'un emploi, la découverte d'une trahison ou d'une maladie grave. La réponse physiologique au stress évolue en deux phases.

STRESS AIGU

Lorsque survient le stress, l'organisme met en place une série de réactions du cerveau qui engendrent un éveil émotionnel, une augmentation de la vigilance et un traitement des informations reçues conduisant à un choix de la stratégie optimale pour faire face au « stresseur ». Il s'ensuit des réactions périphériques impliquant de nombreuses hormones et médiateurs qui mettent en place les réactions permettant d'assumer la décision : augmentation du tonus musculaire, de la pression artérielle, de la fréquence cardiaque et respiratoire avec mobilisation des ressources énergétiques permettant de subvenir aux besoins des réponses comportementales – schématiquement, fuite ou combat. Dans cette brève période, les hormones du stress accroissent transitoirement l'immunité. L'ensemble de ces modifications biologiques est limité dans le temps, les médiateurs du stress agissant en retour sur le cerveau pour éteindre les réponses au stress et revenir à l'homéostasie.

STRESS CHRONIQUE

Lorsque les stress se répètent ou se conjuguent avec de nouvelles agressions, un retour à l'équilibre n'est plus permis. On passe alors à la phase chronique, et les changements pathologiques vont se révéler dans les jours, les semaines, voire les années qui suivent la période stressante.

Au cours de cette période, soit par excès d'hormones, soit par désensibilisation à l'action de ces hormones, on assiste à une chute du nombre de certaines cellules immunitaires et à une baisse de leurs fonctions. Le stress chronique va donc s'accompagner d'une immuno-déficience. C'est principalement ce paramètre qui va avoir une incidence sur l'apparition de nouvelles maladies.

L'INÉGALITÉ DEVANT LE STRESS

Dans le cas de certaines pathologies, on observe souvent un état dépressif des patients. Cet état est-il la cause ou la conséquence de la maladie ? Des études très circonstanciées ont dû être menées pour clarifier cette question. Actuellement, il est possible de conclure qu'un état dépressif est un facteur favorisant l'apparition des maladies. Il est facile de comprendre qu'un cerveau fragile a plus de difficultés à faire face à un stress aigu ou à retourner à l'homéostasie, d'où une susceptibilité accrue pour passer au stade de stress chronique, entraînant une immunodéficience et l'éclosion de certaines pathologies.

Stress et maladies

CORRÉLATIONS STATISTIQUES

De nombreuses études ont été consacrées à cette question. La plus couramment citée concerne la corrélation entre la perte du conjoint et l'apparition d'une maladie. La plus sophistiquée a été conduite par des institutions de recherche californiennes à la demande de compagnies d'assurances.

Dans cette étude américaine, tout événement de la vie représentant un stress était affecté d'un coefficient (perte d'un proche : 7, perte de travail : 6, désociabilisation : 5, perte de confiance en soi : 4, etc.). L'étude montrait que chez un sujet totalisant ou dépassant la note de 20 sur une période de cinq ans, la probabilité de développer une maladie grave dans l'année était multipliée par 5. Si la note dépassait 25, l'incidence d'une maladie grave était multipliée par 10. Les maladies graves concernées étaient de tout genre, avec cependant une prépondérance des maladies infectieuses, des cancers et des maladies comprenant d'une dysrégulation immunitaire. Les études plus récentes mettent davantage l'accent sur la façon dont le sujet arrive à s'adapter aux « stresseurs » que sur la nature du stress lui-même. La perte de contrôle de soi et l'absence de lien social représentent les facteurs de risque les plus importants.

STRESS ET MALADIES INFECTIEUSES

Il est d'observation courante que les poussées d'herpès, labial notamment, font suite à un stress physique ou moral. De la même manière, l'apparition de rhumes à répétition révèle souvent un état de stress chronique. Cela a été confirmé par une étude menée chez des volontaires sains hospitalisés. Avant d'être exposés à des cocktails de rhinovirus (il y a environ 200 rhinovirus responsables du rhume), certains sujets étaient artificiellement stressés par des sollicitations pénibles et désagréables (lumière, bruit, changements d'horaire de visite). Chez les sujets stressés, la fréquence du rhume était environ 10 fois plus élevée que chez les sujets non stressés. Le stress avait donc abaissé les défenses immunitaires et permis l'éclosion du rhume.

D'autres travaux ont été conduits avec des maladies plus graves telles que la tuberculose, la pneumonie, le zona ou l'hépatite C. Pour certains, ces résultats restent discutables parce que la méthodologie de quantification du stress demeure délicate. Néanmoins, dans la plupart de ces études, on observe que le stress entraîne une baisse des défenses immunitaires. Mais la diminution des constantes immunologiques étudiées demeure moins importante que ce que l'on pouvait attendre pour expliquer l'apparition de la maladie.

STRESS ET CANCER

Ce sujet a fait l'objet de multiples études. Cependant, étant donné les très nombreuses étapes qui vont de l'apparition d'une cellule cancéreuse jusqu'à l'éclosion d'une tumeur clinique, on peut facilement comprendre les difficultés que l'on rencontre pour arriver à des conclusions fermes. C'est pourquoi les investigations se sont tournées vers la recherche de types de personnalités susceptibles de développer des tumeurs de manière significativement plus élevée. Quelques résultats préliminaires ont été observés mais parmi les profils « procancéreux » aucun n'avait de réponses immunes moins rapides ou moins efficaces, c'est-à-dire moins aptes à rejeter des tumeurs. Il se pourrait cependant que les paramètres immunologiques mesurés dans ces études n'aient pas été les plus pertinents. Ces recherches, qui pourraient avoir un impact sur des démarches préventives, mériteraient d'être reprises.

STRESS ET MALADIES DU SYSTÈME IMMUNITAIRE

En ce qui concerne l'asthme, cette maladie inflammatoire des bronches incluant une composante allergique, de fortes corrélations ont été trouvées entre le stress et le déclenchement de la crise d'asthme. Les stress incriminés sont multiples, allant de la simple fatigue à des conflits relationnels familiaux ou professionnels. Cette corrélation est devenue tellement importante qu'il est conseillé à certains asthmatiques d'être suivis par des psychologues pour apprendre à mieux gérer leurs tensions et ainsi prévenir l'apparition des crises.

Parmi les maladies auto-immunes et les maladies inflammatoires chroniques, des corrélations ont aussi été recherchées entre stress, déclenchement et évolution de la pathologie. Parmi ces affections, la polyarthrite rhumatoïde a fait l'objet de nombreuses études. De nettes corrélations ont été retrouvées entre stress et apparition des premiers signes de la maladie ; de manière encore plus certaine, on retrouve de très fortes corrélations entre les stress de la vie courante et les poussées qui émaillent l'évolution de cette maladie rhumatismale.

STRESS ET SIDA

Le stress comme paramètre favorisant l'infection par le VIH demeure non documenté. Par contre, celui-ci joue un rôle dans l'évolution de cette maladie chronique. Chez ces patients, les nombreux rendez-vous, les traitements quotidiens avec leurs effets indésirables, la discrimination et la stigmatisation sont des causes multiples de stress. De nombreux travaux montrent que les traumatismes, le stress chronique ou la dépression contribuent à augmenter la charge virale et à diminuer le taux de lymphocytes CD4, ce qui ne peut qu'accélérer la progression de la maladie.

La communication entre le cerveau et le système immunitaire

Plusieurs mécanismes moléculaires et cellulaires régissent la relation entre le cerveau et le système immunitaire. Certains utilisent un mode de fonctionnement propre au système neuroendocrinien et permettent une action générale sur les défenses. D'autres impliquent des signaux envoyés par le système immunitaire pour déclencher des programmes du système nerveux central, primordiaux dans la mise en route des réactions de défense de l'organisme pris dans son ensemble.

L'AXE DU STRESS

À la suite d'un stress, les zones associatives corticales et limbiques du cerveau (hippocampe et amygdale) sont activées et envoient des informations nerveuses vers les neurones hypothalamiques qui stimuleront l'hypophyse à fabriquer l'*Adrenocorticotropic hormone* (hormone adrénocorticotropique) ou ACTH. Libérée dans le sang, cette hormone atteint la glande surrénale située au-dessus du rein et dont la partie externe synthétise les corticoïdes tels que le cortisol, véritable préparateur de la réaction de stress.

Le cortisol agit sur le métabolisme en augmentant le glucose sanguin, mais aussi sur les muscles, le cœur, le rein pour préparer la réaction générale de stress. Il facilite également l'action de médiateurs nerveux comme l'adrénaline. En phase aiguë, le cortisol mobilise les cellules immunitaires et renforce provisoirement les défenses. En phase chronique, il agit surtout comme un anti-inflammatoire, et cette activité entraîne un blocage de nombreuses réactions immunitaires. Au niveau des lymphocytes T, par exemple, il favorise l'apoptose et bloque les sécrétions des cytokines comme l'interleukine-2. Le cortisol devient alors un puissant inducteur d'immunodéficience. Il faut rappeler que les corticoïdes et leurs dérivés sont couramment utilisés comme médicaments pour leurs actions anti-inflammatoire et immunosuppressive.

LE RÔLE DU SYSTÈME NERVEUX AUTONOME

Le système nerveux somatique reçoit des informations de l'environnement et réagit de manière consciente et volontaire pour adapter les réponses de l'organisme. Le système nerveux autonome intervient de manière différente. Il règle automatiquement la circulation sanguine, la digestion, le métabolisme, les sécrétions, la température du corps, et coordonne toutes les fonctions vitales. Comme son nom l'indique, le système nerveux autonome, nommé également système nerveux végétatif, n'est en général pas soumis au contrôle direct de la volonté.

Comme bien d'autres organes, le système immunitaire est en partie sous le contrôle du système nerveux autonome. La moelle osseuse, le thymus, les ganglions lymphatiques et la rate sont en effet innervés par des fibres de ce système, qui utilisent de nombreux neurotransmetteurs pour leur mode d'action. De plus, cette innervation n'est pas statique. Au contraire, le nombre de terminaisons nerveuses et leur distribution dans un organe immunitaire varient en fonction de l'activité de défense. Il est facile d'observer que l'injection sous-cutanée d'un antigène entraîne une augmentation de l'innervation du ganglion drainant.

De plus, de nombreux récepteurs spécifiques des neurotransmetteurs ont été retrouvés à la surface des cellules immunitaires. Les plus étudiés sont ceux de l'adrénaline et de la noradrénaline qui stimulent l'activité immunitaire, en jouant tout particulièrement sur la production de cytokines. Les effets de ces récepteurs sur les cellules des défenses innées et celles de l'immunité adaptative pourraient être différents.

EFFETS SUR LE CERVEAU

Le système immunitaire informe aussi le cerveau de son activité. Ce sont essentiellement les interleukines pro-inflammatoires qui sont utilisées pour alerter le cerveau du démarrage d'une réponse immunitaire qui signe le début d'une pathologie (infection, croissance d'une tumeur, réaction auto-immune). Dans ce contexte, l'interleukine-1, l'interleukine-6 et le TNF sont les plus étudiés. Des récepteurs spécifiques de ces interleukines ont été retrouvés dans différentes régions du cerveau.

En agissant sur le cerveau, ces cytokines provoquent de la fièvre, réponse systémique dont le but est de perturber les réactions biochimiques des microbes pathogènes afin de diminuer leur virulence. La fièvre modifie aussi le comportement des individus malades, avec diminution de l'activité et repli sur soi-même. Ces effets ne sont pas la conséquence d'un simple état de faiblesse ou de fatigue, ils résultent des nouvelles priorités du sujet, dictées par ce qu'il perçoit de son corps malade au détriment des informations provenant de l'environnement. De ce fait, les activités visant aux soins du corps souffrant prennent le pas sur les activités de la vie quotidienne.

LA RÉPONSE AU DANGER :
UNE SYMPHONIE NEURO-IMMUNOLOGIQUE

Comme nous l'avons déjà souligné, le cerveau et le système immunitaire sont les deux seuls organes directement impliqués dans le contrôle des réactions adaptées aux changements d'environnement comprenant, en particulier, les réactions de survie. Le cerveau intègre toutes les dimensions sensorielles et psychologiques pour préparer une réponse appropriée. Le système immunitaire réagit à toutes les agressions chimiques et biologiques en utilisant toute sa palette de réponses, aussi bien ancestrales que plus sophistiquées, ces dernières incluant des fonctions de mémoire.

Les réponses de ces deux systèmes sont intégrées et il en découle la mise en jeu d'un nombre incalculable d'acteurs cellulaires dont les neurones, les glandes endocrines et les cellules du sang, et d'acteurs moléculaires, incluant des neuromédiateurs, des hormones et des interleukines. Pour rester efficace et ne pas devenir pathologique, la coordination de cet ensemble doit être extrêmement fine. Nul doute que de nombreuses recherches sont encore nécessaires pour découvrir les notes et la mélodie de cette impressionnante symphonie.

La boucle psycho-neuro-immunologique

L'intégration du cerveau dans la boucle régulant le fonctionnement du système immunitaire implique que toute affection mentale ou tout état psychique peut influencer les réactions de défense. Les preuves s'accumulent pour étayer cette nouvelle conception psycho-neuro-immunologique des défenses immunitaires. Des études importantes sont en cours pour montrer les liens entre les états dépressifs réactionnels ou constitutifs et certains paramètres des réponses immunes. Les résultats pourraient non seulement confirmer cette notion populaire concernant l'influence du « moral » sur l'éclosion et la progression des maladies, mais aussi permettre d'envisager de nouvelles voies thérapeutiques.

La médecine occidentale a progressé en recherchant des preuves irréfutables concernant les causes des maladies et en démontrant objectivement la validité des nouveaux traitements. En conséquence, elle a technicisé les rapports avec les malades et souvent négligé la dimension psychologique qui pointe en permanence derrière chaque malade. Ainsi, concernant l'immunologie, on a vu émerger des approches paramédicales pour renforcer les défenses immunitaires. Des traitements par acupuncture ou par relaxation sont actuellement proposés. Ces méthodes mériteraient d'être évaluées pour mesurer leurs effets psychologiques et apprécier le rôle que pourrait jouer la suggestion ou l'autosuggestion dans le renforcement des défenses immunitaires.

TROISIÈME PARTIE

Les grands défis thérapeutiques

Chapitre XIV

LA GREFFE D'ORGANE

À la différence des phénomènes immunologiques décrits jusqu'ici, la greffe d'organe n'est pas une situation naturelle. En plus des prouesses chirurgicales, il s'agit en effet d'une exploitation des connaissances immunologiques visant à remplacer un organe malade par son homologue provenant d'un individu sain. Cela constitue un acte thérapeutique de pure création médicale. Au cours de cette opération, bien que composé de tissus voisins à ceux qu'il tolère, le système de défense du receveur est confronté à un corps étranger. Conséquence du côté artificiel de la greffe, les effets négatifs sur le greffon ne sont pas le résultat de mécanismes longuement et spécifiquement sélectionnés par l'évolution darwinienne, mais de l'emploi d'effecteurs moléculaires et cellulaires dont les objectifs initiaux étaient autres, en particulier la lutte contre les ennemis extérieurs ou intérieurs.

Dans de nombreux pays, la greffe, également appelée transplantation d'organe, revêt une grande importance médicale. En France, on estime à 40 000 le nombre de personnes qui vivent grâce à un organe greffé. Bien que répandue, cette opération se heurte toujours à des limites fixées par l'individualité génétique de chacun d'entre nous. En effet, nombre de nos gènes sont dissemblables ainsi que leurs produits, les protéines, utilisées pour bâtir nos cellules et nos organes. Ces ensembles de structures propres à chaque personne forment le soi que notre système immunitaire a appris à reconnaître et à tolérer. À l'opposé, les structures de toute autre personne constituent le non-soi, perçu comme étranger, et systématiquement rejeté par le système immunitaire. Au cours de l'évolution, face à l'adversité des conditions de vie, l'immense diversité de notre patrimoine génétique, source de variabilité interindividuelle et réserve de potentialités, fut une richesse pour la survie de notre espèce. Aujourd'hui, cette diversité conditionne la difficulté de greffer des organes d'un individu sur un autre, demande médicalement justifiée mais qui ne s'inscrit pas dans les lois de l'évolution.

En face de cette difficulté, dans cette lutte altruiste mais contre nature, les recherches en immunologie et en génétique ont mis en évidence quelques règles permettant de prévoir et donc d'agir sur le succès des greffes. De la même manière, les chimistes et les pharmacologues ont développé des médicaments qui permettent de moduler les réponses immunes du receveur et donc de réduire la fréquence des rejets. Ensemble, ces efforts ont permis d'accroître les possibilités de greffes d'organe. Parallèlement, le développement de la médecine régénérative utilisant des cellules souches offre de nouvelles perspectives pour remplacer des organes malades. Avec cette approche, les cellules utilisées provenant du patient lui-même, les questions d'acceptation ou de rejet des cellules greffées ne se poseront plus.

Bases médicales de la greffe

On envisage une greffe lorsqu'un organe est devenu déficient et que cette défaillance met en jeu le pronostic vital d'un patient. À côté des greffes qui permettent de sauver la vie, il y a celles qui permettent d'éviter des traitements pénibles, comme la transplantation rénale qui met fin aux lourdes séances de dialyse. Pour envisager ou décider d'une greffe, il faut d'abord disposer d'un donneur sur lequel le greffon sera prélevé avant d'identifier le patient receveur qui pourrait en bénéficier.

LES DONNEURS D'ORGANES

Le prélèvement d'un organe peut se faire sur un donneur en état de mort encéphalique mais dont la fonction des organes disponibles pour la greffe est préservée. C'est un état très différent du coma, puisqu'ici le cerveau est définitivement détruit. Il implique l'absence de conscience, la disparition de réflexes et de respiration spontanée avec inactivité du cerveau confirmée par deux encéphalogrammes.

La mort encéphalique ne peut être déclarée qu'après confirmation par deux médecins.

Le prélèvement d'organe peut aussi se réaliser sur un patient présentant un arrêt cardiaque et respiratoire définitif. Le prélèvement n'est envisagé qu'après constatation des échecs de toutes les manœuvres de réanimation possibles. À ce stade, une course de vitesse s'engage entre l'arrêt cardiaque et le prélèvement du greffon. Entre les deux, le temps ne doit pas dépasser une heure pour que l'organe à greffer ne soit pas trop altéré. Dans le cas de la cornée, exceptionnellement, le donneur peut être décédé depuis plusieurs heures.

De son vivant, une personne en bonne santé peut donner un organe. C'est le cas pour la greffe rénale, car une personne peut vivre normalement avec un seul rein. C'est aussi le cas pour le foie, dont une partie peut être prélevée sans dommage, la partie restante gardant toutes ses capacités de régénération. Évidemment, les résultats des greffes avec organes prélevés sur donneur vivant sont optimaux.

Enfin, il faut rappeler que la vente d'organes et leur commerce sont strictement interdits dans la plupart des pays comme la France. Mais, au plan international, bien que posant de graves problèmes sanitaires et éthiques, ce commerce continue de se développer et l'on estime actuellement que plus de 10 % des greffes rénales se font sur la base de ce commerce. Attirés par des gains significatifs, les donneurs sont essentiellement issus de pays pauvres. À noter aussi que certains pays, comme la Chine, autorisent encore le prélèvement d'organe sur des condamnés à mort.

LA RÉPARTITION DES GREFFONS

Le receveur d'une greffe ne peut être qu'une personne présentant une destruction irréversible d'un organe. En France, les malades ayant besoin d'une greffe d'organe sont inscrits sur une liste nationale d'attente gérée par l'Agence de biomédecine. Toutes les caractéristiques biologiques des patients candidats à une greffe sont collectées et enregistrées de manière à pouvoir identifier le plus rapidement possible le greffon le plus compatible.

C'est également l'Agence de biomédecine qui orchestre la répartition et l'attribution des greffons disponibles. Cette répartition tient compte de priorités médicales : les enfants, les malades dont la vie est menacée à court terme, ainsi que certains receveurs aux caractéristiques très particulières, sont considérés comme prioritaires.

UNE DOUBLE PROBLÉMATIQUE

La transplantation nécessite d'abord une grande expertise chirurgicale. Deux actes chirurgicaux successifs sont nécessaires, le prélèvement puis l'implantation de l'organe chez le receveur. À ce stade, l'opération de greffe est souvent extrêmement critique car il faut anastomoser tous les vaisseaux du greffon avec ceux du receveur de manière que la circulation sanguine reprenne au plus vite dans le greffon et, avec elle, sa fonction qui va sauver la vie du patient.

À cette première expertise s'ajoute celle des biologistes qui doivent déterminer la compatibilité entre un donneur et un receveur de greffon. Les analyses des caractéristiques immunologiques des organes prélevés sur un donneur en état de mort encéphalique ou sur un donneur vivant sont complètes, car elles ne se sont pas faites dans l'urgence. En revanche, la détermination de ces propriétés et des capacités fonctionnelles des organes prélevés à la suite d'un arrêt cardiaque reste moins élaborée.

Quelle greffe pour quel organe ?

TYPES DE GREFFES

Les greffes sont classées en fonction de l'origine du greffon. On appelle autogreffe, ou greffe autologue, une transposition de tissus ou de cellules chez une même personne. Ici, le donneur et le receveur sont donc identiques. C'est le cas lorsqu'on prélève de la peau sur un site pour soigner un autre site lésé après une brûlure ou une blessure importante. C'est aussi le cas de la greffe veineuse, où un segment de veine est introduit entre les portions proximales et distales d'une artère pour réaliser un pontage. Très proche de l'autogreffe, l'isogreffe représente le transfert d'un greffon d'une personne sur son jumeau homozygote.

Des xénogreffes sont aussi pratiquées et, dans ce cas, le greffon provient d'un animal. Actuellement, 250 000 greffes de valves cardiaques, provenant d'organes prélevés sur un porc ou un bovin, sont pratiquées chaque année en France. Ces greffons animaux sont dévitalisés par un traitement enlevant tous les tissus vivants. Mais les allogreffes* sont aussi très répandues. Dans cette situation, deux êtres humains distincts sont impliqués, l'un étant le donneur et l'autre le receveur, comme nous l'avons décrit ci-dessus.

ORGANES ET TISSUS TRANSPLANTÉS

En France, en 2012, le cap des 5 000 greffes d'organes a été franchi. Bien qu'éloquent, ce chiffre demeure en dessous des besoins, estimés à 16 000 patients en attente de greffe. Parmi ces opérations, la greffe du rein est la plus fréquente (3 000), suivie par celle du foie (1 000), du cœur (400), du poumon (300) puis du pancréas (70). La greffe cœur-poumon demeure rare. Toutes ces greffes posent des problèmes d'acceptation, et donc de contrôle du rejet.

À côté des greffes d'organes, on doit mentionner les greffes de tissus comme la cornée, la peau, les vaisseaux, l'os et les tissus de l'appareil locomoteur comme les tendons et les ligaments. Contrairement aux organes, la greffe de ces tissus ne nécessite pas d'anastomose vasculaire. Peu vascularisées et faiblement reconnues comme étrangères par le système immunitaire, ces greffes tissulaires sont en général bien tolérées.

Plus récemment, des greffes de mains et de visages ont été effectuées. Ces greffes sont dites composites car elles concernent un ensemble complexe de peau, muscle, os, vaisseaux et nerfs très fortement inducteurs de réactions de rejet. Elles n'ont plus pour seul but de remplacer un organe défaillant, mais de pallier des handicaps moteurs ou esthétiques majeurs. La réinnervation de la structure greffée est absolument nécessaire au succès de l'opération et pose le problème du retour de la sensibilité au niveau cérébral et de la représentation du « nouveau corps » ainsi obtenu.

GREFFES DE CELLULES SOUCHES HÉMATOPOÏÉTIQUES

La greffe de cellules souches hématopoïétiques, environ 3 000 par an en France, fait partie de l'arsenal thérapeutique pour traiter les leucémies et les lymphomes. Le greffon peut avoir trois origines. Les cellules souches peuvent être prélevées dans la moelle osseuse après ponction des os du bassin. Elles peuvent être également prélevées dans le sang, si le donneur a été préalablement traité par une interleukine mobilisatrice de ces cellules souches. Enfin, on peut aussi obtenir ces cellules à partir du sang de cordon ombilical récupéré au cours d'un accouchement.

Pour l'allogreffe de cellules souches, le receveur doit être particulièrement bien préparé. D'abord, sa moelle malade doit être complètement détruite par chimiothérapie pour entraîner la disparition des cellules cancéreuses et faciliter l'acceptation du greffon. Ensuite, les cellules souches du donneur sont administrées par perfusion. Pendant toutes ces opérations, le malade est maintenu dans une chambre stérile puisqu'il n'a plus aucune défense immunitaire. Ces défenses se reconstituent peu à peu et, trois à six mois après la greffe, on observe chez ces patients la reconstitution de tous les compartiments hématologiques et immunitaires.

Les mécanismes impliqués dans le rejet

En transplantation, le rejet des greffes reste le problème majeur puisqu'il conduit à la perte de fonction du greffon et donc à l'échec total de l'opération. En fonction de la période à laquelle se produit le rejet, on distingue les rejets hyperaigus, aigus et chroniques.

LE REJET HYPERAIGU

Le rejet hyperaigu concerne les organes vascularisés et peut apparaître dans les minutes qui suivent l'implantation du greffon. Il est caractérisé par une thrombose des vaisseaux, suivie d'une nécrose de l'organe transplanté.

Le rejet hyperaigu est dû à la présence dans le sang du receveur d'anticorps préexistants dirigés contre le greffon. Ces anticorps se fixent immédiatement sur les tissus du greffon et, activant le complément, entraînent des lésions des cellules endothéliales. Celles-ci produisent alors des facteurs procoagulants provoquant à leur tour l'agrégation de plaquettes, suivie d'un infarctus du transplant qui sera définitivement détruit.

Chez le receveur, les anticorps préexistant à la greffe peuvent être ceux dirigés contre les groupes sanguins. On sait que les individus du groupe A portent des anticorps anti-B et que les individus du groupe B expriment des anticorps anti-A. On sait aussi que les groupes sanguins s'expriment sur de nombreux tissus, y compris à la surface de certaines cellules endothéliales des vaisseaux. Les anticorps préexistants peuvent aussi provenir d'une immunisation antérieure du receveur à la suite d'une transfusion sanguine, d'une grossesse ou d'une précédente greffe.

LE REJET AIGU

Les manifestations de rejet aigu apparaissent à partir du quatrième jour après la greffe et doivent être surveillées pendant les six premiers mois. Leurs manifestations dépendent de l'organe greffé. Dans le cas du rein, on observe de la fièvre avec une augmentation du volume du greffon, une chute de la diurèse, une hypertension artérielle et une prise de poids du patient. Pour le foie, on pourra détecter une grande fatigue avec fièvre, ascite et jaunisse. Le rejet d'une greffe du cœur est le plus souvent asymptomatique et n'est diagnostiqué qu'après des examens échographiques ou histologiques.

Le rejet aigu peut être influencé par les défenses innées et tout particulièrement par la réaction inflammatoire qui suit l'intervention chirurgicale sur le greffon puis sur le site d'implantation. Les tissus et cellules lésés émettent des signaux de danger qui déclenchent une réaction inflammatoire suivie d'une mobilisation des cellules des défenses innées. Mal contrôlées, ces réactions peuvent contribuer à initier un rejet aigu.

Mais avant tout, le rejet aigu est une manifestation cellulaire de l'immunité adaptative. Elle découle de l'infiltration du greffon par les lymphocytes du receveur. Elle est dominée par la réactivité contre les *Human leukocytes antigens* (antigènes HLA) produits par le complexe majeur d'histocompatibilité (CMH). Chez le receveur, cette alloréactivité* détermine la fréquence de la reconnaissance des HLA du donneur. Elle peut concerner jusqu'à 3 à 4 % de tous les lymphocytes T, cela pour chacun des HLA humains existants, alors que pour un antigène ordinaire comme la toxine tétanique, on ne retrouve qu'un lymphocyte T spécifique pour 10 000 ou 100 000 lymphocytes T, même après vaccination. Cette réaction allogénique* stimule les défenses du receveur, et les effecteurs impliqués (lymphocytes CD8, macrophages, cellules NK) peuvent détruire le greffon.

LE REJET CHRONIQUE

En raison du savoir et de la pratique accumulés dans le domaine des greffes, les rejets hyperaigus et aigus sont rares (10 % environ de tous les rejets). Les rejets chroniques représentent donc la majorité des complications. Ici encore, les manifestations de rejet chronique dépendent de l'organe greffé. Après transplantation du rein, on pourra retrouver une insuffisance rénale avec une augmentation des protéines dans le sang et une hypertension artérielle ; après transplantation hépatique, un ictère persistant ; dans le cas d'une transplantation cardiaque, des signes d'asthénie et d'angoisse. En général, ces manifestations signent l'altération définitive du greffon.

Dans tous les cas, ce rejet chronique se traduit par une altération des vaisseaux sanguins du greffon avec apparition d'une artériosclérose accélérée, histologiquement différente de l'athérome classique. Au niveau du greffon, cela correspond à l'existence d'une inflammation chronique et incontrôlée provoquant une fibrose des vaisseaux dont la paroi s'épaissit et ralentit le flux sanguin. De ces lésions découlent une irrigation insuffisante et une détérioration de la fonction du greffon. Le rejet chronique n'est pas accessible au traitement ; il signe l'exclusion définitive de la greffe et ne peut être corrigé que par une nouvelle transplantation.

Les mécanismes de l'immunité cellulaire impliqués dans le rejet chronique empruntent des voies classiques. Les cellules dendritiques du receveur migrent dans le greffon et captent des antigènes étrangers. Retournant chez le receveur, elles stimulent ses lymphocytes CD4. Ceux-ci stimulent à leur tour l'immunité adaptative avec production de lymphocytes T CD8 cytotoxiques et de lymphocytes B produisant des quantités importantes d'anticorps. Ensemble, ces réponses spécifiques vont attaquer le greffon.

Parmi les échecs des greffes il faut aussi mentionner la récidive de la maladie initiale. En effet, la greffe ne traite pas les causes de la maladie qui avait entraîné la destruction de l'organe ayant nécessité son remplacement par la greffe. Cette récidive est particulièrement importante dans le cas des greffes du rein et du foie.

LA MALADIE DU GREFFON CONTRE L'HÔTE

La réaction du greffon contre l'hôte ou GVH, pour *Graft versus host*, est une complication fréquente et grave des greffes de moelle osseuse allogénique. Elle découle de la nature particulière du greffon qui, à partir des cellules souches hématopoïétiques, produit des lymphocytes immunocompétents bientôt capables d'attaquer les cellules de l'hôte lorsque l'histocompatibilité entre donneur et receveur est imparfaite. Dans cette situation, les mécanismes habituels du rejet de greffe n'existent plus, le receveur ayant été rendu immunodéficient par la chimiothérapie reçue au cours de la préparation à la greffe. La GVH est donc un rejet du receveur par le greffon.

La GVH aiguë apparaît à distance de la greffe. Certains organes du receveur constituent la cible privilégiée de cette réaction. La peau et le tube digestif sont le plus souvent touchés, mais on peut aussi observer des manifestations aux niveaux oculaire, hépatique ou pulmonaire. On parle de GVH chronique lorsque ces manifestations se produisent au-delà de cent jours après la greffe.

Il faut souligner que la GVH peut avoir des effets bénéfiques dans la lutte contre les cellules tumorales d'un patient souffrant de leucémie ou de lymphome. En effet, au cours de cette réaction peuvent apparaître des cellules immunitaires attaquant et détruisant les cellules tumorales ayant résisté à la chimiothérapie. Dans ce cas, la GVH devient très favorable et facilite les rémissions à long terme des cancers.

La prévention du rejet

Au niveau immunologique, trois études complémentaires du receveur et du donneur d'organe sont nécessaires pour augmenter les chances de succès des greffes. Ces études font appel à de nombreuses techniques particulièrement bien standardisées pour que les résultats puissent être partagés par toutes les équipes impliquées dans la greffe d'un organe. Nous n'en décrirons ici que les principes.

RECHERCHE D'ANTICORPS CHEZ LE RECEVEUR

Pour éviter les rejets hyperaigus, le receveur doit être dépourvu d'anticorps, et particulièrement de ceux dirigés contre les HLA du donneur, codés par son CMH.

Un receveur peut exprimer ces anticorps s'il a été préalablement immunisé. Ils sont détectés grâce à un test appelé *Cross-match**. La présence chez le receveur d'anticorps contre le donneur annule la greffe. Pendant la phase d'attente du don d'organe, le sang des receveurs potentiels est particulièrement bien étudié en testant leur réactivité contre un grand nombre d'alloantigènes* de donneurs potentiels. Cette analyse donne une forte indication sur les chances de trouver un organe compatible.

Parmi les candidats à la greffe, on trouve certains sujets hyper-réactifs, car hyperimmunisés contre différents alloantigènes, pour qui les chances de succès sont très faibles. Pour pallier cette difficulté, on peut pratiquer des échanges plasmatiques qui permettent d'éliminer ces anticorps nuisibles à la greffe et dont la réapparition sera modulée au cours des traitements immunosuppresseurs subséquents.

LA COMPATIBILITÉ DES GROUPES SANGUINS

Les substances des groupes sanguins ABO sont présentes sur les organes greffés. Elles constituent donc un système majeur d'histo-compatibilité au même titre que le système HLA. De manière générale, les règles imposées pour toute transfusion sanguine s'appliquent lors de la plupart des transplantations d'organes. La règle générale, sauf situation d'urgence, est de transplanter en situation isogroupe, c'est-à-dire A pour A, B pour B, etc. Comme dans la transfusion sanguine, le donneur O reste le donneur universel. Il peut donner ses organes à tous mais ne peut en recevoir que d'un donneur du groupe O.

LA COMPATIBILITÉ TISSULAIRE DU SYSTÈME HLA

Le système HLA comprend les produits de six gènes (HLA-A, -B, -C, -DR, -DP et -DQ) portés par chaque chromosome 6. Leur expression sur les lymphocytes du donneur et du receveur peut être déterminée par différentes techniques. Elles vont de la sérologie à la culture lymphocytaire mixte et jusqu'à l'étude de la structure fine des gènes par biologie moléculaire. Avec ces études, on cherche à apparier le mieux possible les douze HLA du donneur avec ceux du receveur, en tenant compte du fait que sur les différents gènes du CMH, tous n'ont pas la même importance dans l'induction du rejet de greffe. Afin d'augmenter au maximum les chances de succès de la greffe, il faut que la similarité entre la structure génétique du CMH du donneur et celle du receveur soit la plus élevée possible. Une grande compatibilité permet aux cellules du donneur de prendre place dans le corps du receveur sans pour autant déclencher une réaction de rejet.

Pour des raisons génétiques, les membres d'une même fratrie ont d'emblée une compatibilité importante. Ayant hérité d'un chromosome de chacun de ses parents, sur les douze combinaisons possibles, chaque enfant porte au moins six combinaisons HLA identiques à celles de ses frères et sœurs. C'est pourquoi les membres d'une même famille sont toujours les mieux placés pour donner et recevoir un organe. Cette donnée est particulièrement bien utilisée dans le cas d'une greffe d'organe avec donneur vivant, lorsqu'un membre de la famille se porte volontaire pour donner un organe, le rein par exemple. Par ailleurs, cette situation est idéale puisque tous les paramètres immunologiques vont pouvoir être complètement analysés avant la greffe.

À ce stade, il faut aussi rappeler qu'à côté du CMH, il existe des complexes mineurs d'histocompatibilité qui peuvent également jouer un rôle. Dans la greffe du rein avec HLA identique, on observe encore 5 % d'échecs attribuables à ces systèmes mineurs.

Les traitements immunosuppresseurs

Malgré tous les efforts, il demeure rare que l'histocompatibilité entre le greffon et le receveur soit parfaite. Le plus souvent, en dehors des vrais jumeaux, il subsiste donc suffisamment de différence pour amorcer un rejet. Toutes les greffes déterminées comme HLA compatibles, ne recevant pas de traitement immunosuppresseur, sont rejetées. De plus, l'urgence impose parfois des greffons avec des HLA différents entre donneur et receveur. Il faut ajouter à ce sujet que les traitements immunosuppresseurs sont devenus si performants que la priorité à la compatibilité HLA s'en est trouvée légèrement revue.

PRINCIPALES FAMILLES MÉDICAMENTEUSES

Il existe différentes familles de drogues immunosuppressives utilisées dans le traitement du rejet de greffe. Nous décrirons les principales classes en commençant par les anticorps anti-lymphocytes T et les globulines antilymphocytaires* qui, en entraînant la destruction de ces cellules chez le receveur, réduisent le nombre des lymphocytes susceptibles d'infiltrer puis d'attaquer le greffon. Ce traitement aux effets très rapides et importants est souvent employé en début de greffe pour éviter le passage à la phase aiguë du rejet.

On distingue ensuite les drogues qui bloquent sélectivement l'activation et la prolifération des lymphocytes, réduisant donc l'activité des lymphocytes déjà présents dans le greffon. Parmi elles, la rapamycine bloque des signaux intracellulaires et réduit l'activation lymphocytaire. La cyclosporine réduit la transcription des gènes et, en conséquence, la production de nombreuses cytokines comme l'interleukine-2 (IL-2). Le tacrolimus, ou FK506, inhibe également la production d'IL-2. Celle-ci étant un facteur de croissance important des lymphocytes T CD4 et T CD8, la diminution de sa production par la cyclosporine ou par le tacrolimus bloque toute expansion de ces cellules dans le greffon. On peut rapprocher de ce groupe de médicaments les anticorps dirigés contre les récepteurs de l'IL-2, qui agissent en bloquant son action sur les lymphocytes. De plus, ces anticorps dirigés contre les récepteurs de l'IL-2 entraînent la disparition des cellules qui les expriment, cellules activées qui jouent par ailleurs un rôle pathogénique (voir le chapitre XVI, dévolu à l'immunothérapie). Il existe aussi des médicaments qui bloquent les interactions des lymphocytes CD4 avec leurs partenaires cellulaires et inhibent ainsi leur activation ; ce sont en général des anticorps monoclonaux dirigés contre des structures de surface des cellules immunitaires comme le sont les molécules B7, CD28 ou CTLA-4.

Enfin, on retrouve parmi les médicaments antirejet les inhibiteurs de la synthèse des acides nucléiques qui bloquent la division et l'expansion de toute cellule, et donc celles des lymphocytes T ayant déjà infiltré le greffon. L'azathioprine et le mycophénolate font partie de ces drogues aux effets antiprolifératifs puissants qui touchent également le compartiment des lymphocytes B et inhibent donc la production d'anticorps dirigés contre le greffon.

Les glucocorticoïdes, aux actions anti-inflammatoires puissantes, peuvent également jouer un rôle en bloquant certaines étapes des réponses de rejet. Par ailleurs, par leur activité immunosuppressive, ils peuvent être ajoutés à la panoplie des drogues antirejet, qui sont administrées dans différentes associations et divers protocoles, largement validés, mais variant selon les équipes et les hôpitaux spécialisés.

COMPLICATIONS DE L'IMMUNOSUPPRESSION

Certes, l'immunosuppression réduit le rejet de greffe, mais elle implique aussi une importante immunodéficience entraînant l'émergence de nouvelles pathologies. Des infections bactériennes sur le site opératoire ou des infections communautaires impliquant des pneumocoques, des streptocoques ou d'autres bactéries ne sont pas rares chez ces patients. Une fréquence accrue de tuberculose se retrouve également chez les malades greffés et traités. De la même manière, on observe un accroissement des infections virales par le cytomégalovirus, le virus d'Epstein-Barr, les virus des hépatites B et C et les virus de la famille polyome, troisième cause de perte du greffon dans les greffes du rein. À côté des infections bactériennes et virales, les infections fongiques, candidoses, aspergilloses et crypto-coccoses, atteignent aussi ces patients.

Plus grave encore, la fréquence des tumeurs est accrue chez les patients greffés traités par des drogues immunosuppressives. Les cancers de la peau sont les plus fréquents, comme le sarcome de Kaposi dû à un virus de type herpès. On retrouve aussi de nombreux lymphomes et plus particulièrement ceux engendrés par le virus d'Epstein-Barr. Globalement, la fréquence de ces tumeurs est directe-ment liée à l'importance et à la durée de l'immunosuppression. Chez tous les sujets transplantés et traités, la mise en œuvre de dépistages réguliers des cancers est donc obligatoire.

L'émergence de la médecine régénérative

La transplantation reste un domaine extrêmement actif. Comme dans le passé, de grandes premières jalonnent toujours son parcours et les greffes de main, comme celles de visage, récemment réalisées, sti-mulent les équipes à envisager de nouveaux horizons thérapeutiques.

Malgré les aménagements, les barrières immunologiques demeurent et pèsent encore lourdement sur le devenir des greffes. Les chances de trouver des compatibilités prometteuses entre donneur et receveur plafonnent car le nombre de dons reste largement insuffi-sant. En France, sur les 16 000 patients attendant annuellement une greffe, seulement 5 000 sont transplantés. Aux États-Unis, sur les 100 000 Américains attendant chaque année une greffe rénale, seule-ment 18 000 sont greffés. La législation sur les dons a évolué de manière à les rendre plus acceptables et accessibles, mais l'espoir de satisfaire toutes les demandes demeure lointain, voire inattei-gnable. La greffe d'organe échoue pour des raisons psychologiques et sociales. Donner un organe, même après sa mort, demeure un tabou entretenu par des cultures dans lesquelles les élans de générosité ne peuvent encore dépasser le respect de l'intégrité physique du corps.

Dans ces conditions, de nouvelles approches sont développées. Des prototypes de cœur artificiel, testés chez l'animal, sont mainte-nant proposés aux patients. Le recours à des organes animaux fait également partie des nouvelles possibilités. Comme nous l'avons vu, cela est déjà réalisé avec les greffes de valves cardiaques. On peut espérer l'étendre à d'autres organes. Mais les tissus animaux étant vus comme « très étrangers » par les systèmes de défense humains, la réaction immune contre le greffon est intense. De nombreuses recherches immunologiques seront donc nécessaires pour promouvoir ces greffes « xénogéniques ». Dans ce cadre, il est envisagé de « construire » des porcs transgéniques exprimant des molécules de régulation contrôlant le rejet de greffe et propres à chaque candidat à la greffe. Ensuite, les organes de cet animal pourraient être transplantés et le rejet du greffon grandement minoré, car la réaction de rejet ne se déclencherait pas.

Depuis quelques années, on entrevoit la possibilité de remplacer les organes malades en utilisant des cellules souches. Dans cette médecine dite régénérative, on remplacerait l'organe endommagé par un nouveau tissu, créé pour l'occasion à partir de cellules souches. Cette thérapie cellulaire pourrait utiliser trois types de cellules souches issues du patient. Chez l'adulte, dans des organes comme la moelle osseuse ou la peau, on retrouve des cellules souches dont la totipotence est limitée mais qui peuvent, comme nous l'avons vu, être utilisées pour reconstituer l'organe d'origine. Plus riches de perspectives les cellules souches pluripotentes induites (CSPI) ont pour origine une cellule adulte, redevenue pluripotente grâce à sa transformation par quatre gènes codant pour des facteurs de croissance ou des inducteurs agissant sur le génome. Tout aussi riches d'applications thérapeutiques, des cellules souches pluripotentes pourraient être également construites à partir d'un noyau de cellule adulte implanté dans un ovocyte provenant d'une donneuse. Dans ce cas, les cellules souches produites ont toutes les caractéristiques du donneur de noyau. Quelle qu'en soit l'origine, les cellules souches ont deux propriétés remarquables : l'autorenouvellement (elles se multiplient en donnant de nouvelles cellules souches) et la différentiation (dans certaines situations, elles peuvent produire des cellules spécialisées donnant naissance à du foie, du muscle, de la peau, du rein, etc.). Cultivées dans certaines conditions, ou injectées dans certains sites, ces cellules souches peuvent donc produire un tissu neuf susceptible de remplacer l'organe endommagé. Elles pourraient donc représenter un substitut à la greffe pour lequel ne se poserait plus la question du rejet puisque ces cellules thérapeutiques sont issues du patient à traiter.

Dans cette direction, et dans le cas du rein, des études ont déjà été planifiées. Les protocoles prévoient de détruire toutes les cellules du rein du malade pour ne laisser que les tissus de soutien permettant secondairement aux cellules souches greffées de coloniser cette charpente, puis de se différencier correctement pour redonner un rein fonctionnel. Avec cette approche, la barrière immunologique serait réduite et les patients n'auraient pas besoin de traitement immuno-suppresseur.

Chapitre XV

LA VACCINATION

Dans le domaine de la santé, la vaccination représente la plus grande révolution médicale de tous les temps. Elle a permis de faire reculer la plupart des maladies infectieuses et a pris une grande part dans l'allongement de l'espérance de vie, tout particulièrement en sauvant des enfants de moins de 5 ans. La position de l'Organisation mondiale de la santé (OMS) est éloquente : « La vaccination est l'une des mesures sanitaires ayant le plus contribué au développement économique et à la dépaupérisation. À l'exception de l'eau potable, rien d'autre, même pas les antibiotiques, n'a eu un effet aussi important sur la réduction de la mortalité. »

Actuellement, l'industrie des vaccins représente environ 3 % du marché mondial du médicament mais, avec une croissance annuelle supérieure à 10 %, elle apparaît comme un des secteurs les plus dynamiques de l'économie de la santé. Au total, environ 5 milliards de doses de vaccins sont produites chaque année. Les industriels européens en produisent 90 % et en exportent 84 %. La couverture vaccinale progresse régulièrement dans le monde et on considère que 170 pays, sur les 193 reconnus par l'Organisation des Nations unies, ont accès aux vaccins recommandés par l'OMS. Néanmoins, l'accès aux vaccins des différentes populations de ces pays demeure très inégal et de nombreux progrès restent à faire.

Pour l'avenir, la vaccination demeure toujours un axe prioritaire. Au niveau politique de santé, les actions sanitaires des États et les incitations des organismes internationaux comme l'OMS restent indispensables. Au niveau de l'innovation, les laboratoires doivent rester mobilisés. Les actions de recherche doivent viser à développer de nouveaux vaccins contre les fléaux constitués par la tuberculose, le paludisme, le sida, etc., tout en améliorant ceux déjà existants. De plus, en utilisant de nouveaux principes de vaccinologie, des résultats prometteurs sont attendus notamment dans le domaine du cancer. Dans les luttes à venir, l'immunologie restera le poumon et le centre actif de tous les progrès en vaccinologie, et ces deux domaines demeureront inséparables.

Les mécanismes immunitaires

La vaccination consiste à injecter à des sujets sains des microbes rendus inoffensifs, ou des produits provenant ou fabriqués à partir de ces microbes, dans le but d'induire une réaction de l'immunité adaptative. Cette réaction spécifique étant douée de mémoire, lors de la possible rencontre avec le microbe virulent, une réponse rapide et efficace se manifestera et protégera l'individu vacciné.

La vaccination met en jeu des manifestations actives de l'organisme sain. En ce sens, elle se distingue de la sérothérapie, procédure passive qui vise à injecter à des malades des anticorps dirigés contre un agent infectieux pour obtenir une protection immédiate. Elle se distingue aussi de l'immunothérapie, parfois appelée vaccination thérapeutique, qui vise à stimuler les défenses d'un patient pour faciliter la guérison d'une maladie en cours.

Le mode d'action des vaccins recoupe les mécanismes déjà décrits dans la lutte contre les maladies infectieuses. Le vaccin est un antigène, ou un ensemble d'antigènes qui, après captation par les cellules spécialisées, induira des lymphocytes CD4 spécifiques. À leur tour, ces lymphocytes induiront des anticorps parmi lesquels certains seront protecteurs car ils neutraliseront les toxines ou favoriseront la phagocytose des microbes par opsonisation. Certains vaccins induisent plus particulièrement des réponses de l'immunité cellulaire comprenant des lymphocytes CD8 qui pourront tuer des cellules infectées. Mais, ce qui est le plus important et caractéristique dans le mode d'action d'un vaccin, c'est sa capacité à induire des cellules immunitaires, lymphocytes T et B, doués de mémoire à long terme. Dans le cas de la vaccination contre la variole, on a pu caractériser des lymphocytes T mémoire quarante ans après une injection unique du vaccin.

Avec le temps, pour de nombreux vaccins, l'efficacité de la mémoire immunitaire peut cependant s'atténuer. Cela peut être dû à la diminution du nombre des cellules mémoires survivantes ou à une baisse de leur réactivité. Dans ce cas, il est nécessaire de faire des « rappels » de vaccination. Aussi, dans une procédure vaccinale, distingue-t-on deux étapes. La première concerne le nombre d'injections nécessaires pour obtenir une forte réponse contre le vaccin et activer ainsi le plus grand nombre possible de cellules mémoires. La deuxième étape concerne le rappel vaccinal que l'on doit effectuer après plusieurs années pour entretenir ou réveiller la mémoire immunitaire.

Tous les vaccins ne sont pas également capables d'entraîner une réponse immunitaire. S'ils n'en sont pas capables, ils sont associés à des adjuvants qui, en déclenchant une réaction inflammatoire, induisent des signaux de danger stimulant fortement les réponses de l'immunité adaptative. Les adjuvants les plus utilisés sont l'alun, ou hydroxyde d'aluminium, et des lipides comme le squalène. Ce sont de puissants potentialisateurs des antigènes vaccinaux. Ils permettent de ce fait d'en diminuer les doses, et donc les coûts de production. Les réponses immunes engendrées après vaccination recouvrent aussi les réactions contre les adjuvants.

Dans la vaccination, comme dans les réactions naturelles contre un agent infectieux, le système immunitaire réagit toujours par excès, il ne sait pas sélectionner les arcs réflexes les plus pertinents et protecteurs. Cela peut engendrer des effets indésirables, fréquemment décrits après vaccination.

Il faut souligner que la vaccination s'organise autour d'une politique sanitaire visant à protéger une grande proportion de la population. Lorsque cette couverture vaccinale est importante, non seulement elle protège chaque individu, mais elle empêche la propagation des épidémies puisque les microbes ne trouvent plus de personnes chez qui se multiplier. Le système immunitaire collectif, décrit au chapitre III, joue donc pleinement son rôle dans les populations ayant une bonne couverture vaccinale.

Les grands types de vaccins

Les préparations vaccinales dépendent évidemment de l'agent infectieux en cause et de la manière dont il exerce son pouvoir pathogène, la tendance étant d'isoler une partie de l'agent pour obtenir des vaccins bien caractérisés, sans risques, avec des effets indésirables minimisés. Mais cela n'est pas toujours possible et l'agent entier inactif ou atténué est aussi utilisé. En fonction du mode d'obtention des antigènes vaccinaux, on distingue trois grands types de vaccins.

LES VACCINS SOUS-UNITAIRES OU MOLÉCULAIRES

Les plus anciens de ces vaccins sont dirigés contre les toxines de la diphtérie et du tétanos. Ces toxines, naturellement sécrétées par les bactéries correspondantes, sont purifiées puis traitées par la chaleur et le formol. Elles perdent alors leur caractère pathogène tout en gardant leur pouvoir immunogène. Injectées, ces molécules traitées, appelées toxoïdes ou anatoxines, induisent des anticorps spécifiques qui, en cas d'infection, n'affectent pas la croissance bactérienne mais neutralisent totalement les effets pathogènes essentiellement provoqués par les toxines.

Dans le cas des vaccins dirigés contre le méningocoque et le pneumocoque, on utilise comme antigène vaccinal des polyosides, sucres extraits des capsules recouvrant les corps microbiens. On sait que ces capsules contribuent à la virulence des bactéries et qu'elles induisent des anticorps bactéricides, en particulier par stimulation de la phagocytose avec opsonisation. Seuls, ces polyosides sont peu immunogènes. Pour les utiliser comme vaccins, on les couple à des protéines induisant une réponse immunitaire des lymphocytes CD4. De plus, ces conjugués engendrent une forte mémoire immunitaire. Ces méthodes ont été étendues à certaines bactéries exprimant une capsule et/ou chez lesquelles les sucres jouent un rôle important dans la pathogenèse comme dans le cas du vibrion cholérique ou d'*Haemophilus influenzae* causes de nombreuses maladies (méningites, pneumonies...).

Pour vacciner contre la coqueluche provoquée par *Bordetella pertussis* ou *parapertussis*, on utilise un mélange de plusieurs molécules préparées à partir de la bactérie. Ce vaccin dit « acellulaire » contient également la toxine pertussique.

LES VACCINS INACTIVÉS

Dans les préparations de vaccins inactivés, l'agent infectieux a été tué par un traitement chimique ou physique. On dit aussi que ce sont des vaccins complets car, à l'opposé des vaccins moléculaires, l'ensemble des composantes du corps bactérien ou du virion est présent dans la préparation vaccinale.

Parmi les vaccins viraux inactivés, on compte celui dirigé contre la rage. Le virus est cultivé sur des lignées cellulaires ou sur des embryons de poulets. Recueilli et purifié, il est inactivé par un traitement chimique avant d'être inclus dans les préparations vaccinales. Pour lutter contre la poliomyélite, il existe aussi un vaccin inactivé, très utilisé dans les pays industrialisés. Il est préparé à partir de poliovirus cultivés sur des lignées cellulaires simiennes, puis inactivé chimiquement par du formaldéhyde. Ce vaccin peut protéger contre les trois souches de poliovirus (PV1, PV2, PV3). Dans ce groupe on trouve également le vaccin contre l'hépatite A et celui contre la grippe. Il existe aussi des vaccins inactivés pour lutter contre les maladies d'origine bactérienne comme la coqueluche, la leptospirose et le choléra.

LES VACCINS VIVANTS ATTÉNUÉS

Les microbes atténués entraînent des réactions proches de l'immunité naturelle. Comme ils persistent dans le corps, leur efficacité demeure très importante. Aussi, pour certains d'entre eux, une seule injection suffit. Cultivés dans des fermenteurs industriels, ces microbes atténués peuvent être facilement produits, et de manière peu onéreuse. En revanche, ils ne sont pas dépourvus de risques car, par différents mécanismes, ils peuvent retrouver une certaine virulence. De plus, chez les sujets immunodéficients, ils peuvent être la cause de véritables infections, parfois très dangereuses.

Concernant les bactéries, le plus ancien de ces vaccins vivants atténués est le bacille Calmette et Guérin, le célèbre BCG, dirigé contre la tuberculose. Il est préparé à partir d'une souche de bacille tuberculeux bovin ayant perdu sa virulence pour l'homme par culture durant des années sur des milieux artificiels. Le degré de protection induit par le BCG fait toujours débat : il dépend des populations concernées et du risque de tuberculose encouru par ces populations. De plus, chez les sujets présentant des immunodéficiences génétiques, la vaccination par le BCG peut entraîner des infections (BCGites) parfois mortelles.

On trouve aussi de nombreux vaccins atténués contre les maladies virales. Le vaccin antipoliomyélitique oral persiste dans l'intestin et confère une immunité très prolongée. Étant donné sa facilité d'administration, il est très utilisé dans les pays à faible niveau de revenu. Le vaccin contre la fièvre jaune est également un vaccin vivant atténué. Isolé en 1936, de manière complètement empirique, il n'a jamais été modifié et peut protéger à vie, même si des rappels tous les dix ans sont exigibles. Parmi les vaccins vivants atténués, on trouve également ceux dirigés contre la rubéole, les oreillons, la rougeole et la varicelle.

Les procédures pour obtenir des vaccins vivants atténués sont nombreuses. La culture et la propagation de l'agent pathogène dans des conditions qui lui sont hostiles (milieux de culture artificiels, températures extrêmes, passage sur des animaux ou des cellules étrangères) sont souvent utilisées. À remarquer que l'adaptation à des milieux défavorables semble donc contre-sélectionner le caractère pathogène des microbes.

Une vie avec les vaccins

CHEZ L'ENFANT

La vaccination des nourrissons n'entraîne pas une réponse immune optimale. Leur système immunitaire n'est pas encore complètement fonctionnel, son développement est inachevé et sa confrontation avec le microbiote intestinal n'a pas encore engendré tous ses effets. De plus, pendant plusieurs mois, le sang des nourrissons contient des anticorps provenant de la mère qui sont capables de neutraliser les vaccins. Cependant, vu la vulnérabilité des nourrissons et leurs chances de rencontrer des maladies infectieuses mortelles, il demeure très raisonnable de les vacciner. Les protocoles de vaccination proposés tiennent compte des faibles réponses immunes des nourrissons, ce qui oblige souvent à répéter les injections.

On appelle calendrier de vaccination, ou calendrier vaccinal, les protocoles les plus adaptés aux circonstances sanitaires et épidémiologiques de chaque pays. En France, il existe des vaccinations obligatoires et des vaccinations recommandées. Parmi les vaccinations obligatoires, on peut citer celles contre la diphtérie, le tétanos et la poliomyélite, car ces maladies sont toujours considérées comme très graves, voire mortelles, en particulier chez les nouveau-nés. Chez les jeunes enfants, les vaccins contre la coqueluche (première cause de mortalité infectieuse bactérienne en dessous de 3 ans), *Haemophilus influenzae b*, les pneumocoques, les méningocoques et l'hépatite B sont fortement recommandés, ainsi que les vaccins contre la rougeole, les oreillons et la rubéole.

Le BCG n'est recommandé que pour des enfants exposés à des risques élevés et vivant dans des conditions précaires, comme ceux issus de parents ou de régions touchés par la tuberculose. Malgré l'existence tous les ans d'épidémies de grande ampleur, la vaccination contre les rotavirus, responsables de plus de la moitié des gastro-entérites chez les enfants de moins de 5 ans, n'est pas systématique.

Entre 0 et 12 mois, il existe donc une obligation, ou un très fort encouragement, à respecter le calendrier vaccinal et à reporter les injections et les rappels sur le carnet de santé qui demeure un outil essentiel dans la politique de santé publique en vigueur dans notre pays. Dans le futur, ce document devrait être remplacé par le dossier médical personnel, projet prévoyant d'informatiser tous les actes médicaux, ce qui devrait faciliter l'accès du corps médical à toutes les informations utiles pour chaque individu. Le suivi du calendrier vaccinal, qui s'étale sur toute la vie, devrait grandement en bénéficier.

CHEZ L'ADULTE

L'adulte doit évidemment se soumettre aux rappels des vaccinations entreprises durant l'enfance et notamment aux rappels contre la diphtérie, le tétanos et la poliomyélite. Mais la vie professionnelle impose également des vaccinations particulières en fonction du risque

propre à chaque métier. Le personnel de santé doit être obligatoirement vacciné contre la tuberculose et l'hépatite B. Il est aussi recommandé qu'il soit vacciné contre la coqueluche, la grippe saisonnière, la
rougeole, les oreillons, la rubéole et la varicelle. Les personnels de
l'Éducation nationale, de la police et des administrations pénitentiaires
doivent aussi suivre des recommandations particulières, comme les
agriculteurs, les pêcheurs et les agents des services vétérinaires.

Les personnes voyageant pour leur activité professionnelle ou
leurs loisirs doivent également se soumettre à des vaccinations
recommandées ou imposées par le règlement sanitaire international.
Parmi ces vaccinations, celle contre la fièvre jaune est obligatoire
dans de nombreux pays d'Afrique et d'Amérique du Sud.

PERSONNES FRAGILISÉES OU MALADES

Les personnes âgées doivent se faire vacciner contre la grippe
saisonnière. Cela les protège, non seulement contre la grippe, mais
aussi contre des infections qui compliquent souvent cette maladie.
Cette vaccination est tout particulièrement recommandée chez les
personnes âgées ayant des pathologies pulmonaires ou cardiaques
sous-jacentes.

Les vaccins vivants atténués doivent être évités dans toutes les
situations où une immunodéficience est suspectée. Toute personne
porteuse de maladie génétique du système immunitaire doit éviter ces
vaccins, comme toute personne subissant des traitements immunosuppresseurs ou de la chimiothérapie. Dans certaines maladies, il est
recommandé de vacciner les patients avant qu'ils ne reçoivent ces
thérapeutiques car on estime que les réponses immunes mémoire
subsistent en partie après ces traitements. Chez les femmes enceintes,
dont le système immunitaire est passagèrement déprimé, ces vaccinations ne sont pas non plus recommandées en raison des risques que la
multiplication du vaccin pourrait faire courir au fœtus.

Les patients infectés par le VIH peuvent recevoir des vaccins
vivants atténués si leur système immunitaire n'est pas profondément
affaibli, ce que l'on mesure habituellement par leur taux de lymphocytes CD4 dans le sang. Par contre, il est toujours fortement recommandé de vacciner ces patients contre la grippe et les pneumocoques,
ce qui les protégera contre ces infections auxquelles ils sont tout particulièrement sensibles.

Un bilan

LA VARIOLE ÉRADIQUÉE

L'OMS a déclaré le 8 mai 1980 que la variole était éradiquée de la surface du globe. Ce résultat spectaculaire est l'aboutissement d'une double action : d'une part, des campagnes de vaccination de masse plus particulièrement conduites dans les pays pauvres, d'autre part des actions ciblées mettant en œuvre une surveillance accrue des foyers infectieux. Ces actions spécifiques consistaient à isoler les nouveaux foyers et à vacciner tous ceux qui vivaient aux alentours. Ces deux approches se heurtèrent à des difficultés, notamment dans la corne de l'Afrique où l'instabilité politique, les guerres et les révoltes rendaient difficiles les actions de l'OMS. Finalement, le dernier cas de variole fut observé à Merca en Somalie, en octobre 1977.

Depuis cette éradication, les populations ne sont plus vaccinées, ce qui a fait apparaître de nouveaux problèmes. En effet, des stocks importants de virus de la variole sont conservés dans certains centres militaires car les autorités de défense n'excluent pas des attaques biologiques utilisant ce virus, ce qui serait particulièrement dévastateur sur des populations maintenant majoritairement non protégées. En France, ce risque est pris très au sérieux, et les autorités sanitaires conservent 90 millions de doses de vaccins qui pourraient servir, suivant un plan de mobilisation déjà bien préparé, à vacciner l'ensemble de la population en deux semaines.

LA POLIOMYÉLITE, EN BONNE VOIE ?

Depuis 1988, l'éradication de la poliomyélite fait l'objet d'une initiative mondiale sous l'égide de l'OMS et de l'Unicef. Globalement, depuis le lancement de ce programme de vaccination de masse, notamment avec le vaccin oral, le nombre de cas de poliomyélite a baissé de 99 %, passant de 350 000 cas déclarés en 1988 à 650 en 1991. Cependant, en 2012, l'endémie persistait encore dans certaines régions du Nigeria, du Pakistan et de l'Afghanistan. Pour réduire ces derniers foyers, un plan mondial d'urgence a récemment été mis en œuvre.

Ces projets d'éradication de la poliomyélite ont connu de nombreuses difficultés. L'une d'entre elles a beaucoup dérouté les autorités sanitaires : le virus vivant atténué utilisé en vaccination orale a parfois évolué génétiquement et donné lui-même quelques cas de poliomyélite. Aussi, plus récemment, le vaccin inactivé est injecté parallèlement à l'administration du vaccin oral. Ces actions couplées sont très efficaces. Espérons donc que le plan mondial d'urgence combiné avec cette amélioration de la vaccination vienne à bout de cette maladie qui sera, après la variole, le deuxième plus grand succès de la vaccination. Mais dès aujourd'hui, on peut estimer que 10 millions de personnes marchent, alors qu'elles auraient pu être paralysées par cette maladie et que le plan d'éradication de la poliomyélite a déjà sauvé la vie à 1,5 million d'enfants.

DANS LES PAYS EN DÉVELOPPEMENT

La mortalité infantile de ces pays a chuté de 25 % depuis 1990. Pour la première fois, le nombre d'enfants décédés avant leur cinquième année est passé sous la barre des 10 millions par an. Ces progrès sont la conséquence de multiples facteurs parmi lesquels la vaccination a joué un rôle primordial.

Le programme « Global Alliance for Vaccine and Immunisation », mis en place par l'OMS en 2000, vise à intensifier les efforts contre six maladies considérées comme les plus meurtrières dans la petite enfance et bénéficiant d'un vaccin : la tuberculose, le tétanos, la diphtérie, la coqueluche, la rougeole et, bien sûr, la poliomyélite. Ce projet a permis l'élargissement de la couverture vaccinale des jeunes enfants et a largement contribué à la baisse de leur mortalité. Ce programme, bénéficiant maintenant du soutien de la Banque mondiale et de la Fondation Gates, prévoit aussi l'amélioration des infrastructures médicales et la formation du personnel de santé. Pour les années à venir, on attend donc des progrès spectaculaires dans la vaccination et la réduction de la mortalité infantile.

DANS LES PAYS INDUSTRIALISÉS

Pour ce qui concerne les maladies avec vaccination obligatoire, la diphtérie a quasiment disparu. En France, après la Seconde Guerre mondiale, on en observait encore 45 000 cas, avec une centaine de décès. De la même manière, la poliomyélite a disparu de nos contrées alors que les cas de tétanos sont minimes – environ une dizaine par an. Depuis 1950, la tuberculose et la coqueluche ont très fortement régressé dans notre pays, ainsi que dans toutes les nations industrialisées.

Cependant, malgré les nombreuses mesures incitatives, la couverture vaccinale ne progresse plus. Les progrès médicaux dans la lutte contre les maladies infectieuses ont entraîné une raréfaction de ces affections et provoqué un certain désintérêt pour la vaccination. Par ailleurs, il existe parfois un climat de défiance, probable conséquence d'une médiatisation excessive des quelques effets indésirables éventuellement liés aux vaccins. En France, entre 2008 et 2012, on a observé une diminution d'environ 15 % du nombre de nouveaux vaccinés. Toutes les catégories de vaccins sont concernées, y compris les vaccins pédiatriques : diminution de 40 % pour la rougeole, de 26 % pour le méningocoque ou encore de 8 % pour le tétanos. Chez les personnes âgées, on a pu observer un recul de 20 % de la vaccination contre la grippe et l'objectif d'une couverture de 75 % de cette population est loin d'être atteint.

Vers une vaccination contre certains cancers ?

Comme nous en avons discuté au chapitre X, les causes de cancers sont multiples. Seuls 10 % d'entre eux sont d'origine microbienne. Pour ceux-là, des stratégies vaccinales comparables à celles utilisées dans les maladies infectieuses ont été développées. Pour les autres, on en est encore au stade de la caractérisation d'antigènes de surface spécifiques de chaque tumeur, à partir desquels des vaccins pourraient être mis au point.

UN VACCIN CONTRE L'HÉPATITE B

Le cancer du foie, ou hépatocarcinome, est le huitième cancer dans le monde avec, en France, 5 800 nouveaux cas par an. Les virus de l'hépatite B et de l'hépatite C en sont une cause très fréquente. Un vaccin moléculaire a été mis au point contre le virus de l'hépatite B. Il est composé d'une molécule de surface du virus (HBs) produite par génie génétique. L'ADN correspondant à cette molécule a été introduit dans un vecteur, virus bénin, qui sert à infecter des lignées cellulaires. De cette manière, de grandes quantités d'HBs sont produites dans ces lignées cellulaires, et utilisées ensuite dans les préparations vaccinales.

Ce vaccin protège contre les hépatites aiguës fulminantes, les hépatites chroniques, les cirrhoses postinfectieuses et les cancers qui se développent plusieurs années après l'infection. Son efficacité clinique est supérieure à 90 %. Il est donc recommandé par l'OMS, et 106 pays l'ont ajouté à leur programme de vaccinations systématiques. À la suite des incidents incriminant cette vaccination dans l'émergence de maladies neurologiques, la vaccination contre l'hépatite B n'est obligatoire, en France, que pour les professionnels de santé. Pour le reste de la population, il s'agit seulement d'une vaccination recommandée, plus particulièrement chez les nourrissons et les enfants car mieux vaut vacciner tôt même si le risque ne se rencontrera qu'à l'adolescence.

PAPILLOMES ET CANCERS DU COL DE L'UTÉRUS

Dans de nombreux pays, le cancer du col utérin est la première cause de mortalité par cancer chez les femmes. En France, environ 3 000 nouveaux cas de cancer du col sont diagnostiqués chaque année, avec une survie à cinq ans d'environ 70 %.

Les papillomavirus humains de type HPV16 et HPV18 sont présents dans 80 % des cancers du col de l'utérus et jouent un rôle prépondérant dans l'émergence de ce cancer. Contre ces HPV, deux vaccins moléculaires sont actuellement commercialisés et utilisés chez les adolescentes avant la période d'activité sexuelle. Ils diminuent clairement le taux d'infection par les HPV et devraient donc influencer l'incidence du cancer du col. Cependant, nous manquons encore de recul pour apprécier l'importance de la réduction des cancers du col utérin qui pourrait découler de cette vaccination.

LA RECHERCHE VACCINALE EN CANCÉROLOGIE

La priorité dans ce domaine consiste à caractériser et préparer des antigènes cancéreux humains susceptibles d'entraîner une réponse immunitaire forte contre la tumeur sans altérer le fonctionnement des cellules normales. Cela est d'autant plus critique que la réponse vaccinale attendue doit se prolonger durant des années.

Dans cette démarche, les efforts se sont d'abord orientés vers la recherche d'antigènes isolés de tumeurs existantes, dans le but de traiter secondairement les patients par immunothérapie (voir chapitre XVI). Ces recherches ont débouché sur la caractérisation d'antigènes susceptibles d'entraîner des réponses partiellement ou totalement curatives. Par la suite, cela devrait conduire au développement de véritables vaccins prophylactiques contre les cancers correspondants.

L'importance du système immunitaire collectif

Le système immunitaire collectif désigne, de manière générale, l'état des défenses d'une population. Face aux maladies transmissibles, l'immunité de chaque individu joue un rôle dans le nombre de microbes qui sont produits par lui-même et dans sa capacité à les transmettre à d'autres. Pour une population donnée, la somme de toutes ces immunités individuelles constitue l'immunité collective qui conditionne sa vulnérabilité face à une épidémie et à ses conséquences pathologiques.

Évidemment, les vaccins jouent un très grand rôle sur cette immunité collective. La fréquence des individus protégés par les campagnes de vaccination, c'est-à-dire la couverture vaccinale, conditionne la sensibilité d'une population et les chances pour un individu d'être touché. Au-delà de l'efficacité de chaque vaccin, les paramètres qui influencent la dynamique de mise en place et de maintien de la couverture vaccinale sont donc très importants pour comprendre le degré de protection du groupe concerné et de chaque individu dans ce groupe. Nous allons donc examiner les paramètres qui tendent à faire baisser la couverture vaccinale et les actions à mener pour les contrecarrer. Bien sûr, cela ne concerne que les situations pour lesquelles il existe déjà un vaccin efficace.

Dans les pays pauvres, où la densité médicale est faible, pour augmenter la couverture vaccinale il faut tout d'abord mettre en place des systèmes de distribution efficace des vaccins. À côté des organismes d'État, de nombreuses ONG sont impliquées dans ce type de projet. À cet effort il faut ajouter des méthodes permettant d'améliorer les chaînes de froid pour conserver les vaccins et pour les distribuer dans les meilleures conditions possibles.

Dans tous les pays, des améliorations doivent être également obtenues pour faciliter l'acceptation des vaccinations existantes. Dans cette direction, deux axes devraient être privilégiés. D'abord, diminuer les effets indésirables en mettant progressivement en place des vaccins de mieux en mieux caractérisés, et rendus immunogènes par couplage avec des substances connues pour leur grande capacité à induire de fortes réponses immunitaires. À long terme, cela devrait permettre de réduire l'usage de certains adjuvants qui provoquent parfois une inflammation suivie de réactions locales avec légère fièvre. Ensuite, associer les vaccins entre eux pour diminuer le nombre d'injections et ainsi rendre la vaccination plus facile à accepter par les familles. Le vaccin ROR associe déjà trois antigènes : rougeole, oreillons, rubéole. Des vaccins pentavalents sont aussi couramment utilisés : ils associent diphtérie, tétanos, poliomyélite, coqueluche et *Haemophilus influenzae b*. Il existe également un vaccin hexavalent qui associe les antigènes précédents à celui de l'hépatite B. Toujours dans l'objectif de diminuer le nombre d'injections, une nouvelle génération de vaccins devrait naître, couplant un nombre croissant d'antigènes vaccinaux avec des interleukines stimulantes pour augmenter leur efficacité. Pour répondre aux différentes contraintes dans le but d'améliorer l'acceptation des vaccins, tout se passe comme si la recherche dans ce domaine devait viser à produire un vaccin idéal, actif contre tous les microbes et avec des effets protecteurs persistant toute la vie, évitant ainsi les rappels.

La vaccinologie doit également faire face à des difficultés découlant de graves problèmes de santé attribués à tel ou tel vaccin. De manière générale, la médiatisation de ces cas a une influence négative sur la couverture vaccinale. Ces accidents sont extrêmement rares et il est donc difficile de faire la démonstration formelle qu'ils sont la conséquence directe de la vaccination. Il est tout aussi possible qu'il s'agisse d'une coïncidence entre l'acte vaccinal et le début d'une maladie. À partir du moment où il existe des campagnes de masse pour appliquer certains vaccins, ces coïncidences ne peuvent qu'augmenter. Mais il est difficile d'exclure que les adjuvants utilisés dans les vaccins n'engendrent pas des réactions inflammatoires délétères révélant ou réveillant la sensibilité de certains patients, notamment à des affections auto-immunes. En conséquence, et quoi qu'il en soit, les problèmes soulevés doivent être étudiés avec beaucoup de sérieux de manière à faire la preuve qu'il n'existe pas un lobby pro-vaccination tendant à imposer son point de vue coûte que coûte. Dans cette optique, il faut aussi revaloriser la signification de l'acte de vaccination qui doit rester une consultation médicale importante, non galvaudée. Avant toute vaccination, les médecins se doivent d'obtenir toutes les précisions sur la santé des candidats. Lorsqu'il existe des facteurs de risque avérés et trop importants, les injections de vaccin devraient être suspendues. Dans d'autres cas, le programme de vaccination devrait être adapté et personnalisé. C'est à ce prix que les quelques accidents de vaccination rapportés devraient retrouver leur juste place.

Les campagnes de vaccination s'adressent au système immunitaire collectif et pas seulement au système immunitaire propre à chaque individu. C'est pourquoi certaines vaccinations doivent demeurer obligatoires, ou fortement recommandées, car elles visent à porter au meilleur niveau de performance le système de défense collectif par rapport aux maladies les plus graves. Cependant, il ne faut pas sous-estimer que cette politique heurte certains esprits puisqu'elle s'oppose au principe de liberté individuelle. Ce débat ne peut être définitivement tranché. Il demande des efforts pédagogiques (meilleure présentation des campagnes de vaccination, meilleure explication des effets indésirables des vaccins) qui, conjugués aux améliorations des méthodes vaccinales (injections non douloureuses), devraient aussi contribuer à augmenter l'acceptabilité des vaccins.

Dans toutes les actions thérapeutiques, il existe toujours une balance entre les avantages et les risques. Pour les vaccins, au niveau collectif, les avantages sont indiscutables. Au niveau individuel, pour des avantages certains, les risques existent même s'ils demeurent extrêmement faibles. Dans ce contexte, la plupart du temps, le principe de précaution est évoqué de manière erronée. En effet, cela conduit à démotiver les populations, à diminuer la couverture vaccinale et finalement à exposer le plus grand nombre aux effets négatifs d'une maladie qui n'est plus contrôlée. En conséquence, si ne pas se vacciner fait échapper à un risque extrêmement faible, il expose gravement à la maladie. Le principe de précaution bien compris commande donc de suivre les recommandations vaccinales dans la limite des situations médicales personnelles, comme nous l'avons précisé plus haut dans ce paragraphe.

Chargés de promouvoir la protection de tous, les médecins doivent donc continuer à expliquer que la santé est un bien collectif et que, au-delà des accidents ponctuels toujours possibles, les politiques vaccinales ne visent qu'à protéger chaque individu comme le plus grand nombre. Finalement, la révolution de la vaccination est si spectaculaire qu'il doit rester aisé pour le corps médical de valoriser son importance auprès de la population tout en exigeant des compagnies pharmaceutiques une augmentation continuelle et objective de la sécurité des vaccins.

Chapitre XVI

NOUVEAUX MÉDICAMENTS
ET DÉVELOPPEMENT
DU GÉNIE IMMUNOLOGIQUE

Contrairement à la vaccination qui est un acte prophylactique, l'immunothérapie est une démarche curative qui ne s'adresse qu'aux personnes déjà malades. Elle est fondée sur l'utilisation de molécules ou de cellules de notre système de défense ou, dans d'autres cas, sur la manipulation des réseaux immunitaires. Dans les thérapies correspondantes, ce sont le plus souvent des éléments de l'immunité adaptative qui sont mobilisés pour combattre les ennemis – extérieurs ou intérieurs.

La branche la plus ancienne de l'immunothérapie est constituée par la sérothérapie, qui fut découverte il y a plus de cent ans par Émile Roux en France et Emil von Behring en Allemagne. Elle a débuté par l'utilisation de sérum de chevaux préparés contre la toxine diphtérique dans le but de bloquer ses effets délétères chez les patients infectés. Elle s'est poursuivie avec la préparation de nombreux sérums animaux, puis d'anticorps humains, contre différentes maladies infectieuses, notamment le tétanos et la rage. L'utilisation thérapeutique de ces anticorps a été bouleversée par la description, en 1975, de la technique d'isolement des anticorps monoclonaux. Ces réactifs se sont largement substitués aux sérums animaux et aux anticorps humains thérapeutiques. Bien au-delà de la sérothérapie d'origine, leur utilisation a transformé le traitement de nombreuses pathologies, notamment du cancer.

Dès la fin du XIXe siècle, la possibilité de stimuler le système immunitaire fut explorée. En 1891 William B. Coley, chirurgien new-yorkais, observait qu'une infection aiguë pouvait provoquer la régression de tumeurs aussi graves qu'un ostéosarcome. Par la suite, il fut découvert que des cocktails de bactéries inactivées étaient capables de faire régresser certains cancers. Ainsi, l'agressivité générale du système immunitaire pouvait être modulée et exploitée à des fins thérapeutiques. Mais ce n'est qu'à partir des années 1970, grâce à la caractérisation puis à la production de nouvelles molécules, les interleukines, que des progrès considérables ont été réalisés dans la manipulation du système immunitaire. De nouveaux protocoles d'immunothérapie, applicables dans la lutte contre les maladies infectieuses, les cancers et dans la correction des désordres immunitaires pouvaient alors se développer.

C'est en utilisant les nouveaux médicaments issus du système immunitaire, notamment les anticorps monoclonaux et les interleukines, ainsi que les nombreux protocoles de manipulation des réseaux immunitaires, que les principes du génie immunologique se sont affirmés et que cette branche s'est constituée en un nouveau domaine de la thérapeutique.

Nouveaux médicaments d'origine immunitaire

Les immunosuppresseurs ou les anti-inflammatoires, les drogues les plus utilisées en immunothérapie, ont été caractérisés après que fut systématiquement testée l'activité pharmacologique de milliers de produits chimiques. Au contraire, les médicaments issus du système immunitaire sont le résultat de recherches fondamentales ayant mis en évidence des produits biologiques aux propriétés originales, comme les anticorps monoclonaux ou les interleukines, le plus souvent rapidement et directement applicables en thérapeutique. Le nombre de ces nouvelles molécules n'a cessé de croître, modifiant profondément les différentes approches de l'immunothérapie.

LES ANTICORPS MONOCLONAUX THÉRAPEUTIQUES

Pour isoler des anticorps monoclonaux thérapeutiques, en fonction du réactif recherché, on immunise d'abord des souris de laboratoire par injection soit de microbes, soit de cellules humaines normales ou tumorales. Ces animaux réagissent très fortement contre ces substances qui leur sont étrangères. En fusionnant les lymphocytes B d'une souris ainsi immunisée avec des cellules tumorales immortelles, on peut isoler des cellules hybrides, ou « hybridomes ». Chacun de ces hybridomes découle de la fusion d'un seul lymphocyte B, exprimant une seule spécificité anticorps. Les produits sécrétés par ces cellules artificiellement créées sont donc des anticorps monoclonaux ou mAb, pour *Monoclonal antibodies.*

Au stade thérapeutique, ces anticorps monoclonaux d'origine animale déclenchent chez les patients une réponse immunitaire qui peut les neutraliser ou devenir dangereuse en induisant des réactions allergiques ou des complexes immuns pathogènes. Pour éviter cet inconvénient, les anticorps monoclonaux murins sont humanisés. Grâce à des techniques du génie génétique, les gènes murins des hybridomes sont remplacés par des gènes humains tout en préservant les parties importantes dans le contrôle de la spécificité qui, seules, demeurent d'origine murine. Dans ces conditions, le risque d'immunisation xénogénique devient très faible. Plus récemment, des techniques de biologie moléculaire ont permis d'isoler des anticorps monoclonaux totalement humains de manière directe à partir de patients infectés par des microbes comme la grippe ou le VIH.

Le mode d'action des anticorps monoclonaux thérapeutiques est très divers. Ils peuvent agir en neutralisant des molécules solubles comme les toxines, les facteurs de croissance ou les interleukines. Ils peuvent également se fixer sur des récepteurs et bloquer l'action des interleukines correspondantes. Enfin, après interaction avec certains composants du complément ou avec des cellules de l'immunité innée, les anticorps monoclonaux peuvent entraîner la destruction de microbes ou de cellules cibles.

Alors qu'ils pourraient être utiles dans le traitement d'importantes pathologies, certains anticorps monoclonaux n'ont toujours pas été isolés. Dans ces situations, on utilise donc encore des anticorps polyclonaux, le plus souvent d'origine humaine. Ils proviennent d'individus produisant spontanément de grandes quantités d'anticorps spécifiques ou de sujets hyperimmunisés par des vaccinations répétées.

INTERLEUKINES ET INHIBITEURS D'INTERLEUKINES D'INTÉRÊT THÉRAPEUTIQUE

On dénombre actuellement plus d'une centaine de cytokines dont une quarantaine d'interleukines dénommées IL-1, IL-2, IL-3, etc. Parmi les interleukines à fort potentiel thérapeutique, l'IL-2 et l'IL-7 sont importantes de par leurs fonctions immunostimulantes. La première commercialisée sous le nom de proleukine entraîne la croissance des lymphocytes T activés. Ses effets sont parfois limités par la stimulation des lymphocytes T suppresseurs/régulateurs qui permettent de réduire des activations excessives. La deuxième, l'IL-7, induit la production des lymphocytes T par le thymus et, à la périphérie, stimule la division des lymphocytes T différenciés et matures. L'IL-7 joue donc un rôle essentiel dans le contrôle de l'homéostasie des lymphocytes T et tout particulièrement dans la régulation du compartiment CD4.

Dans la famille des *Colony stimulation factors* (CSF ou facteurs stimulant la formation de cellules sanguines en culture), qui comprend une dizaine de molécules stimulant l'hématopoïèse, certains agissent aussi sur le système immunitaire. Le G-CSF, *Granulocyte CSF* et le GM-CSF, *Granulocyte-macrophage CSF*, sont utilisés en thérapeutique pour accroître le développement des cellules myéloïdes correspondantes et stimuler la fonction macrophagique. En conséquence, ils ont une action anti-infectieuse.

Pour ce qui concerne les interférons, leurs fonctions sont très hétérogènes. L'interféron alpha possède une action antivirale et de remarquables effets dirigés contre les cellules cancéreuses. L'interféron bêta a essentiellement une fonction immunorégulatrice. L'interféron gamma, ou interféron immunologique, est beaucoup plus proche des interleukines. Sécrété par les lymphocytes T CD4, il a une action prédominante sur la stimulation des macrophages, permettant ainsi de prolonger l'action des défenses innées après la mise en route de réponses de l'immunité adaptative.

Dans certaines situations cliniques, une hyperproduction d'interleukine est responsable de la pathologie. On vise alors à inhiber son activité. C'est le cas avec l'hypersécrétion du *Tumor necrosis factor*, TNF, qui peut être inhibé soit par des anticorps monoclonaux spécifiques comme l'infliximab (Remicade®) ou l'adalimumab (Humira®), soit par des récepteurs solubles du TNF (étanercept). Tous bloquent la fixation de l'interleukine sur son récepteur, ainsi que les processus de signalisation intracellulaire et les réactions inflammatoires qui en découlent. Plus récemment, des TNF inactivés ont été utilisés. Ces médicaments dépourvus d'activité biologique induisent néanmoins des anticorps chez les malades traités. Après cette thérapie, ce sont les anticorps du patient qui neutralisent directement le TNF en excès.

L'immunothérapie

En immunothérapie, il existe trois grandes approches. Dans l'immunothérapie passive avec anticorps, les effets obtenus n'impliquent que l'activité directe du réactif injecté sur sa cible. Dans l'immunothérapie active, les réactifs et les méthodes utilisés aboutissent à des manipulations durables des réseaux cellulaires du système immunitaire, et les effets obtenus perdurent dans le temps. Enfin, dans le cas des maladies héréditaires se traduisant par la baisse des défenses immunitaires, la thérapie génique, succédant à la greffe de moelle osseuse, s'avère une approche prometteuse.

IMMUNOTHÉRAPIE PASSIVE PAR ANTICORPS

En infectiologie, il existe encore très peu d'anticorps monoclonaux thérapeutiques. Lorsqu'on estime que les réponses de l'immunité adaptative sont trop lentes, ou dépassées, on est donc amené à utiliser des anticorps humains actifs contre les microbes impliqués ou contre leurs toxines. Sont actuellement disponibles des préparations d'anticorps humains spécifiques contre la diphtérie, le tétanos, les oreillons, la rougeole, la rage, la rubéole, la varicelle, le zona, la coqueluche et l'hépatite B.

En cancérologie, il existe au contraire de nombreux anticorps monoclonaux. Ils sont souvent utilisés pour détruire directement les cellules cancéreuses. Dans ce cas, ils s'attachent aux cellules et, après interaction avec le complément ou certaines cellules cytotoxiques, ils entraînent la disparition des cellules malades. Il faut cependant noter qu'à côté de leur action cytotoxique directe, certains anticorps mono-clonaux ont aussi un rôle immunomodulateur.

IMMUNOTHÉRAPIE ACTIVE
PAR MANIPULATION DES RÉSEAUX CELLULAIRES

La manipulation du système immunitaire peut se réaliser directe-ment chez les patients par injection de médicaments. On peut injecter au malade des antigènes qui vont réveiller ou activer des réponses immunes spécifiques déjà existantes, mais restées extrême-ment faibles ou inefficaces. On peut également injecter aux patients des anticorps monoclonaux ou des interleukines entraînant l'expan-sion ou la régression de certaines sous-populations cellulaires. Dans ce cas, on choisit le plus souvent de toucher les lymphocytes CD4 qui, en tant que chefs d'orchestre du système immunitaire, vont ensuite amplifier ou moduler l'ensemble des autres réponses.

La manipulation du système immunitaire peut aussi être réali-sée de manière extracorporelle par le biais de la thérapie cellulaire. En effet, pour certaines maladies, il est plus efficace de prélever les cellules immunitaires du patient, puis de leur faire acquérir de nou-velles propriétés avant réinjection. Durant la phase extracorporelle, les lymphocytes du patient sont incubés avec des antigènes, des interleukines, ou un mélange des deux, pour augmenter le nombre de certaines cellules et sélectionner de cette manière une population cellulaire potentiellement plus efficace dans la pathologie concernée, le plus souvent un cancer.

CORRECTIONS DE DÉFAUTS DE L'IMMUNITÉ
PAR THÉRAPIE GÉNIQUE

La thérapie génique consiste à introduire des gènes de sujets sains dans les cellules souches hématopoïétiques des patients. Lorsqu'elles se multiplieront dans la moelle osseuse, ces cellules souches génétiquement modifiées induiront la reconstitution d'un système immunitaire susceptible de protéger le patient greffé. En thérapie génique, l'essentiel est d'utiliser des techniques de transfert de gènes efficaces et sans danger. Ces transferts se réalisent grâce à des vecteurs transporteurs de gènes, souvent des virus modifiés.

L'immunothérapie des maladies infectieuses

Le traitement des maladies infectieuses est dominé par l'antibiothérapie. Cependant, dans certaines situations, l'immunothérapie occupe une place importante. Les anticorps polyclonaux, ou les monoclonaux lorsqu'ils existent, sont utilisés dans la prévention de certaines maladies ou le plus souvent dans le traitement de syndromes aigus mettant en jeu le pronostic vital. Dans les infections chroniques, ce sont les interleukines qui sont les plus utilisées pour restaurer l'efficacité d'un système immunitaire amoindri ou épuisé par la durée de la maladie. Pour l'instant, la thérapie génique reste réservée aux enfants souffrant de maladies héréditaires affectant les défenses.

PRÉVENTION DE LA BRONCHIOLITE DES NOURRISSONS

En pédiatrie, la bronchiolite provoquée par le virus respiratoire syncytial (VRS) peut devenir grave chez les nourrissons, tout particulièrement chez les prématurés et ceux qui présentent soit une cardiopathie congénitale, soit des affections pulmonaires sévères. La prévention de la bronchiolite chez ces enfants à risque peut être réalisée avec des anticorps spécifiques du VRS ou avec un anticorps monoclonal anti-VRS : le palivizumab (Synagis®).

TRAITEMENT D'INFECTIONS AIGUËS

Chez l'adulte, deux situations justifient le traitement par des anticorps spécifiques. Pour le tétanos, ce traitement peut être administré à titre prophylactique chez des sujets ayant une plaie souillée et dont la vaccination est inconnue, incomplète ou trop ancienne. Chez les patients déjà infectés, les anticorps peuvent aussi être utilisés dans un objectif thérapeutique pour neutraliser la toxine tétanique avant qu'elle n'ait gagné le système nerveux. Dans le cas de la rage, le traitement consiste en une vaccination curative pratiquée après la contamination. En fonction de la gravité de la situation, on peut aussi administrer des anticorps antivirus de la rage qui assurent une protection immédiate. Dans ces deux pathologies, il n'existe pas encore d'anticorps monoclonaux. Pour le tétanos, on utilise donc des anticorps humains. Dans le cas de la rage, qui sévit essentiellement dans les pays à faible niveau de revenu, on utilise des sérums d'origine animale.

TRAITEMENT DES INFECTIONS CHRONIQUES, HÉPATITES ET VIH

Les propriétés antivirales de l'interféron alpha sont utilisées pour traiter les infections par les virus des hépatites de type B ou C. Dans le traitement de l'hépatite C, le traitement associant interféron alpha et ribavirine est de loin le plus efficace. Pour prolonger sa durée de vie chez les patients, l'interféron alpha est souvent couplé à des molécules de polyéthylène glycol, augmentant ainsi son efficacité tout en réduisant le nombre d'injections. À terme, ces traitements seront remplacés par des molécules extrêmement actives contre le virus de l'hépatite C.

Comme nous l'avons vu au chapitre XII, l'infection par le VIH est une infection aiguë suivie par une maladie immunologique, cause de l'immunodéficience et du sida. En général, en utilisant des combinaisons d'antiviraux (trithérapie dans la majorité des cas), on obtient un contrôle de la prolifération du virus et une remontée du nombre de lymphocytes CD4 dans le sang des patients. Cependant, chez certains patients que nous appelons CD4 non répondeurs, malgré le contrôle complet du virus, le taux des lymphocytes CD4 ne remonte que très lentement, laissant les patients vulnérables devant des infections opportunistes. Devant cet échec thérapeutique, nous avons utilisé de l'IL-2 et obtenu une bonne remontée du taux de lymphocytes CD4. Cependant, les fonctions protectrices de ces lymphocytes restent mal définies.

L'utilisation d'une IL-7 devait être prometteuse chez les patients infectés par le VIH. Chez les patients traités par des antiviraux, en induisant la production de nouveaux lymphocytes CD4 non touchés par la maladie immunologique, elle devait permettre le développement de lymphocytes anti-VIH actifs et efficaces contre le virus. Malheureusement, l'IL-7 a des effets indésirables importants.

Des inhibiteurs de certaines molécules inflammatoires sont en cours de développement dans le but de traiter la maladie immunologique des patients infectés par le VIH (chapitre XII).

INFECTIONS LIÉES À UNE IMMUNODÉFICIENCE GÉNÉTIQUE

La plupart des immunodéficiences génétiques se manifestent chez les enfants par des infections mortelles. Assez récemment, le traitement de ces enfants s'est tourné vers la thérapie génique. Plusieurs essais cliniques sont en cours. Nous résumerons ici un des projets phares dans ce domaine. Il concerne le traitement des enfants atteints de SCID-X, *Severe combined immunodeficiency-X-linked* (déficit immunitaire sévère lié au chromosome X). Cette maladie est liée à un défaut d'expression d'une protéine (gamma c), composante importante de nombreux récepteurs d'interleukines dont celui de l'IL-7. L'IL-7 ne pouvant agir, les patients ne produisent aucun lymphocyte T, ce qui explique en grande partie leur immunodéficience profonde. Sur des prélèvements de moelle osseuse, leurs cellules souches ont été traitées par un vecteur exprimant un gène sain codant pour gamma c. Après greffe de ces cellules, ces enfants ont pu récupérer des fonctions immunitaires efficaces. Cette étude a donc validé le concept de thérapie génique appliquée au système immunitaire. Cette approche devrait être maintenant étendue à d'autres immunodéficiences génétiques.

L'immunothérapie des cancers

Les traitements de base des tumeurs demeurent la chirurgie, la chimiothérapie et la radiothérapie. Étant donné les graves effets indésirables de ces traitements, d'importants efforts de recherche sont consacrés à la mise au point de traitements immunologiques complémentaires ou alternatifs.

ANTICORPS MONOCLONAUX, DES MISSILES CONTRE LE CANCER

Les anticorps monoclonaux, initialement prescrits dans le traitement des leucémies et des lymphomes, sont maintenant utilisés pour traiter des tumeurs solides, souvent en association avec la chimiothérapie. Pour illustrer ces thérapeutiques, trois types de cancers pour lesquels les anticorps monoclonaux donnent de très bons résultats peuvent être cités.

Certains anticorps monoclonaux thérapeutiques sont dirigés contre des antigènes de la surface cellulaire, marqueurs de différenciation, comme la molécule CD20 exprimée dans la membrane de tous les lymphocytes B. Cette molécule se retrouve aussi à la surface des cellules de patients atteints de pathologies hématopoïétiques apparentées aux cellules B. L'anticorps monoclonal anti-CD20 (rituximab) est donc utilisé pour détruire les cellules cancéreuses de quelques lymphomes et de certaines leucémies. En fonction de la nature du cancer et de son stade, le rituximab peut être administré seul ou en combinaison avec la chimiothérapie.

D'autres anticorps monoclonaux sont dirigés contre les produits de proto-oncogènes mutés comme la protéine HER2 exprimée par 20 à 30 % des cancers du sein. Le trastuzumab, ou Herceptine®, est un anticorps monoclonal spécifique de HER2 qui inhibe la croissance des cellules tumorales et peut aussi entraîner leur destruction. Initialement, l'Herceptine® était utilisée dans le traitement du cancer du sein métastatique. Actuellement, on l'utilise avec succès dans le traitement précoce du cancer du sein avec cellules HER2 positives en l'associant avec la chimiothérapie adjuvante.

Enfin, certains anticorps monoclonaux sont spécifiquement utilisés pour ralentir ou inhiber la croissance des tumeurs. Pour satisfaire leurs besoins en oxygène et en nutriments, celles-ci induisent la création de nouveaux vaisseaux sanguins par un mécanisme appelé néoangiogenèse. Le *Vascular endothelial growth factor* (facteur de croissance des endothéliums vasculaires) ou VGEF, sécrété par de nombreuses cellules tumorales, joue un rôle prépondérant dans ce mécanisme. L'inhibition de la néoangiogenèse par l'anticorps monoclonal anti-VGEF (Avastin®) est utilisée dans le traitement de nombreux cancers comme ceux du colorectum, du poumon, du sein, du rein et de l'ovaire.

L'IMMUNOTHÉRAPIE ACTIVE, NON SPÉCIFIQUE DE TUMEURS

La chimiothérapie antitumorale a toujours une incidence négative sur le fonctionnement de la moelle osseuse. En conséquence, les patients ainsi traités présentent toujours d'importantes anomalies hématologiques et immunologiques. Les anémies sont traitables par l'érythropoïétine, une cytokine qui entraîne une production intense d'hématies. Les neutropénies, baisse du nombre de polynucléaires, peuvent se traiter par du G-CSF ou du GM-CSF. Lorsque la moelle est atteinte au point d'entraîner une baisse importante des lymphocytes CD4 et CD8, le traitement par de l'IL-7 pourrait être également envisagé pour accroître le nombre de ces lymphocytes et corriger ces déficiences.

Concernant les acquis de l'immunothérapie active non spécifique, il faut d'abord rappeler le traitement des cancers superficiels de la vessie par le bacille Calmette et Guérin (BCG) habituellement utilisé dans la vaccination contre la tuberculose. Après ablation de la tumeur par chirurgie, le traitement par instillations de BCG dans la vessie réduit le risque de rechute en favorisant l'élimination immunologique des cellules cancéreuses qui peuvent persister dans l'organe à l'issue de la chirurgie.

Au niveau de la recherche, de nouveaux protocoles d'immunothérapie non spécifique sont en cours d'étude. Ils utilisent les connaissances nouvelles concernant la régulation des réponses immunes. Au cours de ces réponses, des mécanismes pour en régler l'intensité et en limiter l'étendue dans le temps ont été découverts. En faisant sauter ces freins, on peut donc stimuler et prolonger les réponses antitumorales. La molécule CTLA4 fait partie de ces régulateurs négatifs de l'activité des lymphocytes T, et un anticorps dirigé contre CTLA4, l'ipilimumab, en amplifiant et prolongeant les réponses, a permis de doubler la survie de patients porteurs de mélanomes métastatiques. La molécule PD-1 est un autre régulateur négatif des réponses immunes et des anticorps monoclonaux anti-PD-1, comme le lambrolizumab ou le nivolumab, ont également des effets thérapeutiques importants sur des mélanomes métastatiques. Toujours dans ce cadre, les premières études montrent que la neutralisation des lymphocytes T régulateurs/suppresseurs a aussi un effet positif sur les réponses antitumorales.

Certaines cytokines ont également des effets sur l'immunité non spécifique, qui peuvent s'ajouter à leur action cytotoxique directe sur les cellules cancéreuses. Le TNF est employé en perfusion pour traiter certains sarcomes. L'interféron alpha s'est montré actif dans de nombreuses leucémies et permet la guérison de la leucémie à tricholeucocytes. Dans ce contexte, on peut aussi rappeler l'effet immunostimulant de l'IL-2, parfois utilisée dans le traitement de certains mélanomes et tumeurs rénales.

VERS UNE IMMUNOTHÉRAPIE SPÉCIFIQUE DES CANCERS

Comme nous l'avons mentionné au chapitre XV, la possibilité d'utiliser le système immunitaire adaptatif pour reconnaître comme étrangères les cellules tumorales et les rejeter repose d'abord sur l'identification d'antigènes tumoraux. Ils proviennent de deux mécanismes liés à l'origine et aux anomalies de fonctionnement des cellules tumorales. Les mutations responsables des tumeurs produisent des protéines anormales, appelées antigènes spécifiques de tumeur ou néoantigènes. Par ailleurs, la prolifération anormale qui caractérise les cellules tumorales induit parfois la surexpression de protéines faiblement exprimées par les cellules de sujets sains, ce qui définit les antigènes associés aux tumeurs. Soit par des approches génétiques, en séquençant le génome des tumeurs, soit par des approches biochimiques, en étudiant les peptides associés aux protéines du CMH, de nouveaux antigènes tumoraux ont été isolés. Ce champ d'investigation, à la base de toute tentative d'immunothérapie active et spécifique du cancer, est en plein développement.

Après identification et préparation, les néoantigènes ou les antigènes associés aux tumeurs sont utilisés pour stimuler les défenses. À titre d'exemple, on peut les « charger » sur les cellules dendritiques qui peuvent être directement injectées aux patients pour stimuler des réponses immunes spécifiques à partir de clones de lymphocytes CD4 ou CD8 préexistants. Ces mêmes cellules dendritiques peuvent également servir à stimuler de façon extracorporelle des lymphocytes T directement prélevés dans les tumeurs. Ces lymphocytes appelés *Tumor infiltration lymphocytes* (lymphocytes infiltrant les tumeurs), ou TIL, sont déjà enrichis en cellules spécifiques contre les antigènes tumoraux. Après stimulation, puis réinjection aux patients, leurs effets pourraient être importants. Mais comme ils se trouvent souvent séquestrés par différents organes (foie, poumon), ils ne rejoignent pas tous leurs cibles, ce qui réduit énormément leur efficacité.

POURRAIT-ON TIRER AVANTAGE DES DESTRUCTIONS INDUITES PAR LA CHIMIOTHÉRAPIE ?

En libérant de nombreux antigènes tumoraux, la chimiothérapie pourrait également favoriser leur immunogénicité et augmenter leur capacité à induire des réponses de rejet. L'infiltration des lymphocytes T que l'on observe au sein des tumeurs témoigne des réactions immunologiques antitumorales. De plus, au cours de la chimiothérapie, le nombre de ces lymphocytes est considéré comme favorable pour le succès de celle-ci.

Dans l'avenir, il serait utile de comparer les différents protocoles de chimiothérapie et les drogues utilisées pour retenir ceux qui favorisent les réponses immunes les plus efficaces contre les tumeurs. Ensuite, on pourrait envisager de coupler ces protocoles avec des interleukines pour stimuler les réponses des lymphocytes spécifiques des antigènes tumoraux. En conséquence, on devrait pouvoir tirer un avantage supplémentaire de la chimiothérapie qui, couplée à certaines interleukines, devrait augmenter le rejet des tumeurs ou prévenir certaines récidives.

Traitement des dérèglements de nos défenses

Comme nous l'avons décrit au chapitre XI, la plupart des dérèglements découlent d'une hyperactivité du système immunitaire. Les immunosuppresseurs et les anti-inflammatoires sont les médicaments les plus utilisés dans le traitement des maladies correspondantes. Cependant, dans certaines de ces maladies, on utilise couramment des traitements immunologiques en rapport avec les mécanismes d'activation pathologiques du système immunitaire.

THÉRAPIE COMPLÉMENTAIRE DES MALADIES AUTO-IMMUNES

Nous décrirons ici quelques exemples de traitements utilisant des anticorps ou des interleukines. L'anticorps monoclonal anti-CD20 (rituximab), décrit plus haut, présente une activité thérapeutique sur de nombreuses maladies auto-immunes impliquant la sécrétion d'anticorps pathogéniques. On l'utilise couramment dans le traitement de maladies du sang comme les anémies hémolytiques et les purpuras thrombopéniques mais aussi dans le traitement du lupus et de la maladie de Gougerot. Un anticorps monoclonal anti-CD3, dirigé contre les molécules composant le récepteur spécifique des lymphocytes T, donne aussi des résultats intéressants dans le traitement du diabète de type I insulinodépendant.

De manière plus singulière, les effets immunomodulateurs de l'interféron bêta sont utilisés dans le traitement de la sclérose en plaques, maladie auto-immune caractérisée par des anticorps développés contre la gaine de myéline des fibres nerveuses. Dans cette maladie, on a constaté que l'interféron bêta réduit le nombre et la sévérité des poussées, comme il réduit les lésions du système nerveux observées en imagerie. Plus récemment, il a été démontré que l'interleukine-2, à petites doses, améliore des manifestations auto-immunes provoquées par l'hépatite C, probablement en induisant des lymphocytes T suppresseurs/régulateurs.

TRAITEMENTS DE L'INFLAMMATION CHRONIQUE
PAR DES ANTI-TNF

Les anticorps monoclonaux comme l'infliximab (Remicade®) ou l'adalimumab (Humira®) qui inhibent le TNF alpha font partie des outils thérapeutiques utilisés pour traiter les maladies inflammatoires incluant certaines affections auto-immunes. Le récepteur soluble du TNF comme l'étanercept (Enbrel®) s'est ajouté à cet arsenal. À ce titre, sont traitées par des anti-TNF les polyarthrites rhumatoïdes, les spondylarthrites ankylosantes, la maladie de Crohn, la rectocolite hémorragique et le psoriasis. L'effet de TNF inactivés et immunogènes demeure toujours à l'étude (voir plus haut dans ce chapitre). Ces traitements efficaces contre l'inflammation exercent des effets immunosuppresseurs expliquant une fréquence accrue de tuberculose chez les patients recevant des anti-TNF.

UN TRAITEMENT ORIGINAL :
LA DÉSENSIBILISATION DES PATIENTS ALLERGIQUES

Le traitement de fond des allergies tient une place à part. Il consiste à injecter, suivant des protocoles précis, des allergènes dans le but d'obtenir progressivement une réduction des réactions allergiques. Alors que son mécanisme reste débattu, l'efficacité de cette méthode est bien prouvée. Beaucoup considèrent que ces injections répétées d'allergènes agiraient comme une vaccination et induiraient des anticorps spécifiques d'isotype IgG, non allergisants. Lors d'une nouvelle exposition, ces anticorps détourneraient l'allergène des anticorps allergisants de type IgE, et réduiraient ainsi leurs effets délétères. À partir des données acquises dans le domaine de l'allergie, pourra-t-on un jour traiter des patients contre d'autres formes d'hyperréactivité du système immunitaire ? Dans les maladies auto-immunes, peut-on espérer détourner les lymphocytes incriminés de leurs cibles ? Cela nécessitera l'identification des autoantigènes impliqués dans chaque maladie auto-immune. Bien qu'encore très spéculatives, ces pistes de recherche méritent d'être explorées.

Le génie immunologique

Durant ces deux dernières décennies l'immunothérapie, reposant sur de nouveaux médicaments issus de la recherche en immunologie et découlant d'une meilleure compréhension du rôle de nos défenses immunitaires en pathologie, s'est énormément développée et produit d'excellents résultats. Parmi toutes les pistes de développement futur, nous avons choisi d'en évoquer deux qui nous semblent très prometteuses et susceptibles de créer une dynamique favorable au domaine.

NOUVELLES APPROCHES DANS L'UTILISATION THÉRAPEUTIQUE DES ANTICORPS MONOCLONAUX

Sans aucun doute, les anticorps monoclonaux thérapeutiques joueront à l'avenir un rôle de plus en plus important. Il faudra en multiplier le nombre dans l'espoir d'obtenir un anticorps monoclonal efficace pour chaque pathologie, c'est-à-dire contre chaque bactérie, chaque virus, chaque parasite, chaque type de cancer et contre chaque type d'immunocyte participant à la physiopathologie des déficiences ou des désordres immunitaires. Directement, ou après modification, ces anticorps monoclonaux devraient pouvoir trouver une application utile au traitement des différentes pathologies concernées.

Les anticorps monoclonaux existants et les nouveaux pourraient être « armés » avec des molécules d'intérêt thérapeutique. En infectiologie, ils pourraient être ciblés sur des microbes pour les détruire après couplage avec des enzymes spécifiques digérant leur surface. Ils pourraient aussi servir à véhiculer des antibiotiques qui atteindraient des concentrations locales très élevées sur le site infecté, mais sans effet toxique. Dans certaines circonstances, ils pourraient donc servir à traiter des microbes multirésistants aux antibiotiques. En cancérologie, couplés à des toxines ou à des agents de chimiothérapie, des anticorps monoclonaux sont déjà testés dans le but d'éliminer des cellules cancéreuses, de manière plus efficace que l'anticorps seul. De la même manière, des anticorps monoclonaux couplés à des radio-isotopes agissant directement sur leurs cibles par irradiation locale sont testés dans le but de favoriser la disparition des cellules tumorales et de toutes celles composant la tumeur.

D'autres études sur les anticorps monoclonaux thérapeutiques sont également en cours. Modifiés par génie génétique, ils peuvent être rendus bispécifiques, permettant ainsi de favoriser le rapprochement de certains microbes, ou de certaines cellules tumorales, avec les lymphocytes destructeurs spécifiques. Toujours par génie génétique, les anticorps monoclonaux peuvent être rendus plus affins et/ou plus petits, de manière à diffuser vers des populations cellulaires ou de nouveaux compartiments du corps, comme ceux où se manifestent certains dérèglements immunitaires. De l'ensemble de ces études devraient sortir de nouvelles stratégies thérapeutiques.

LE MARIAGE DU CLONAGE THÉRAPEUTIQUE
ET DU GÉNIE IMMUNOLOGIQUE SERA-T-IL POSSIBLE ?

Les lymphocytes T sont des agents thérapeutiques importants, notamment en cancérologie. Mais, avec les approches actuelles, leur utilisation demeure très délicate. L'efficacité des traitements directs chez les patients reste faible. Le traitement extracorporel des lymphocytes donne de bons résultats, mais ces cellules ont du mal à rejoindre leurs sites opérationnels. C'est pourquoi, à long terme, nous proposons la mise au point d'un nouveau type de protocole, la greffe colonisante, afin de progresser vers de nouvelles approches d'immunothérapie. Ce projet est fondé sur l'espoir d'utiliser les cellules souches totipotentes. Les connaissances récemment accumulées à ce sujet ouvrent des portes. Les contraintes éthiques devraient s'amenuiser dès lors qu'il s'agit d'ajouter de nouvelles approches aux traitements de maladies graves. Ce plan comprendrait quatre étapes mettant en jeu des compétences variées, qui devraient pouvoir être combinées.

La première étape repose sur la production de cellules souches totipotentes propres à chaque individu. C'est l'étape clé sur laquelle travaillent de nombreuses équipes de par le monde. Dans la deuxième étape, à partir de ces cellules, en utilisant les facteurs de croissance et de différenciation adéquats, il est raisonnable d'espérer obtenir des cellules souches hématopoïétiques. La troisième étape impliquerait la modification de ces cellules par thérapie génique, avec transfert de gènes de résistance à une drogue. Après greffe, en présence de la drogue, les nouvelles cellules souches hématopoïétiques auraient donc un avantage sélectif sur celles du sujet greffé. Ainsi, progressivement, elles coloniseraient la moelle et remplaceraient complètement les cellules originales du patient, qui ne pourraient pas survivre en présence de la drogue choisie. Cette étape, justifiant l'appellation de greffe colonisante, permettrait de contourner les lourds traitements (chimiothérapie et radiothérapie) qui précèdent habituellement les greffes de moelle et qui les rendent très difficiles en pratique courante. Avec les techniques proposées, la greffe de moelle pourrait donc devenir un geste médical simple. Ces trois étapes seraient communes à tous les patients.

La quatrième étape impliquerait le transfert de gènes opérationnels propre à chaque pathologie. Avant la greffe colonisante, les cellules souches hématopoïétiques devraient être modifiées afin de leur faire acquérir des gènes leur conférant soit un récepteur spécifique pour un antigène tumoral, soit une capacité de sécréter de manière abondante des interleukines immunostimulantes, soit une capacité à se différencier en clones effecteurs directement actifs. Des combinaisons de ces gènes pourraient être également envisagées. Les troisième et quatrième étapes devraient pouvoir s'effectuer simultanément.

Ainsi, grâce à ces approches, chaque patient et chaque pathologie pourraient recevoir un traitement adapté, stable, non invasif et probablement efficace. Cette vision futuriste du génie immunologique nécessitera encore de longues et coûteuses recherches. Mais si les différentes directions proposées progressent parallèlement, et avec succès, ce projet devrait pouvoir porter ses fruits.

CODÉVELOPPEMENT DES BIOTECHNOLOGIES ET DU GÉNIE IMMUNOLOGIQUE

Le bilan général du codéveloppement biotechnologie/génie immunologique est particulièrement éloquent en ce qui concerne les anticorps monoclonaux. Il existe déjà une vingtaine de réactifs de ce type à la disposition des thérapeutes. Encore plus spectaculaire, on compte actuellement presque 300 essais cliniques testant l'action thérapeutique de nouveaux anticorps monoclonaux. En termes industriels, c'est une des plus grandes réussites des biotechnologies. La moitié des revenus de ce secteur provient de la commercialisation de ces réactifs dont l'intérêt déborde également sur le domaine du diagnostic puisque ces anticorps monoclonaux sont très fréquemment utilisés dans les techniques de dosage des produits du sang, dans le phénotypage des leucémies et des lymphomes, ou encore en histochimie, dans le diagnostic des cancers.

Le succès des interleukines est plus nuancé. L'utilisation de l'érythropoïétine est un immense succès alors que celle de l'IL-2 ou de l'IL-7, pourtant très prometteuse, tarde à s'imposer. Les nombreux effets indésirables que produisent l'IL-2 et l'IL-7 sont probablement en cause. Pour poursuivre dans cette direction, nous caractérisons des mimétiques* de ces molécules qui devraient avoir un index thérapeutique* plus élevé, c'est-à-dire conserver leur activité tout en réduisant les effets indésirables. Toujours dans ce registre, les efforts pour améliorer la thérapie cellulaire et la thérapie génique doivent se poursuivre et sans doute proposer de nouvelles stratégies. C'est pourquoi nous avons proposé de nouvelles directions de recherche dans ce domaine.

À l'interface entre la recherche fondamentale en immunologie, la recherche médicale et les innovations thérapeutiques, le génie immunologique est donc un domaine émergent, et en pleine expansion. Traditionnellement relié à la bio-industrie, le passage des résultats de ces recherches vers la médecine devrait être rapide, efficace, et devrait apporter une contribution incontestable à l'amélioration de la santé humaine.

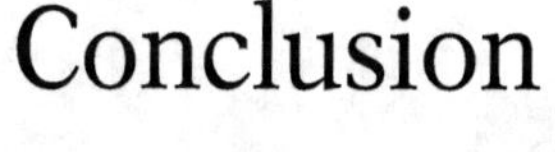
Conclusion

Chapitre XVII

L'AVENIR DE L'IMMUNOLOGIE

Durant ces cinquante dernières années, la marche en avant de l'immunologie a conduit à de nombreuses découvertes concernant le rôle des défenses innées, les bases moléculaires de l'individualité biologique, les modes de reconnaissance spécifiques et les processus relatifs à l'éducation et au fonctionnement des cellules de l'immunité adaptative. À partir de ce corpus, de nombreuses applications ont émergé, qui ont transformé la prophylaxie des maladies infectieuses, la lutte contre le cancer, la compréhension et le traitement des dérèglements immunologiques et le développement de la greffe d'organe.

Mais le développement rapide de l'immunologie, notamment de sa partie fondamentale, résultat de l'influence des sciences les plus performantes et triomphantes que sont les biologies moléculaire et cellulaire, a laissé des pans entiers du domaine dans l'inconnu. Aujourd'hui, on sait que ces « terres inconnues » jouent un rôle capital et doivent être explorées en utilisant de nouvelles méthodes et en renouvelant notre cadre conceptuel. Nous verrons donc dans ce chapitre quelques questions fondamentales qu'il nous semble important d'aborder pour enrichir notre connaissance des systèmes de défense. Nous exposerons ensuite quelques urgences que l'immunologie et la vaccinologie devraient s'attacher à résoudre en raison de leurs immenses impacts sur la santé publique.

De nouveaux horizons

Pour tenter de résumer l'ensemble des problèmes immunologiques à résoudre, nous avons sélectionné trois questions fondamentales relatives à la compréhension des réseaux immunologiques, à l'homéostasie du système et à ses relations avec le système nerveux.

CIRCUITS, RÉSEAUX
ET CENTRES INTÉGRATEURS IMMUNITAIRES

Les analogies entre le système immunitaire et le système nerveux sont nombreuses. Ces deux appareils sont destinés à l'adaptation au milieu extérieur et sont doués de mémoire. Dans chacune de ces deux sciences, il existe différents niveaux de compréhension directement accessibles aux sciences expérimentales : le moléculaire, le cellulaire et le niveau des ensembles formant des circuits fonctionnels. C'est à partir de la mise en évidence de circuits reliant les neurones entre eux que Santiago Ramón y Cajal (1852-1934) et Camillo Golgi (1843-1926) ont commencé à développer la neurobiologie. On sait maintenant que le fonctionnement nerveux repose sur des ensembles particuliers, comme les systèmes sensoriels et les systèmes moteurs. Ils organisent la réception des informations sensorielles, leur analyse et les réponses telles que le mouvement. Nous avons montré qu'une organisation semblable, en arcs réflexes et en réseaux, pouvait rendre compte des réponses immunitaires et dépasser la conception quelque peu binaire des interactions cellulaires en immunologie (voir le chapitre VI). Cependant, à la différence du système nerveux, les circuits immunitaires sont beaucoup plus plastiques et transitoires, incluant des mouvements cellulaires qui échappent aux analyses histologiques courantes. Nous pensons donc qu'en utilisant des méthodes appropriées, cela devrait faire l'objet de nouvelles études.

Rappelons que face à tout ennemi, porteur de plusieurs antigènes, l'ensemble des arcs réflexes mis en jeu forme les réseaux immunitaires. Pour un antigène donné, on ne sait que peu de chose sur la mise en route comparée de ces nombreux arcs réflexes et réseaux, sur leurs importances relatives, leurs hiérarchies ainsi que sur la dynamique cellulaire et moléculaire que ces mécanismes sous-tendent. Dans l'avenir, après introduction d'un antigène, par la mesure de la cinétique de circulation des molécules et des cellules dans le corps, en utilisant des méthodes d'imagerie et de bio-informatique, le « logiciel » immunitaire devrait être analysé. Chaque arc réflexe et chaque réseau immunitaire devrait être répertorié et cartographié. Les arcs réflexes et réseaux prépondérants, les plus interactifs et les plus efficaces, seraient ainsi mis en évidence. De la même manière, le contrôle génétique de certains de ces arcs réflexes immuns devrait être découvert et leur absence chez quelques personnes présentant par ailleurs des défaillances de leur système de défense deviendrait alors une observation majeure. Ainsi, comme dans le système nerveux, des cartes fonctionnelles pourront être dressées, servant à évaluer et à comparer les réponses entre individus sains et malades.

Au sommet de la hiérarchie de ces arcs réflexes et de ces réseaux, le chef d'orchestre du système immunitaire adaptatif, le lymphocyte T CD4, reste la cellule la plus importante. Il s'éduque en interagissant avec les éléments spécialisés dans la présentation des antigènes comme le sont les cellules dendritiques. Ses destins sont ensuite multiples ; il se différencie en sous-populations exerçant chacune des fonctions de commande. Pour les lymphocytes T CD4, ces rôles de commande ou de contrôle résultent de la capacité à capter en temps réel toutes les informations provenant de l'organisme, à les intégrer et à les synthétiser pour élaborer un acte de commandement équilibré, et approprié à la défense du corps pris dans son ensemble. Les mécanismes moléculaires, cellulaires et génétiques sous-jacents devront être analysés, comme devra être expliquée la place des centres intégrateurs, lieux où résident les lymphocytes T CD4 et où ils apprennent à exercer leurs multiples fonctions. Dans ce contexte, il faudra préciser le fonctionnement des ganglions lymphatiques et des organes immunitaires de la peau et des muqueuses. Décortiquer les mécanismes de « l'intégration immunologique », en utilisant les techniques les plus modernes de la biologie, demeure une priorité du futur. Mais pour bien comprendre la logique immunitaire, il ne faudra pas oublier d'intégrer tous ces paramètres dans les dimensions imposées par l'espace corporel et par le temps.

Ces études devraient amener à proposer des scénarios convaincants au plan scientifique, et utiles à la compréhension des pathologies. Il devrait devenir possible de relier certaines de ces données avec la sensibilité des individus à certaines maladies infectieuses, l'absence

de réponse contre certains cancers, ou même d'expliquer les dérèglements retrouvés dans l'auto-immunité et l'allergie, voire d'envisager
des traitements personnalisés avec l'aide du génie immunologique.

DÉPASSER LES CONCEPTS
DU « SOI » ET DU « NON-SOI »

Au début du XXe siècle, suivant la théorie de l'immunologiste
allemand Paul Ehrlich (1854-1915) que l'histoire a retenue sous le
nom d'*Horror autotoxicus*, un organisme ne pouvait pas développer
une réponse immune contre ses propres composantes. Dans cette
même période, à l'Institut Pasteur, Élie Metchnikoff (1845-1916)
montrait pratiquement le contraire et obtenait sans difficulté des
réponses dirigées contre des structures du corps maintenant dénommées autoantigènes. Le débat était ouvert jusqu'au jour où, en 1969,
Frank Macfarlane Burnet formula les théories du « soi » contre lequel
on ne peut répondre et du « non-soi » qui, seul, entraîne la production
de cellules et d'anticorps spécifiques. La simplicité des concepts et la
force des mots, qui rappelaient le « moi » et le « sur-moi » utilisés par
la psychanalyse, s'imposèrent. On en concluait généralement que les
lymphocytes spécifiques dirigés contre les autoantigènes (« soi »)
étaient absents car éliminés, et que seuls les exoantigènes (« non-
soi ») étaient vus par le système immunitaire, ce qui les rendait susceptibles d'engendrer une réponse. Malgré la limite de ces concepts,
mais en raison de leur très grande vertu pédagogique, ces notions et
ces termes ont été retenus et sont toujours couramment utilisés.

Aujourd'hui, alors que de nouveaux mécanismes fondamentaux
de l'immunologie ont été mis au jour, cette vision doit être largement
actualisée pour mieux comprendre la tolérance au « soi ». Il reste
qu'en général le système immunitaire ne répond pas contre les composantes du corps dans lequel il s'est développé, et notamment contre
les marqueurs de l'individualité biologique, les produits du CMH.
Cette propriété s'acquiert principalement pendant la vie fœtale, mais
pour certains organes, la capacité à réagir en induisant une tolérance
persiste toute la vie, comme c'est le cas avec le système digestif qui ne
répond généralement pas aux aliments nouveaux ou aux changements de microbiote. Toutefois, contrairement à ce que pensaient
Ehrlich et Burnet, la tolérance n'est pas la conséquence d'une cécité

aux antigènes du « soi », et ce n'est pas non plus un phénomène passif. En effet, en accord avec les premières expériences de Metchnikoff, il existe chez chaque individu des clones de lymphocytes T et des anticorps autoréactifs ou potentiellement autoréactifs. Par quels mécanismes le corps peut-il maintenir cette autoréactivité sous contrôle et faire que des clones qui devraient l'attaquer ne le font pas ? Comment les phénomènes auto-immuns sont-ils généralement évités ? Pour comprendre ces importantes questions, on doit entrer dans le domaine de l'hypothétique et des recherches en cours ou à venir. Il faut d'abord remarquer que chaque récepteur du système adaptatif, comme les produits du CMH, les récepteurs T ou les anticorps à la surface des lymphocytes B, est occupé par des autoantigènes, et cela d'autant plus que leurs concentrations sont largement dominantes par rapport à la fréquence des cellules immunitaires concernées. En conséquence, la plupart des cellules immunitaires pourraient réagir. Aucune explication définitive n'est actuellement disponible pour comprendre pourquoi ils ne le font pas. De subtils mécanismes physico-chimiques doivent être évoqués pour comprendre que les autoantigènes ne peuvent acquérir que très difficilement une affinité suffisante pour stimuler les récepteurs immunitaires. Des mécanismes cellulaires sont également en cause. Parmi eux l'anergie, une incapacité des lymphocytes à répondre alors qu'ils sont physiquement présents. De manière complémentaire, des lymphocytes T régulateurs/suppresseurs pourraient bloquer l'activation de tout clone autoréactif menaçant de se réveiller. On voit donc que la nature et les mécanismes précis de la tolérance restent à découvrir.

Alors que tous les sites critiques du système de défense sont occupés par des autoantigènes, ou par leurs fragments, comment peuvent alors se réaliser les réponses contre les exoantigènes ? On sait que pour obtenir une réponse immunitaire, il faut d'abord stimuler les défenses innées à travers les récepteurs de type TLR afin d'amorcer une réaction inflammatoire, suivie d'une réponse de l'immunité adaptative impliquant des reconnaissances spécifiques par les molécules du CMH et par les lymphocytes T et/ou B. Avant de pouvoir engendrer une réponse complète, un exoantigène doit donc chasser les autoantigènes au niveau des très nombreux sites qu'ils occupent. L'organisme sélectionne les exoantigènes les plus aptes, dans un processus probablement des plus importants pour que les actions du système immunitaire demeurent ciblées sur les candidats antigènes les mieux préparés à engendrer de fortes réponses. Au cours de cette compétition, les exoantigènes doivent agir sur de multiples cellules, ce qui leur impose soit d'énormes complexités structurales, soit des capacités à mettre en œuvre des séquences d'événements de reconnaissance coordonnées dans le temps et dans l'espace. Ces nécessités demeurent encore mal évaluées. On voit donc que la définition de l'immunogénicité d'une molécule ou d'une superstructure, c'est-à-dire sa capacité à induire une réponse immune de niveau élevé, demeure un sujet d'étude de la plus haute importance.

Finalement, la frontière entre tolérance (au « soi ») et réponse (au « non-soi ») n'est plus aussi formellement définie qu'auparavant. La possibilité d'expliquer ces phénomènes par une théorie générale « à la Burnet » semble ainsi s'éloigner. Cette problématique doit donc se redéfinir dans le contexte des connaissances actuelles. Cela représente un objectif du plus grand intérêt car il consiste à déterminer les règles qui définissent l'immunogénicité des auto- et des exoantigènes, et celles qui permettront d'expliquer le contrôle de l'autoréactivité. Ces règles devraient permettre de comprendre l'origine des maladies auto-immunes, l'hétérogénéité des réponses face aux maladies infectieuses et les défaillances face aux cancers. Leur pertinence en vaccinologie semble également de la plus grande importance.

L'HOMÉOSTASIE DANS L'APPAREIL DE DÉFENSE ET LE RÔLE DU SYSTÈME NERVEUX AUTONOME

Alors que Claude Bernard (1813-1878) vivait à la fin du XIXe siècle, ses découvertes sur l'homéostasie générale du corps humain n'eurent que très peu d'influence sur son contemporain Louis Pasteur et ses disciples. À tort, les immunologistes négligèrent trop longtemps cette notion. Ce n'est que plus récemment que cette dimension apparut capitale pour expliquer nombre des propriétés de l'appareil immunitaire et tenter de comprendre la juste place qu'occupe ce système relativement à l'ensemble de notre organisme.

L'intrusion de tout ennemi, extérieur ou intérieur, se traduit toujours par d'importantes modifications du taux et des fonctions des populations de cellules spécifiques appartenant aussi bien aux défenses innées qu'à celles de l'immunité adaptative. Il apparaît ensuite que leur nombre global et leur fonctionnement général reviennent rapidement à la normale. La sociologie et l'homéostasie de l'organe immunitaire sont donc hautement contrôlées. En conséquence, il doit exister un système de régulation lui permettant de conserver toutes les stratégies immunitaires disponibles et de maintenir ainsi toutes ses potentialités, quelles que soient les situations.

Les mécanismes impliqués dans cette régulation globale restent en grande partie inconnus. Différentes hypothèses peuvent être proposées ; elles dérivent de nos connaissances sur la régulation homéostatique des cellules du sang par des cytokines. À titre d'exemple, il existe au niveau du rein des cellules qui apprécient le nombre de globules rouges par le niveau d'oxygène détecté. Ces cellules contrôlent la synthèse d'érythropoïétine, une cytokine qui règle la production des globules rouges par la moelle osseuse. Pour les leucocytes, ce type de mécanisme semble hautement probable, mais reste à éclaircir. Pour l'IL-7, dont il a été souvent question dans cet ouvrage, nous avons quelques indications sur la variabilité de son niveau de production, ce qui favorise l'hypothèse d'un contrôle du taux de lymphocytes T CD4 par un mécanisme de régulation proche de celui décrit pour l'érythropoïétine et les globules rouges. Il faudrait donc rechercher l'organe ou les cellules qui détectent les variations du nombre de lymphocytes CD4 et commandent ensuite la sécrétion d'IL-7. Des mécanismes semblables sont également à rechercher pour toutes les cellules immunitaires pour lesquelles on connaît une cytokine réglant sa prolifération. Ce champ étant capital, de nombreuses études devraient être entreprises pour clarifier toutes ces questions d'homéostasie.

Depuis quelques années, on sait que différents sites de l'appareil immunitaire sont innervés par le système nerveux autonome. Celui-ci comprend des circuits orthosympathiques et parasympathiques aux effets opposés, et dont les actions s'équilibrent pour régler le fonctionnement de nombreux appareils. Ce système est responsable du fonctionnement automatique des organes, celui qui échappe à la volonté. Au niveau du système cardio-vasculaire, il contrôle le rythme cardiaque et la pression artérielle ; au niveau intestinal, il module le péristaltisme et, dans les poumons, il règle la dilation des bronches et la vitesse de la respiration. Il peut aussi ajuster la sécrétion des enzymes du pancréas, de la salive ou encore de l'adrénaline et de la noradrénaline produites par la médullosurrénale en situation de stress. Quelle est donc l'étendue de l'innervation de l'appareil immunitaire par le système nerveux autonome, et quelle est son implication dans les fonctions de défense ? À partir de la relation entre l'encéphale et le système nerveux autonome, on peut expliquer l'influence de certains stress sur l'activité de défense (chapitre XIII). Mais nous connaissons peu de chose sur les fonctions immunitaires que le système nerveux autonome pourrait régler de manière automatique. Pour apprécier la réactivité et les chemins empruntés pour mettre en route les mécanismes de défense les plus intégrés et les plus importants, l'étude de ces questions semble capitale.

Pour démontrer que le système immunitaire est un appareil bien intégré à l'ensemble du fonctionnement de l'organisme, de nouvelles études sont sans aucun doute nécessaires. Des pistes nouvelles se présentent régulièrement. Depuis peu, on sait que les fibres de la douleur sont utilisées pour percevoir la place et la position du corps dans l'espace. Comme toute réaction inflammatoire significative produit de la douleur, on peut estimer que le système de défense participe à la perception de cette dimension corporelle. Il se présenterait alors comme le système qui dresse la carte des menaces ou des dangers, relevé pertinent et critique permettant au cerveau de mettre en place la réaction générale appropriée. Cette hypothèse et bien d'autres pointent vers la nécessité de s'attacher à démontrer que le système immunitaire participe à l'intégration de l'ensemble de notre organisme comme peuvent le faire le système nerveux central et le système endocrinien. Cette hypothèse a déjà été évoquée au chapitre XIII sous le nom de « boucle psycho-neuro-immunologique ». Dans le futur, ces boucles mériteraient être disséquées pour ouvrir de nouvelles dimensions dans la compréhension générale des mécanismes conduisant à l'intégration des systèmes de défense de notre corps.

Nul doute qu'au-delà des problèmes fondamentaux, les mécanismes évoqués ci-dessus devraient avoir d'importantes conséquences sur tous les troubles de l'homéostasie générale du corps, et notamment ceux rencontrés au cours du vieillissement. De la même manière, au cours de certaines affections, par exemple dans l'immunodéficience des patients infectés par le VIH, on retrouve d'autres pathologies touchant de multiples organes dont on peut penser qu'elles ont pris naissance dans les dérèglements du système immunitaire. Ainsi, à côté de l'accroissement de nos connaissances, ces recherches devraient permettre d'entrevoir de nouvelles explications concernant des situations pathologiques complexes et des maladies toujours préoccupantes.

De nouvelles stratégies vaccinales

Traditionnellement impliquée dans la santé publique par le biais de la vaccinologie, l'immunologie est actuellement à un tournant. Son corpus de savoir et ses registres de savoir-faire permettront-ils de mettre au point de nouveaux vaccins ? Reconnue comme fondamentale pour la compréhension de la physiologie de nos systèmes de défense, l'immunologie doit aussi continuer à affirmer son rôle dans la santé humaine. Par rapport à un très grand nombre de problèmes de santé importants et graves, débordant largement le cadre des maladies infectieuses, l'immunologie est au pied du mur. Parviendra-t-elle à sortir victorieuse de ces défis ?

POUR QUELLES AMBITIONS

Dérivées de la microbiologie médicale et de l'immunologie, l'hygiène et la vaccination ont, les premières, donné naissance aux politiques de santé. Leurs succès ont été spectaculaires. Au XIXe siècle, principalement en raison de la crainte du choléra transmis par les selles, la création des *water closets*, du tout-à-l'égout et des poubelles a constitué un ensemble d'aménagements permettant d'assainir grandement les villes. Les logements se sont transformés et les cités ont totalement changé d'organisation, voire d'architecture. Au XXe siècle, la mise en place des programmes nationaux et internationaux de vaccination a conduit à l'éradication de la variole et à une réduction massive des cas de poliomyélite.

Aujourd'hui, nul ne remet en question l'idée que la santé se discute et se planifie comme toute action dévolue au bien public. Dans cet esprit, quels que soient les progrès médicaux, la prévention doit rester une priorité. La vaccination demeure dans cette démarche un des axes les plus efficaces, et les vaccins les médicaments les mieux adaptés. Au carrefour de la recherche en immunologie et de l'activité économique de l'industrie pharmaceutique, ils recoupent toutes les volontés politiques et humanitaires dans le but de protéger l'ensemble des humains, avant qu'ils ne soient malades. Les investissements des structures internationales comme l'Organisation mondiale de la santé

(OMS) et le Fonds des Nations unis pour l'enfance (Unicef) ainsi que ceux des nombreuses ONG impliquées dans ces projets témoignent de la confiance qu'inspire la vaccination dans le contrôle de la santé publique.

De ces succès sont nées de nouvelles ambitions et de nouvelles exigences. Grâce à la notion de système immunitaire collectif, on peut élargir la manière d'entrevoir de nouveaux combats contre les grandes pandémies qui ravagent le globe (paludisme, sida, tuberculose), y compris contre des cancers provoqués par des agents infectieux. Mais plus encore, on peut prévoir d'élargir le champ des vaccinations à des pathologies aussi diverses que les cancers non infectieux, les inflammations chroniques incluant les affections cardio-vasculaires, les maladies auto-immunes ou les allergies, dont l'impact sur la santé publique ne cesse de croître. De plus, dans un contexte économique tendu imposant un contrôle des dépenses de santé, les traitements prophylactiques par vaccination sont parmi les moins coûteux pour protéger le plus grand nombre.

LES GRANDS DÉFIS

Rappelons encore l'urgence de certains vaccins, notamment ceux contre les très grandes pandémies, paludisme et sida. À cela il faut ajouter la mise au point d'un nouveau vaccin contre la tuberculose car, dans certaines populations soumises à des risques importants, le BCG demeure faiblement protecteur. Actuellement, ces trois pandémies touchent plus de 300 millions de personnes, faisant annuellement plus de 5 millions de victimes. Il faut donc espérer que la recherche en vaccinologie pourra rapidement découvrir de nouvelles stratégies vaccinales applicables à ces infections. Dans le cadre de ces trois maladies, de nombreux essais cliniques sont en cours et on peut penser sortir de l'impasse, comme il paraît légitime d'envisager prochainement des vaccins contre l'hépatite C et la dengue. Pour les enfants, il existe des urgences supplémentaires. Dans les pays à faible niveau de revenu, le besoin en vaccins pédiatriques contre les pneumonies et les diarrhées reste très critique. Ensemble, ces deux maladies font 2 millions de jeunes victimes par an.

Dans tous les pays du monde, des vaccins contre les cancers sont très attendus. Au niveau mondial, on estime à 13 millions chaque année le nombre de nouveaux cas de tumeurs et à 8 millions le nombre de décès par cancer. Rappelons également que la fréquence des maladies découlant d'un dysfonctionnement du système immunitaire ne cesse de croître. À titre d'exemple, la fréquence des plaques d'athérome qui sous-tendent toutes les maladies cardio-vasculaires est en nette augmentation. Comme nous l'avons vu dans les chapitres précédents, dans ces pathologies le rôle des systèmes de défense est de plus en plus clair, laissant donc entrevoir la possibilité de traitements immunologiques et de vaccination. Face à ces énormes défis, l'immunologie ne pourra certainement pas répondre aux attentes sans un renouvellement et un enrichissement de ses approches.

Les échecs concernant la mise au point de certains vaccins sonnent parfois comme une critique des acquis en immunologie. Serait-il possible que nous ne sachions pas utiliser le corpus de connaissances déjà acquises ? Ou bien ces connaissances seraient-elles trop limitées, ou biaisées, au point d'empêcher la réalisation de ces vaccins ? De toute évidence, les difficultés de la vaccinologie nous renvoient vers la nécessité d'effectuer de nouveaux efforts pour mieux comprendre notre système de défense. Il nous faut renouveler plus directement les approches de la vaccinologie qui se limitent trop souvent à injecter des antigènes dérivant des structures des microbes contre lesquels il faut vacciner. Pour les vaccins à venir, la mise au point de nouvelles stratégies apparaît donc primordiale.

LES PROCHAINES ÉTAPES

Pour vacciner contre les ennemis extérieurs (paludisme, sida) ou intérieurs (cancer), de nouvelles approches doivent être développées. Dans ce cadre, de plus en plus d'études visant à élaborer des vaccins synthétiques sont en cours. Fabriqués par des méthodes strictement chimiques ou par génie génétique, ces vaccins miment les structures du « non-soi ». Ils comprennent une combinaison de molécules, ou de fragments de molécules, préalablement sélectionnés pour leurs propriétés à induire des anticorps ou des cellules spécifiques dont on connaît déjà les capacités protectrices. Dans certains cas, ces vaccins seraient susceptibles de comprendre des entités moléculaires capables de stimuler des cellules précises des systèmes de défense. La stratégie des partisans de ces vaccins vise à toucher un nombre limité de sous-populations cellulaires et à induire des arcs réflexes et des réseaux immunitaires limités en nombre, mais finalement plus efficaces. Leur souhait est aussi de réduire les effets indésirables des vaccins plus complexes.

Parmi les molécules comprises dans ces vaccins synthétiques, les substances représentant le « non-soi » et déclenchant les signaux de danger devraient tenir une place importante. Rappelons que ces substances alertant le système immunitaire sont nécessaires à l'initiation de toutes les catégories de réponses immunitaires. Après leur identification et leur caractérisation complète, des combinaisons inédites de « molécules d'alerte » pourront être associées aux préparations vaccinales. Si ces études sont concluantes, ces déclencheurs d'alerte élaborés à partir de données biologiques précises pourraient également jouer le rôle de « starters » des réponses vaccinales dans le but de remplacer les adjuvants actuels qui, dans certains cas, jouent piètrement leur rôle.

Plus hypothétique mais tout aussi critique, la vaccination contre les dérèglements du système immunitaire est envisagée. Elle est basée sur d'autres principes. Ici, il est nécessaire de vacciner contre les cellules ou les molécules de l'organisme responsables des dysfonctionnements expliquant l'émergence et la progression de certaines maladies. Avec une telle stratégie, les cellules ou les anticorps induits par le vaccin neutraliseraient les mécanismes de la pathogenèse. Cette approche représenterait une vaccination contre une partie du « soi » en quelque sorte, contre un « soi » cryptique pouvant devenir délétère dans certaines conditions pathologiques. Dans le diabète, on pourrait vacciner contre les lymphocytes T induisant la destruction des cellules du pancréas produisant l'insuline. Dans la sclérose en plaques, on pourrait également immuniser contre les cellules immunitaires qui attaquent les gaines de myéline. Ce type de cellules n'apparaissant que lors de pathologies comme celles que l'on vient de discuter, les sujets sains pourraient être vaccinés sans problème. Dans d'autres cas où les effecteurs incriminés sont présents en basse quantité chez le sujet sain et où la pathologie n'est alors qu'une simple dysrégulation quantitative, la vaccination se présenterait comme une action immunomodulatrice. Ces approches vaccinales ne seront envisageables qu'après des traitements d'immunothérapie préalables ayant montré que la cible visée pouvait être en partie neutralisée sans conséquence sur la physiologie générale de l'organisme.

À une époque où la médecine prédictive prend racine, notamment par des études génétiques qui décèlent des gènes prédisposant à diverses maladies, celle-ci laisse les patients informés mais souvent démunis pour préparer l'avenir. On pourrait imaginer de rechercher des vaccins contre certaines de ces maladies de manière à proposer aux patients classés comme potentiellement malades des vaccins qui les protégeraient. À ce stade, ces deux approches couplées représenteraient un très grand progrès médical puisqu'elles pourraient pallier les inconvénients du diagnostic génétique sans perspectives thérapeutiques, lequel peut être vu comme particulièrement non éthique.

Toujours en termes de santé publique, parallèlement à tous les efforts de vaccination, il faut veiller à ce que la population garde un système immunitaire collectif opérationnel en luttant contre l'alcoolisme, le tabagisme et la pollution de notre environnement. Concernant l'alimentation, les problèmes se posent à deux niveaux. La sous-alimentation doit être évidemment combattue mais au niveau qualitatif, on sait maintenant que l'alimentation doit aussi favoriser un microbiote intestinal équilibré pour espérer maintenir des réponses immunes adéquates. À côté de la vaccination, on voit donc que l'optimisation des systèmes immunitaires individuels et collectifs doit être aussi repensée de manière plus globale puisqu'on sait maintenant que sous-stimulés, ils peuvent devenir inopérants et qu'à l'inverse leur surstimulation conduit à d'importants dérèglements.

Ces approches très globales ne doivent pas faire oublier la nécessaire prise en charge des traitements de toutes les maladies, y compris des plus rares, dont certaines sont aussi d'origine immunologique. Il faut également rappeler que le développement du génie immunologique pourrait apporter sa contribution, notamment pour se substituer aux traitements pénibles, lourds et mal acceptés comme peuvent l'être la chimiothérapie ou les traitements antiviraux administrés à vie. En termes de santé publique et de choix politiques, il est nécessaire de souligner que si les progrès en immunologie dégageaient de nouvelles stratégies vaccinales couronnées de succès, le gain pour l'humanité serait incommensurable. Ainsi revalorisée, l'immunologie rendrait alors à sa « sœur aînée », la vaccinologie, ce qu'elle lui doit.

GLOSSAIRE

Allèle : variant d'un gène ; on peut le distinguer par sa séquence et parfois sa fonction.

Alloantigène : antigène porté par un sujet et reconnu comme étranger par un individu différent.

Allogénique : voir « Réaction allogénique ».

Allogreffe : greffe d'organe d'un donneur sur un patient génétiquement différent.

Alloréactivité : réponse à un alloantigène.

Anergie : incapacité fonctionnelle d'un groupe de cellules ou d'un réseau cellulaire à produire une réponse immunitaire.

Aneuploïdie : état d'une cellule présentant un nombre anormal de chromosomes ; anomalie fréquente chez les cellules tumorales.

Angiogenèse : production de nouveaux vaisseaux sanguins, notamment dans les tumeurs.

Anticorps : molécule du sang reconnaissant les antigènes avec une grande spécificité, composée de chaînes lourdes et légères.

Antigène : substance ou corps étranger à l'organisme provoquant une réponse immunitaire.

Auto-immunité : attaque du système immunitaire contre les cellules ou les organes de son propre corps.

Autoréactivité : réponse anormale du système immunitaire contre un antigène porté par des structures de son propre corps.

Axénique : animal débarrassé de tout microbe.

Bactériocine : molécule microbienne active contre les bactéries.

Basophile : voir « Polynucléaire basophile ».

Biologie systémique : branche de la biologie étudiant simultanément l'ensemble des réactions du corps en vue de les intégrer dans un schéma de fonctionnement général.

Blastocyte : cellule embryonnaire formée par les premières divisions de la cellule œuf.

Bradykinine : molécule entraînant la vasodilatation des vaisseaux et l'accroissement de leur perméabilité.

Bruton (maladie de) : déficit immunitaire d'origine génétique, caractérisé par l'absence d'immunoglobuline et d'anticorps.

CD pour *Cluster of differentiation* : famille de molécules de surface dont la présence ou l'absence caractérise chaque population ou sous-population de cellules immunitaires ; certaines de ces molécules ont une activité fonctionnelle : par exemple, le couple CD40/CD40L régule les interactions entre lymphocytes B et T.

Cellulaire : voir « Théorie cellulaire de l'immunité ».

Cellule dendritique : cellule spécialisée dans la captation des antigènes et leurs présentations aux lymphocytes spécifiques.

Cellule de Kupffer : macrophage localisé dans le foie.

Cellule de Langerhans : cellule dendritique localisée dans la peau.

Cellule M : cellule de la muqueuse intestinale qui capte les antigènes de l'intérieur de l'intestin.

Cellule souche hématopoïétique : cellule localisée dans la moelle osseuse de l'adulte produisant, après différentiation, toutes les cellules du sang.

Chimiokine : petite molécule de la famille des cytokines dont les fonctions les plus connues sont son pouvoir d'attraction et sa capacité d'activation des cellules du système immunitaire.

Chorion : couche profonde d'une muqueuse.

CMH : voir « Complexe majeur d'histocompatibilité ».

Commutation isotypique : changement d'isotype des anticorps exprimés par un lymphocyte B et par ses descendants.

Complément : système de 35 protéines du sang faisant partie de l'immunité innée et participant à l'élimination des pathogènes.

Complexe majeur d'histocompatibilité ou **CMH** : locus génétique impliqué dans le contrôle du rejet de greffe et dans la régulation des interactions entre cellules immunitaires.

Cross-match : étude de compatibilité réalisée systématiquement avant toute greffe pour prévenir le rejet hyperaigu.

Cytokine : famille de petites molécules jouant un rôle dans l'activation et la croissance des cellules et dans la communication intercellulaire.

Cytostatique : effet de cellules immunitaires ou de molécules entraînant l'arrêt du fonctionnement de cellules cibles.

Cytotoxicité par cellules dépendantes des anticorps ou **ADCC** (***Antibody-dependant cell cytotoxicity***) : mécanisme par lequel une cellule tue une cible après fixation par cette dernière des anticorps spécifiques à sa surface.

Cytotoxique : action d'immunocytes ou de molécules entraînant la destruction de cellules cibles tumorales ou infectées par des virus.

Défensine : molécule sécrétée par des cellules humaines et ayant un rôle direct dans les défenses contre les microbes.

Di George (syndrome de) : maladie aux multiples facettes comprenant un défaut de développement du thymus entraînant une baisse des lymphocytes T et une immunodéficience.

Échappement : mécanisme par lequel la croissance d'une tumeur sort du contrôle du système immunitaire.

Effecteur : mécanisme cellulaire ou moléculaire directement actif dans une réponse immunitaire.

Éosinophile : voir « Polynucléaire éosinophile ».

Épigénétique : mécanisme influençant de manière durable l'expression de gènes et pouvant être transmis d'une génération à une autre.

Épitope : petite partie d'un antigène reconnue spécifiquement par un anticorps.

Érythropoïétine : cytokine stimulant la fabrication des globules rouges.

Exclusion allélique : phénomène par lequel un gène d'origine paternelle (ou maternelle) inhibe l'expression du gène d'origine maternelle (ou paternelle), l'individu devenant fonctionnellement monogénique.

Extravasation : sortie de cellules ou de molécules des capillaires sanguins.

Globuline antilymphocytaire : ensemble des anticorps fabriqués chez un animal contre les lymphocytes humains dans le but de réduire leur nombre et leur fonction après injection à des patients.

Glycoprotéine virale : composante de certains virus.

Granulocyte : synonyme de polynucléaire.

Haplotype : ensemble de gènes liés sur un chromosome et se transmettant ensemble de génération en génération.

Hémocyte : cellule immunitaire primitive retrouvée dans le milieu intérieur de certains invertébrés comme les insectes.

Hémolymphe : milieu intérieur des êtres primitifs dans lequel se retrouvent les hémocytes.

Hétérozygote : situation génétique dans laquelle les deux allèles d'un même gène sont différents chez un même individu.

Histiocyte : macrophage localisé dans les tissus de soutien.

HLA ou *Human leukocyte antigen* : molécule de la surface cellulaire représentant les produits de l'expression du complexe majeur d'histocompatibilité.

HLA-G : molécule codée par le complexe majeur d'histocompatibilité du fœtus et inhibant le système immunitaire de la mère, ce qui lui permet d'échapper au rejet.

Humoral : voir « Théorie humorale de l'immunité ».

Hyper IgM (syndrome) : déficit immunitaire d'origine génétique lié à un défaut de la commutation isotypique ; en conséquence, les IgM sont produites en excès alors que les IgG et les IgA sont retrouvées en quantité réduite.

Hypothiocyanate : système antimicrobien lié à l'immunité innée et présent dans le lait et les muqueuses.

IgA : isotype d'immunoglobulines ou d'anticorps principalement impliqués dans la protection des muqueuses (intestin, bronches...).

IgE : isotype d'immunoglobulines ou d'anticorps responsables du déclenchement des réactions allergiques.

IgG : isotype d'immunoglobulines ou d'anticorps caractérisés par leur grande affinité et leur capacité à neutraliser toxines et microbes.

IgM : isotype d'immunoglobulines ou d'anticorps caractérisés par leur très grande taille et leur capacité à agréger les microbes, accélérant ainsi leur phagocytose.

Immunochimie : branche de l'immunologie étudiant les molécules.

Immunocyte : synonyme de cellule immunitaire.

Immunogénique : propriété chimique d'un antigène lui permettant d'induire une réponse immunitaire.

Immunoglobuline ou **Ig** : ensemble des molécules du sang ayant des propriétés chimiques identiques à celles des anticorps.

Immunoglobuline monoclonale : anticorps sécrété par un lymphocyte B devenu tumoral.

Immunomodulateur : substance capable d'atténuer ou de stimuler les réponses immunitaires.

Immunosélection : mécanisme par lequel les cellules cancéreuses échappant au système immunitaire deviennent plus malignes.

Immunosurveillance : théorie selon laquelle le système immunitaire élimine en permanence des cellules cancéreuses ou des tumeurs naissantes.

Index thérapeutique : rapport entre les effets bénéfiques et les effets indésirables d'un médicament.

Interféron alpha : cytokine produite après une infection et présentant des propriétés antivirales.

Interféron gamma : cytokine jouant un rôle d'immunomodulateur, également appelé interféron immunologique.

Interleukine : petite molécule de la famille des cytokines jouant un rôle dans l'activation et la croissance des cellules immunitaires ainsi que dans la communication intercellulaire au sein de l'appareil immunitaire.

Isotype : classe d'immunoglobulines ou d'anticorps se définissant principalement par la nature de leur chaîne lourde.

Lectine : molécule antimicrobienne reconnaissant la surface des bactéries.

Leucocyte : cellule blanche du sang par opposition aux globules rouges ; parmi les leucocytes, se retrouvent les lymphocytes, les monocytes, les polynucléaires...

Lipoprotéine : molécule de la surface des bactéries reconnue comme « motif moléculaire conservé » ou MMC, impliquée dans la stimulation des défenses innées.

Lymphoblaste : lymphocyte de grande taille après activation.

Lymphocyte : cellule du sang et des organes immunitaires douée de reconnaissance spécifique.

Lymphocyte B : lymphocyte capable de reconnaître spécifiquement des antigènes et de produire des anticorps.

Lymphocyte T CD4 : lymphocyte « chef d'orchestre », situé au centre de la majorité des réactions immunitaires.

Lymphocyte T CD8 : lymphocyte cytotoxique tuant les cellules infectées par des virus ou les cellules tumorales.

Lymphocyte Treg : voir « Lymphocyte T régulateur/suppresseur ».

Lymphocyte T régulateur/suppresseur : lymphocyte inhibant l'activation et les fonctions des cellules immunitaires.

Lymphoïde : se dit de cellules reliées aux lymphocytes soit par leur mode de production, soit par leur localisation.

Lymphopénie : baisse du taux de lymphocytes dans le sang.

Macrophage : monocyte du sang ayant migré dans les tissus où il continue à exercer les fonctions de captation de l'antigène et de phagocytose.

Macrophage alvéolaire : macrophage du poumon.

Mastocyte : recouverte d'anticorps d'isotype IgE spécifiques, cette cellule déclenche une réaction allergique après reconnaissance de l'allergène correspondant.

Médiateur vasoactif : substance entraînant la dilatation ou la constriction des vaisseaux et des capillaires sanguins.

Microbiote : ensemble des bactéries vivant dans ou à la surface des êtres vivants ; le microbiote intestinal est le plus riche et le mieux connu.

Microgliocyte : macrophage du tissu nerveux.

Mimétique : molécule reproduisant les effets thérapeutiques d'une substance médicamenteuse.

Moelle hématopoïétique : partie intérieure des os dans laquelle se trouvent les cellules souches hématopoïétiques produisant toutes les cellules du sang.

Monocyte : cellule du sang spécialisée dans la captation des antigènes et se transformant en macrophage très actif après migration dans les tissus.

Motifs moléculaires conservés ou **MMC** : structures chimiques présentes chez de nombreux microbes ; reconnues par les récepteurs de type TLR, elles déclenchent les réactions de l'immunité innée.

Myéloïde : se dit d'une cellule dérivée de la moelle hématopoïétique se différenciant sans passage dans le thymus.

Myélome : tumeur dérivant des lymphocytes B et produisant une immunoglobuline monoclonale.

Néovaisseau : vaisseau anormal formé au cours de la croissance tumorale.

Néovascularisation : vascularisation sanguine à l'aide de néo-vaisseaux.

Neuro-immunologie : discipline étudiant les relations entre le système nerveux et l'appareil immunitaire.

Neutrophile : voir « Polynucléaire neutrophile ».

Non-soi : ensemble des substances étrangères à un individu et susceptibles d'entraîner une réponse immunitaire.

Oncogène : gène susceptible de donner une tumeur.

Ontogenèse : synonyme de développement embryonnaire.

Opsonisation : réaction par laquelle une cellule immunitaire englobe un complexe antigène/anticorps et le détruit après phagocytose.

Ostéoclaste : macrophage localisé dans les tissus osseux et capable de détruire la substance osseuse.

Peptidoglycane : composant de la surface bactérienne.

Phagocyte : toute cellule capable de phagocytose.

Phagocytose : processus par lequel une cellule absorbe, ingère puis détruit des microbes.

Phénotype : manifestation visible des caractères génétiques d'un individu.

Plaques de Peyer : regroupements de tissus lymphoïdes sous forme de follicules retrouvés dans la muqueuse intestinale.

Plasmocyte : lymphocyte B différencié produisant de grandes quantités d'anticorps.

Polymorphisme : étendue de la variation d'un gène ou d'un ensemble de gènes.

Polynucléaire : cellule blanche du sang présentant un noyau polylobé ; il existe différent types de polynucléaires (voir ci-après).

Polynucléaire basophile : cellule granuleuse du sang proche des mastocytes et capable d'amplifier les réactions allergiques.

Polynucléaire éosinophile : cellule granuleuse du sang impliquée dans la lutte contre les parasites et l'induction des réactions allergiques.

Polynucléaire neutrophile : cellule granuleuse du sang ayant des capacités importantes de destruction des bactéries et des virus.

Prophénoloxydase : système enzymatique de défense utilisé par les insectes.

Proto-oncogène : séquence génétique pouvant se transformer en oncogène inducteur de tumeur après mutation ou induction de son expression.

RAG ou ***Recombination activating enzyme*** : enzyme responsable du réarrangement des fragments génétiques conduisant à la formation des récepteurs spécifiques des lymphocytes.

Réaction allogénique : réponse à un alloantigène.

Régulateur : mécanisme n'ayant pas d'activité directe mais une influence sur l'intensité ou la qualité d'une réponse immunitaire.

Rétrovirus : famille de virus comprenant un seul brin d'ARN ; grâce à une enzyme virale, la transcriptase inverse, cet ARN est transformé en ADN utilisé ensuite pour la multiplication virale. Le VIH est un rétrovirus.

Sélection clonale : voir « Théorie de la sélection clonale ».

Soi : ensemble théorique de composés propres au corps et que le système immunitaire n'est pas censé attaquer, sauf en cas de désordres auto-immuns.

Soi modifié : molécule appartenant au soi mais qui après interaction avec un virus ou une substance étrangère peut apparaître comme du non-soi.

Spécifique : se dit d'une molécule ou d'une cellule reconnaissant uniquement un antigène et n'interagissant pas avec d'autres substances ou corps étrangers.

Sialopéroxydase : système antiseptique contenu dans la salive.

Théorie cellulaire de l'immunité : conception stipulant que les cellules immunitaires jouent un rôle important dans les processus de protection.

Théorie humorale de l'immunité : conception ancienne prétendant que les anticorps étaient les seuls mécanismes protecteurs.

Théorie de la sélection clonale : cette théorie se résume en trois propositions : 1) un lymphocyte ne reconnaît qu'un antigène ; 2) cet antigène entraîne la multiplication sélective des lymphocytes spécifiques à l'exclusion de tous les autres ; 3) après exposition à un antigène, l'appareil immunitaire s'enrichit en cellules spécifiques. Cette théorie est aujourd'hui largement confirmée par les données de biologie moléculaire et de biochimie.

Thymocyte : cellule produite par le thymus.

TLR ou *Toll-like receptor* : récepteur reconnaissant les motifs moléculaires conservés (MMC), en particulier des microbes, impliqué dans l'initiation des réactions de l'immunité innée.

Transcriptase inverse : voir « Rétrovirus ».

Trophoblaste : couche cellulaire périphérique de l'œuf qui est à l'origine du placenta.

Tryptase : enzyme contenue dans les granules des mastocytes et jouant un rôle important au cours des réactions inflammatoires ou allergiques.

Tableau 1 : Principales cellules immunitaires

Nom	Principales fonctions et/ou localisations	Défense innée	Immunité acquise
Cellules souches hématopoïétiques	Production de toutes les cellules du sang.	+++	+++
Lymphocytes :			
– lymphocytes T CD4	Commande et régulation de la majorité des réponses immunitaires.	-	+++
– lymphocytes T CD8	Destruction des cellules infectées par des virus ou des tumeurs.	-	+++
– lymphocytes B	Reconnaissance des antigènes solubles.	-	+++
– plasmocytes	Production des anticorps.	-	+++
– lymphocytes Treg	Inhibition des réponses immunes.	+	+++
Cellules dendritiques :	Captation et présentation des antigènes.	++	+++
– cellules de Langerhans	Cellules dendritiques de la peau.	++	+++
Cellules *Natural Killer*	Destruction des cellules infectées par des virus ou des tumeurs.	+++	-
Monocytes/macrophages :			
– monocytes	Phagocytose, opsonisation.	+++	-

– macrophages	Monocytes présents et agissant dans les tissus.	+++	-
– histiocytes	Macrophages des tissus de soutien.	+++	-
– cellules de Kupffer	Macrophages du foie.	+++	-
– microgliocytes	Macrophages du tissu nerveux.	+++	-
– ostéoclastes	Macrophages du tissu osseux.	+++	-
– macrophages alvéolaires	Macrophages des poumons.	+++	-
Polynucléaires/granulocytes:			
– polynucléaires neutrophiles	Destruction des microbes.	+++	-
– polynucléaires éosinophiles	Défense contre les parasites et participation aux réactions allergiques.	+++	-
– polynucléaires basophiles	Participation aux réactions allergiques.	+++	-
Mastocytes	Rôle majeur dans les réactions allergiques.	+++	-
Cellules M	Cellules de la muqueuse intestinale captant les antigènes.	+++	+

Tableau 2 : Principales molécules immunitaires

Nom	Principales fonctions	Défense innée	Immu-nité acquise
Anticorps :	Molécules spécifiques reconnaissant les ennemis intérieurs ou extérieurs.	-	+++
– IgM	Anticorps de masse moléculaire élevée agrégeant les microbes.	-	+++
– IgG	Anticorps neutralisant les toxines, les microbes et les cellules tumorales.	-	+++
– IgA	Anticorps protecteurs des muqueuses.	-	+++
– IgE	Anticorps déclenchant les réactions allergiques.	+	+++
Cytokines :	Molécules sécrétées et agissant sur des cellules.		
– Interleukines (IL)	Cytokines de la communication des réseaux immunitaires.	++	++
– Chimiokines	Cytokines attirant et activant les cellules immunitaires.	++	++
– Interféron alpha	Cytokine antivirale.	++	++
– Interféron gamma	Cytokine immuno-modulatrice.	++	++

Complément	Ensemble de protéines du sang impliquées dans la destruction des microbes, des cellules infectées ou des tumeurs.	+++	-
Structures membranaires :	Molécules exprimées à la surface des cellules immunitaires.		
– HLA de classe I	Molécules codées par le CMH et retrouvées à la surface de toutes les cellules.		+++
– HLA de classe II	Molécules codées par le CMH exprimées uniquement par certaines cellules immunitaires.		+++
– Récepteur T	Récepteur spécifique des lymphocytes T.		+++
– Récepteur B	Récepteur spécifique des lymphocytes B correspondant à des anticorps de surface.		+++
– CD	Marqueurs des populations et sous-populations de cellules immunitaires avec ou sans fonction.	+++	+++
– Récepteur d'interleukines	Contrôle les fonctions d'activation/croissance et communication des interleukines.	+++	+++
– Récepteur TLR ou *Toll-like receptor*	Reconnaissance des motifs moléculaires conservés des microbes.	+++	-

REMERCIEMENTS

Tout d'abord mes remerciements vont à mon éditrice Odile Jacob, qui a accepté de publier cet ouvrage avec enthousiasme. Je remercie également Nicolas Witkowski, pour ses nombreux conseils visant à rendre ce manuscrit attrayant pour le plus grand nombre.

En raison de son développement encore récent, présenter une synthèse des connaissances actuellement acquises en immunologie et de leurs impacts sur la médecine n'est pas une entreprise facile. Heureusement, j'ai pu compter sur des amis fidèles pour bénéficier d'une relecture critique de l'ouvrage et présenter ainsi une vision équilibrée du domaine, accessible au plus grand nombre.

Certains ont accepté de relire la totalité du manuscrit pour en vérifier la clarté et la pertinence du contenu. Pour l'estime qu'ils m'ont témoignée en me faisant part de leurs critiques et de leurs remarques extrêmement judicieuses, je remercie le docteur Marie-Lise Gougeon (directeur de l'unité d'« Immunité antivirale, biothérapie et vaccins » à l'Institut Pasteur), ainsi que les professeurs Claude Leclerc (directeur de l'unité des « Régulations immunitaires et vaccinologie » à l'Institut Pasteur) et Michel Fougereau (Centre d'immunologie de Marseille-Luminy, président honoraire de la Société française d'immunologie). J'ai aussi bénéficié de la culture, du recul et du sens de la communication des docteurs Marc Daeron (directeur de recherche honoraire de l'Inserm, actuellement philosophe des sciences à la Sorbonne) et François Valentin (chirurgien urologue au centre Bel Air à Bordeaux). Je voudrais les assurer de ma très sincère reconnaissance.

J'ai également apprécié de pouvoir m'appuyer sur d'autres amis, spécialistes internationalement reconnus, pour la relecture de certains chapitres. Ils ont vérifié que les nécessaires simplifications introduites dans différentes parties du texte évitaient l'écueil des malentendus ou des erreurs. Les suggestions qu'ils m'ont faites ont grandement amélioré les passages les plus délicats. Je pense ici aux docteurs Michel Chignard (directeur de l'unité Inserm « Défenses innées et inflammation »), Paul-Henri Consigny (directeur du centre médical Pasteur-Necker, spécialiste des maladies infectieuses et de la vaccination) et Jacques Gilquin (praticien hospitalier à l'Assistance publique-Hôpitaux de Paris et à l'hôpital régional de l'Autan à Castres, spécialiste de l'infection à VIH/sida). Je suis aussi redevable aux professeurs Daniel Olive (directeur du laboratoire « Immunité et cancer » de l'Institut Paoli-Calmette de Marseille), Jean-Paul Soulillou (ancien directeur du Centre de recherche en transplantation et immunologie de Nantes) et Thomas Tursz (directeur honoraire de l'Institut Gustave-Roussy à Villejuif). J'ai également fait appel aux conseils des professeurs Robert Dantzer (directeur du laboratoire de neuro-immunologie de l'Université de Houston au Texas) et Michel Le Moal (Neuro-centre Magendie de l'université de Bordeaux, membre de l'Académie des sciences). Concernant les aspects historiques, je remercie le professeur Maxime Schwartz (directeur honoraire de l'Institut Pasteur) pour ses nombreuses suggestions. Qu'ils trouvent tous ici l'assurance de ma profonde gratitude.

Je voudrais également remercier le professeur Jean-François Bach, secrétaire perpétuel de l'Académie des sciences, qui m'a fait l'honneur de relire ce texte et m'a encouragé à le publier.

Enfin à Nicole, mon épouse et première lectrice de ce manuscrit, pour ses critiques et ses apports pédagogiques, je voudrais affectueusement rappeler que son soutien a été plus que nécessaire pour mener à bien cette aventure.

TABLE

Présentation générale

PREMIÈRE PARTIE
Mécanismes de fonctionnement

Chapitre IV

DEUXIÈME PARTIE
Système immunitaire et pathologie

TROISIÈME PARTIE
Les grands défis thérapeutiques

Conclusion

DU MÊME AUTEUR

Médecin de cœur, scientifique d'esprit, Hermann, 2011.

Le Sida à l'ère des multithérapies, avec Patrice Debré, Elsevier, 2000.

The Cytokine Network and Immune Functions, Oxford University Press, 1999.

Les Cytokines, avec Didier Fradelizi, Elsevier, 1998.

Cet ouvrage a été transcodé et mis en pages
par IGS-CP (L'Isle-d'Espagnac)

N° d'édition : 7381-3216-X – N° d'impression : XXXXX
Dépôt légal : janvier 2015

Imprimé en France